U0165519

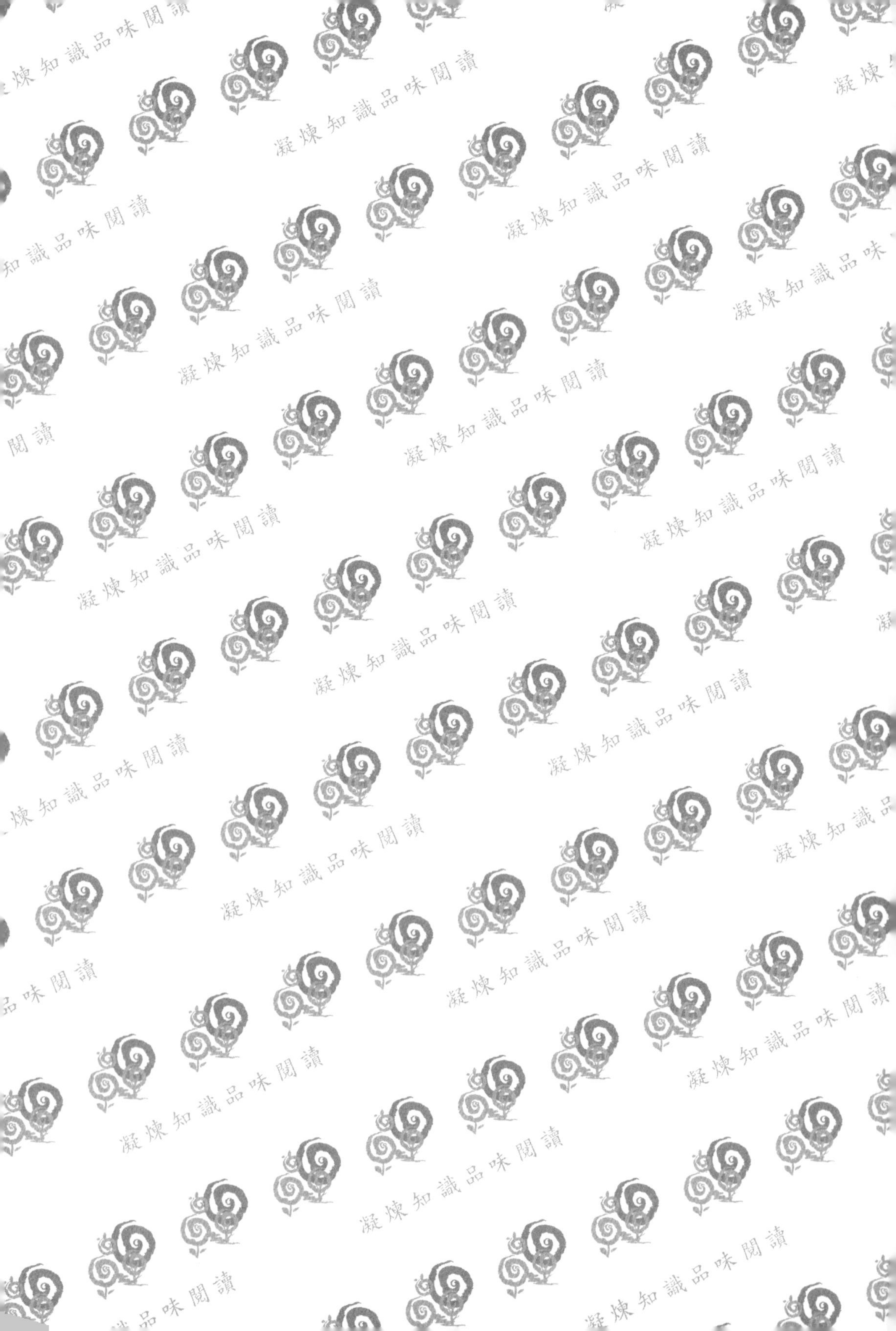

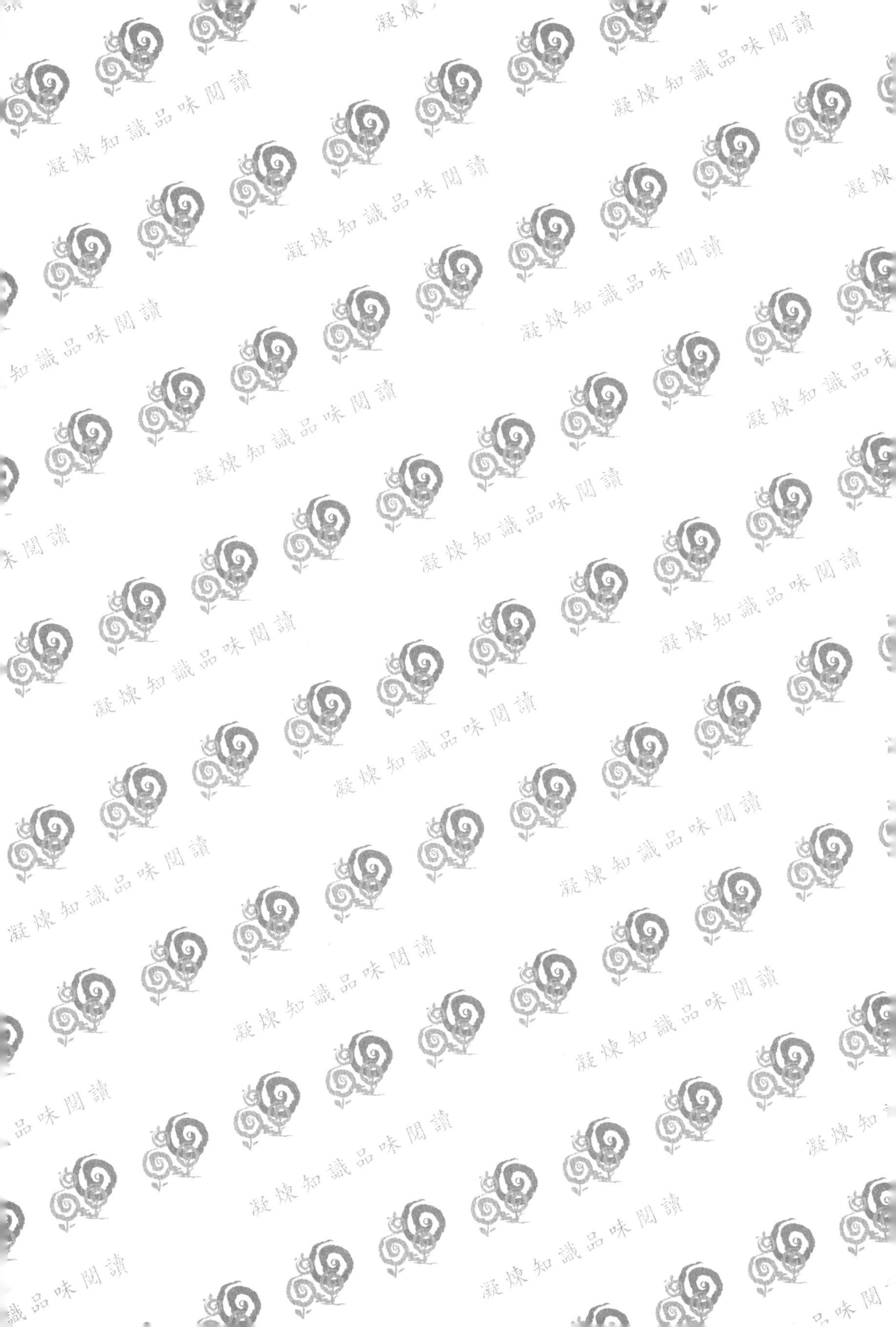
凝煉知識品味閱讀

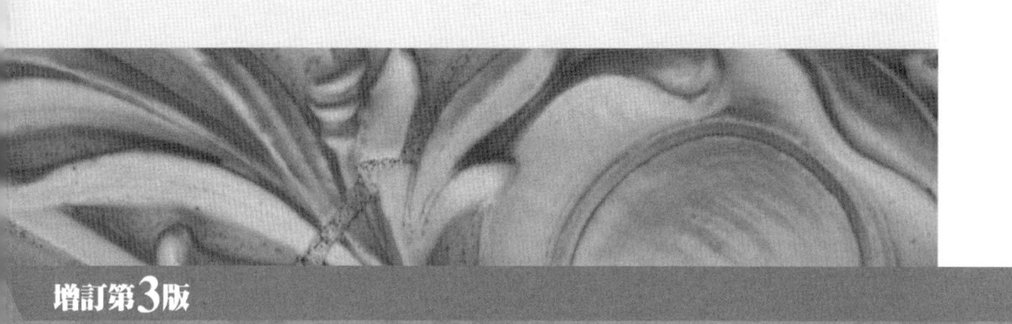

增訂第3版

實用醫事法律

周國隆・楊哲銘 著

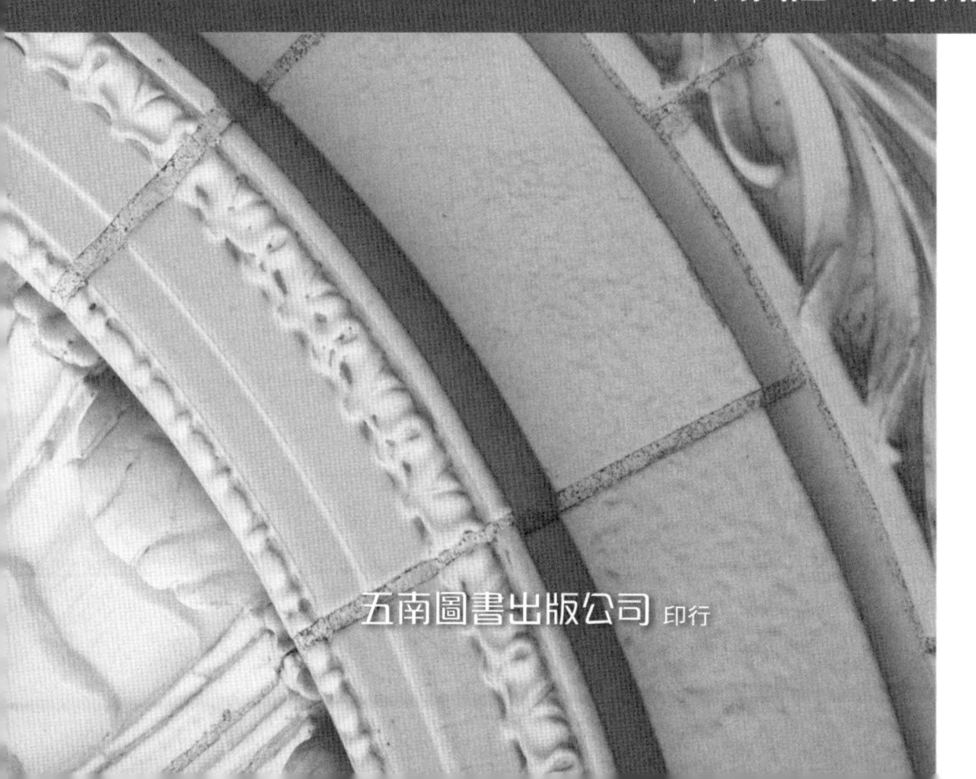

五南圖書出版公司 印行

邱序

臺灣的醫學非常進步，世界各國都紛紛向我國取經，2008年美國的公共電視臺（Public Broadcasting Service, PBS）在新聞專題Frontline中，列出5個美國在健康照護上可以學習的國家，其中就包括臺灣。雖然我國的醫療服務令世人稱羨，但民眾對醫療品質的要求也越來越高，從事醫療工作者，常常會擔心醫療糾紛的發生，所以醫事人員的確必須要瞭解司法系統和法律制度的運作，臺北醫學大學各學系也都把醫療法律列爲必修科目。

目前所有醫事人員在換執業執照時，都要有繼續教育的證明，在這些繼續教育學分裡面，就包含了醫療法規的必要學分。同時在衛生福利部正大力推行的畢業後醫事人員的教育訓練計畫裡面，也讓學員們透過法律的學習，體會如何在多變的執業環境裡，保護病人、也保護自己。

本書由資深法官及醫事法學教授共同撰寫，以深入淺出的方式導讀醫事法的重要概念，很適合醫學院校的學生及醫療機構醫事人員學習之用。周國隆法官歷任一、二審法官、庭長、審判長，司法院人事處處長、彰化及基隆地方法院院長、公務員懲戒委員會委員等重要職位，審判經驗豐富。更值得一提的是，周法官苦讀出身，雖然只有小學畢業，但是一路檢定學歷然後通過司法官特考，這樣辛苦的過程，在這個連大學招生都開始遇到困難的年代，是時下年輕學子很難想像，也需要學習的對象。

楊哲銘博士是我在臺北醫學大學醫學系的學生，後來到美國研習法律及醫務管理雙博士學位，學成歸國之後返回母校工作，在臺北醫學大學主授醫療法律和醫學倫理。除了核子醫學的臨床工作之外，歷任萬芳醫院行政副院長、臺北醫學大學主任秘書、醫院評鑑暨醫療品質策進會副執行長、衛生福利部國際合作處處長等，目前也兼任中華民國醫事法律學會的副理事長，可以說是學養和實務經驗俱佳。哲銘不論是在協助醫療糾紛的處理，還是醫藥衛生行政上都有非常多的經驗，由他和司法實務歷練豐富的周法官共同執筆醫事法之教材，再適合不過，我相信這一本醫療法律的導論，一定可以提供給醫界先進和後輩很多的參考跟啓發。

邱文達

前衛生福利部部長

2010/6/30

盧序

筆者與本書的作者之一楊哲銘教授是臺北醫學大學多年的同事。我們在北醫大醫務管理學系創系時結緣，當時我擔任副校長兼醫務管理學系的系主任，楊教授是創系第一年我延攬回國的三位老師其中之一，當時就是要借重他在醫事法律上的專長，來協助北醫大加強這方面的教學工作。

本人從事護理倫理及法律的教學研究多年，深刻體認基礎的法律知識對醫事人員非常重要，護理人員占所有醫事人員的一半以上，因爲分布在不同的科別，更容易面對和觀察到多樣的醫療照護法律面相，所以護理人員越是瞭解醫事法律，就越能確保醫療照護業務的合法執行。

護理師護士公會全國聯合會一向相當關注各種醫事法律的立法及施行，過去全聯會曾經接受衛生福利部委託研究護理人員法修法的議題，就是由本人擔任研究主持人，當時楊教授也是研究團隊的一員，所以他對護理相關的法律也十分的熟稔。

楊教授有醫學和法律雙專長，主授醫事法規多年，教學相長已是學界的翹楚，能夠和司法界實務經驗豐富的周國隆法官合著本書，更精準掌握了司法的脈動和醫護界的需求。雖然說護理人員因醫療糾紛被告的比例較低，但也不是沒有，本書實務案例中引用的北城醫院事件，就是護理人員業務過失的著名案例，是所有護理同仁都應該引以爲鑑的，相信研讀本書一定可以爲醫護同仁打下良好的醫事法律基礎。

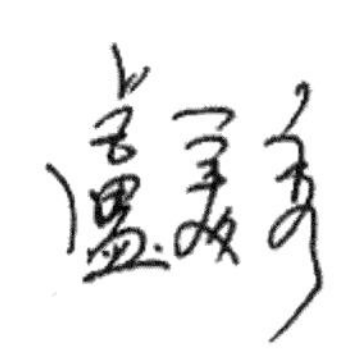

前中華民國護理師護士公會全國聯合會理事長

2010/7/5

自序

與幾位醫師同道聊天，談到醫療法規相關問題，一位同道無奈的說：「醫師盡心盡力替病人治療，也用心照護，病治不好，就獅子大開口要賠償，不賠，就告到法院。眞奇怪，法院不查明醫療過程有無過失，竟指責醫師違反告知後同意原則，依法推定有過失，要負賠償責任。」另一位醫師接著說：「是啊！有關醫療訴訟的判決，認定醫療機構及醫師違反醫療法、醫師法之規定，而推定有過失，令醫療機構及醫師負賠償責任的案件，越來越多，醫師也越來越難做。」他們說出醫師的無奈與委屈。

相信很多人聽了都會寄予同情，也對醫事人員不眠不休，服務病患的精神給予掌聲鼓勵。我們瞭解大多數的醫事人員都「眞誠的面對病人」，把「病人的健康當做自己的健康」，他們的理想就是要把每位病人的病治好，恢復健康快樂地生活，病治不好，絕非醫事人員所願意看到的事。在醫學發達的今日，仍有許多疾病病因有待探索、解明，疾病的治療亦存有許多不確定的因素，在治療過程中隨時可能發生，並非醫事人員所可控制；醫事人員在醫療過程中，如已盡其預防風險發生之能事，遵守醫療法規之規定，依醫學實證施行治療及照護，當可防範違反醫療法規情事的發生。

醫療法、醫師法及護理人員法是執行醫療行爲及醫療輔助行爲所應遵守的法律，也是保護病人的法律，醫療機構和醫事人員不可冷落它，應該認識它、瞭解它。從本書第二篇醫療糾紛司法案例簡析所選錄之民事案例中分析，醫療機構和醫師執行醫療業務，疏於注意醫療法和醫師法相關規定者，所占比率高達百分之六十以上，其中以違反告知後同意原則之案件最多。因此，如何鼓勵醫事人員認識醫療法規應是醫學界及法學界所該努力的事。

然而，臺灣的醫師眞的夠忙，一診看一百多位病人已不稀奇，看三百多位才上新聞，不僅如此，還要研究、開刀、查房，其他醫事人員也跟著非常忙碌，要他們在工作的精疲力竭之後，又要閱讀艱澀的醫事法律書籍，實是強人所難。基於此，本書嘗試以淺顯、易懂的方式，介紹與醫療照護業務有關的法規，提高醫事人員、在校醫學、護理學生研讀的意願，以最經濟的時間瞭解這些法規，期待協助大家避免在執行業務時發生違法情事，這是我們編著本書的緣由。

本書因倉促付梓，舛誤在所難免，敬祈各位先進不吝指正。

周國隆、楊哲銘 謹識

目錄

第一篇　醫事人員應有的法律常識

第一章　認識醫療法　3

一、本法名詞之解釋 …… 3
二、醫療機構 …… 7
三、醫療法人 …… 14
四、醫療財團法人 …… 20
五、醫療社團法人 …… 22
六、醫療業務 …… 25
七、醫療廣告 …… 47
八、醫事人力及設施分布 …… 51
九、醫院及教學醫院評鑑 …… 51
十、醫事審議委員會 …… 53
十一、罰則 …… 55

第二章　認識醫師法　61

一、醫師之證照 …… 61
二、醫師之義務 …… 64
三、獎懲 …… 69
四、行政處罰之救濟程序 …… 77

第三章 認識護理人員法 91

一、護理人員資格之取得 …… 91
二、護理人員之執業 …… 94
三、護理人員之業務 …… 97
四、護理人員之責任 …… 104
五、護理機構 …… 105
六、懲處 …… 109

第四章 醫事人員應知的民事法常識 113

一、民法 …… 113
二、民事訴訟程序簡介 …… 141

第五章 醫事人員應有的刑法常識 149

一、刑法法例 …… 149
二、刑事責任 …… 150
三、正犯與共犯 …… 154
四、刑罰的種類 …… 156
五、刑之易科（易刑處分） …… 157
六、緩刑 …… 158
七、醫療業務易犯的刑事責任 …… 160
八、刑事訴訟程序簡介 …… 164

第二篇 醫療糾紛司法案例簡析

一、民事案例選錄 …… 181
二、刑事案例選錄 …… 208

附　錄

附錄一　醫師法 …… 235
附錄二　醫師法施行細則 …… 245
附錄三　醫療法 …… 249
附錄四　醫療法施行細則 …… 271
附錄五　護理人員法 …… 285
附錄六　護理人員法施行細則 …… 295

PART 1

醫事人員應有的法律常識

數十年來，醫學進步，醫療儀器日新月異，器官移植技術精進，救人無數。「醫家有割股之心」，醫師志在救人，其仁心仁術，贏得病家的感念與尊敬。然而，在法律教育普及，人民權利意識高漲的今天，醫療訟爭事件，仍時有所聞。探究其因，醫療機構及醫事人員，忙於救人，疏於注意法令規定，為主要原因之一。如何讓醫事人員，能以最經濟的時間，瞭解執行醫療過程時，應注意的法令規範，避免發生疏忽，當為法界與醫界共同努力的目標。

醫療法規種類繁多，坊間有關醫事法律書籍，大都偏重理論，係供法律專家、醫事法學家或法律系學生之用，以醫事人員或醫學院、護理學院學生為對象者，似乎不多。本書嘗試就醫療較有關係之法規，擇其梗概，不談理論，參考立法意旨，引述司法案例，及中央衛生主管機關函釋，淺顯介紹，並就與醫療行為可能適用之民、刑事法律，簡要介述，或對醫事人員及立志獻身醫療工作者之認識法規，有所幫助。為便於瀏覽，本篇分為五章：第一章認識醫療法；第二章認識醫師法；第三章認識護理人員法；第四章醫事人員應知的民事法常識；第五章醫事人員應有的刑事法常識。醫療法規汗牛充棟，範圍甚廣，本書因屬常識性書籍，僅擇與執行醫療業務有關者介述之，疏漏舛誤之處，在所難免，敬請指正。

第一章
認識醫療法

國民身心健康，爲國家富強的基礎。因此，國家爲增進民族健康，自應普遍推行衛生保健事業（憲法第157條參照）。政府爲執行此項政策，除制定醫事相關法律外，特制定醫療法，以促進醫療事業之健全發展，合理分布醫療資源，提高醫療品質，保障病人權益，增進國民健康（本法第1條），並資爲醫療機構及醫事人員執行醫療業務之準則。凡是醫療機構之執事者、醫事人員，悉須遵行，違之者另有罰則規定。

一、本法名詞之解釋

（一）醫療機構

本法所稱醫療機構，係指供醫師執行醫療業務之機構（第2條），是醫療機構爲醫師服務、執行醫療業務之單位、場所，應無爭議。惟醫療業務之涵義爲何？本法未予規定，依主管機關衛生福利部65年度衛署醫字第107880號函解釋：「醫療業務係指以醫療行爲爲職業者而言，不問是主要業務或附屬業務，凡職業上予以機會，爲非特定多數人之醫療行爲均屬之，但不以收取報酬爲要件，而凡以治療矯正或預防人體疾病、傷害殘缺保健爲直接目的，所爲的診察、診斷及治療；或基於診察或診斷結果，以治療爲目的，所爲的處方或用藥等行爲的全部或一部總稱爲醫療行爲。」[1] 從上述醫療業務、醫療行爲之涵義觀之，醫療機構，簡單言之，係醫師執業爲病人看病、治療、用藥及預防疾病或其他執行醫療業務之場所。

---

[1] 衛生福利部81.1.6衛署醫字第1001162號函（以下僅引發文日期字號）參照。

（二）公立醫療機構

本法所稱公立醫療機構，係指由政府機關、公營事業機構或公立學校所設立之醫療機構（第3條）。因此，公立醫療機構，係指設有病房收治病人，或僅設有門診未設置病房之公立醫院或診所而言，前者如衛生福利部所屬各部立醫院、臺大醫院、榮民醫院等，後者如全民健康保險署轄屬之各聯合門診中心[2]。

（三）私立醫療機構

本法所稱私立醫療機構，係指由醫師設立之醫療機構（第4條）。私立醫療機構有別於公立醫療機構，純由醫師私人設立之醫院或診所。

（四）醫療法人

本法所稱醫療法人，包括醫療財團法人及醫療社團法人（第5條第1項）。由於私立醫療機構，原是醫師個人設立，若該醫師並無子女習醫，於其退休或死亡後，該醫療機構即有關閉危機。縱有子女習醫，繼承衣缽，亦多只能維持家族式之管理，難以永續經營，不利國內醫療事業發展，政府為使私立醫療機構，能以社團法人型態設立，特將醫療法人分為醫療財團法人與醫療社團法人，以鼓勵私人醫療機構之轉型（見本條立法理由）。

1. 醫療財團法人

本法所稱醫療財團法人，係指以從事醫療事業辦理醫療機構為目的，由捐助人捐助一定財產，經中央主管機關許可並向法院登記之財團法人（第5條第2項）。按有關財團法人之設立、監督、管理，民法設有規定，本法關於財團法人醫療機構之規定，屬於民法之特別法，本法未規定者始依民法之規定辦理。財團法人醫療機構純屬公益性，故本法規定得依相關稅法規定辦理減免稅賦（第38條參照），藉以鼓勵善心人士捐設。

2. 醫療社團法人

本法所稱醫療社團法人，係指以從事醫療事業辦理醫療機構為目的，經

---

[2] 94.10.25衛署醫字第0940057028號函參照。

中央主管機關許可登記之社團法人（第5條第3項）。有關社團法人之設立、監督、管理，原爲民法所規範，然社團法人醫療機構固非純粹之公益法人，性質上亦與民法規範之社團有別，本法乃規定其設立、監督及管理悉依本法規定辦理，本法未規定時，僅於性質不相牴觸部分，得準用民法之規定。故其設立應向中央主管機關申請許可及登記，不向法院辦理設立登記，且除一定條件之土地捐贈得不課徵土地增值稅外，不給予稅賦減免（見本法92年修正草案總說明五）。

（五）法人附設醫療機構

本法所稱法人附設醫療機構，係指下列醫療機構（第6條）：

1. 私立醫學院、校爲學生臨床教學需要所附設之醫院。例如私立臺北醫學大學附設醫院、私立高雄醫學大學附設醫院等。
2. 公益法人依有關法律規定辦理醫療業務所設之醫療機構。例如依農會法、漁會法規定所設立之農民診所、漁民診所或醫院。
3. 其他依法律規定，應對其員工或成員提供醫療衛生服務或緊急醫療救護之事業單位、學校或機構所附設之醫務室。本款所稱其他依法律規定，例如依職業安全衛生法第20條規定，雇主對於所僱用之勞工，應施行體格檢查、健康檢查，故可由僱用勞工之事業單位設置醫療衛生單位，置醫師負責上開體格、健康檢查。

（六）教學醫院

本法所稱教學醫院，係指其教學、研究、訓練設施，經依本法評鑑可供醫師或其他醫事人員之訓練及醫學院、校學生臨床見習、實習之醫療機構。由衛生福利部會同教育部，依本法規定辦理教學醫院評鑑作業，評鑑分爲「醫師及醫事人員類教學醫院」、「醫事人員類（非醫師）教學醫院」兩類[3]。

（七）人體試驗

本法所稱人體試驗，係指醫療機構依醫學理論於人體施行新醫療技術、新藥品、新醫療器材及學名藥生體可用率、生體相等性之試驗研究（第8條第

---

[3] 衛生福利部訂定之104年度醫院評鑑暨教學醫院評鑑作業程序。

1項）。依第78條第1項規定：「為提高國內醫療技術水準或預防疾病上之需要，教學醫院經擬定計畫，報請中央主管機關核准，或經中央主管機關委託者，得施行人體試驗。但學名藥生體可用率、生體相等性之人體試驗研究得免經中央主管機關之核准。」是施行人體試驗，須教學醫院始得為之，惟非教學醫院若有特殊專長，經中央主管機關同意者，亦可施行人體試驗（同條第2項參照）。有關施行人體試驗之規範，衛生福利部已訂頒「新醫療技術（含新醫療技術合併新醫療器材）人體試驗計劃作業規範」，可供參考。

（八）醫療廣告

本法所稱醫療廣告，係指利用傳播媒體或其他方法，宣傳醫療業務，以達招徠患者醫療為目的之行為（第9條）。醫療機構設立之目的，係在服務病人，預防疾病，增進全民健康，與一般公司行號不同，自不宜大做廣告，招徠病人。然如不適度宣傳，病人常難獲得正確醫療資訊，故本法允許醫療廣告，另外於第84至87條，就醫療廣告之方式及內容，加以規範，容後介述。

（九）醫事人員

本法所稱醫事人員，係指領有中央主管機關核發之醫師、藥師、護理師、物理治療師、職能治療師、醫事檢驗師、醫事放射師、營養師、助產師、臨床心理師、諮商心理師、呼吸治療師、語言治療師、聽力師、牙體技術師、驗光師、藥劑生、護士、助產士、物理治療生、職能治療生、醫事檢驗生、醫事放射士、牙體技術生、驗光生及其他醫事專門職業證書之人員（第10條第1項）。所稱醫師，係指醫師法所稱之醫師、中醫師及牙醫師（第2項）。由此觀之，雖然是從事醫療相同工作之人員，且為各相關院、校學系畢業，如未領有中央主管機關核發之各該專門職業證書，尚非本法所稱之醫事人員。

（十）主管機關

本法所稱主管機關，在中央為衛生福利部；在直轄市為直轄市政府；在縣（市）為縣（市）政府（第11條）。衛生主管機關在中央為衛生福利部，固甚明確。在直轄市、縣（市）因為該直轄市、縣（市）政府均設有衛生局，辦理醫護管理、食品藥物管理、疾病管制、健康管理等相關業務，但因衛生管理屬於地方自治事項，而謂主管機關為直轄市、縣（市）政府，致易使人誤會衛生局非主管機關。

（十一）醫院評鑑及醫療機構業務督考

中央主管機關應辦理醫院評鑑，直轄市、縣（市）主管機關對轄區內醫療機構業務，應定期實施督導考核（第28條）。中央主管機關辦理醫院評鑑，得收取評鑑費（第121條）。醫院評鑑係針對醫療機構的運作制度、醫療服務品質做整體性評估，瞭解醫療機構是否有系統監測各項作業，並有計畫地進行改善。醫院評鑑為一外部品質監督的機制，目的是為了監督醫院加強業務管理，確保醫療服務品質，並奠定分級醫療基礎，提供民眾就醫參考。我國是全世界第五個、全亞洲第一個實施醫院評鑑制度的國家；自1978年開始辦理評鑑，並自1988年起依醫療法實施全面性及強制性的醫院評鑑。

二、醫療機構

（一）醫療機構之種類

醫療機構是提供醫師執行醫療業務的組織，依其設置標準及醫療業務之屬性不同，可分為醫院、診所、聯合診所、其他醫療機構四種，分介於下：

1. 醫院

醫療機構設有病房收治病人者為醫院（第12條第1項前段）。醫院為設有病房收治病患的場所，其設施較為完整，並具規模。由於城市人口集中，工商業發達，易於招徠病人，吸引投資者興建醫院，形成大醫院集中城市，偏遠地區則乏人問津，以致鄉村醫療資源匱乏，城鄉醫療資源分配嚴重失衡。為防止此現象之發生，本法乃規定，醫院須先取得主管機關許可始得設立，其擴充、設立分院亦須經主管機關許可（第14條第1項），以資控管。另中央主管機關訂定「醫療機構設置標準」，作為審核醫療機構設立的準繩。依上開設置標準，醫院分為：

（1）綜合醫院：指從事內科、外科、小兒科、婦產科、麻醉科、放射線科等六科以上診療業務，每科均有專科醫師，且病床在一百床以上之醫院。
（2）醫院：指從事一科或數科診療業務，每科均有專科醫師之醫院。
（3）專科醫院：指專門從事特定範圍診療業務之醫院。
（4）慢性醫院：指從事平均住院日在三十日以上之長期住院病人診療業務之醫院。綜合醫院、醫院、專科醫院所設慢性病房亦屬之。
（5）精神科醫院：指從事精神科診療業務之醫院。
（6）中醫醫院：指從事中醫診療業務之醫院。
（7）牙醫醫院：指從事牙醫診療業務之醫院。

至於各類醫院設置標準，例如診療科別、人員配置、病床數等，上開設置標準均有詳細之規定。故醫院之設立，須符合規定，經主管機關許可設立，方得向所在地之主管機關申請核准登記，發給開業執照，始可開始營業[4]。又醫院之病床在一百床以上者，應設置急診室，且二十四小時至少均有一位執業二年以上之醫師值班[5]。

2. 診所

醫療機構僅應門診者為診所（第12條第1項中段）。所謂門診，在醫療實務上，係指病人前往醫療機構，接受非住院性質之醫療服務而言[6]。在外科門診，若需施行手術，且須住院治療始得施行者，如闌尾切除術、甲狀腺切除術、痔瘡並肛門瘻管切除、股及腹股溝疝氣等，不宜於診所施行[7]。

診所依醫療機構設置標準規定，可分為：
（1）專科診所：指從事專科診療業務之診所。
（2）一般診所：指從事一般診療業務之診所。
（3）中醫診所：指從事中醫診療業務之診所。
（4）牙醫診所：指從事牙醫診療業務之診所。

---

4 87.3.4衛署醫字第87012173號函參照。
5 93.11.15衛署醫字第0930046216號函參照。
6 93.1.30衛署醫字第0920066194號函參照。
7 93.2.26衛署醫字第0930002751號函參照。

至於診所之診療科別，依「專科醫師分科及甄審辦法」所規定之分科或細分科設置。例如內科、外科、小兒科、眼科、婦產科診所等。

診所爲一般病人前往求診，接受非住院性質之醫療服務，無設置病床需要，實際上亦有難行之處，故本法規定：診所得設置九張以下之觀察病床，婦產科診所，得依醫療業務需要設置十張以下之產科病床（第12條第2項）。婦產科診所得設置十張以下產科病床，係因其照顧生產或剖腹產病患等醫療業務之需求，將病患留診所住院進行整體之照顧。是項病床住院之病人，並無僅可住院二十四小時之限制。又婦產科診所基於病患病情，爲病患施行產科及婦科子宮外孕手術等婦產科手術時，其護產人員、設備之審核標準，符合綜合醫院、醫院、專科醫院設置標準之相關規定，且設有門診手術室，基於病患就醫權益考量，其住院時間，不受手術後二十四小時之限制[8]。

3. 聯合診所

聯合診所係指二家以上診所、中醫診所或牙醫診所設置於同一場所，使用共同設施，分別執行門診業務者（第13條、聯合診所管理辦法第2條）。聯合診所得共同設置市招、病歷、候診場所、觀察病床、調劑、檢驗部門……等設施。其共同使用之設施得登記於任何一家診所，但各該獨立設置之設施仍應依規定登記於各該診所。各該診所如共同設置使用物理、職能、聽力語言等治療設施，得共同設置使用，且擇一診所登記設施。聯合診所之病歷，應有專人管理，並依規定保存。診所歇業時，對其病歷仍應負共同保存責任。聯合診所之調劑、檢驗、放射線等部門，應設有專任藥事人員、醫事檢驗人員、醫用放射線技術人員（醫療機構設置標準第15條、聯合診所管理辦法第2至7條參照）。聯合診所如係由具中西醫雙重資格之醫師組成，各自擇一資格（一中醫師、一西醫師）辦理執業登記，由於係在同一場所執業，可認屬具有多重醫事人員資格者執業管理辦法第3條規定之同一執業處所，並得依該規定執行他類資格之業務，惟以該職業處所符合各該設置標準，經地方主管機關核准登記設有該類資格業務之部門爲限[9]。

---

[8] 94.12.26衛署醫字第0940063692號函參照。

[9] 94.9.6衛署醫字第0940029484號函參照。

4. 其他醫療機構

非以直接診治病人爲目的而辦理醫療業務之機構爲其他醫療機構（第12條第1項後段）。是其他醫療機構，有別於醫院、診所，係不以直接診治病人、設置病床收治病人而從事醫療業務之機構。依醫療機構設置標準第2條規定，其他醫療機構可分爲：

（1）捐血機構：指從事採集捐血人血液，並供應醫療用血之醫療機構。

（2）病理機構：指專門從事解剖病理或臨床病理業務之醫療機構。

（3）其他：指從事其他非以直接診治病人爲目的，而由醫師辦理醫療保健業務之機構。

（二）醫療機構存續應辦程序

1. 設立

醫院之設立或擴充，應經主管機關許可後，始得依建築法有關規定申請建築執照；其設立分院者，亦同（第14條第1項）。所謂主管機關，在中央係指衛生福利部；在地方屬直轄市、縣（市）政府（第11條），是醫院之設立或擴充，究須經何層次之主管機關許可？易生疑義。本法乃於施行細則（下稱細則）第5條明定，醫院申請設立或擴充許可，依下列規定辦理：

（1）公立醫療機構、私立醫療機構或法人附設醫療機構，設立或擴充規模在九十九張病床以下者，由所在地之主管機關許可。設立或擴充後之規模在一百張病床以上者，由所在地主管機關核轉中央主管機關許可。

（2）醫療法人申請醫院之設立或擴充，由中央主管機關許可。

上述設立或擴充後之規模，設立分院者，本院及分院之床數分別計算。

私立醫院設立開業後，因營運不佳或其他原因歇業間或有之，爲避免醫療資源投資浪費，原則上，醫院歇業後一年內由另位負責醫師於原址依原許可規模，逕依規定申請開業登記，免踐行設立許可規定程序[10]。俾使該醫院盡快開業，恢復門診，收治病人，嘉惠病患，應屬醫政上利民措施。

---

[10] 94.2.16衛署醫字第0930051982號函參照。

2. 開業

醫療機構之開業，應向所在地主管機關申請核准登記。主管機關對於開業申請之審查，應派員履勘，經審查合格者，發給開業執照。醫療機構於領得開業執照後，始得開始營業（第15條第1項前段、細則第7條第2項參照）。開業之申請人如下：

（1）私立醫療機構，爲負責醫師。

（2）公立醫療機構，爲代表人。

（3）醫療法人設立之醫療機構或法人附設醫療機構，爲法人。

醫療機構申請開業之登記事項如有變更，應於事實發生之日起三十日內辦理變更登記（第15條第1項後段）。例如診療科別及登記科別之醫師有變動；或醫院設施、設備之項目有增減，均須於三十日內辦理變更登記。

3. 歇（停）業

醫療機構歇業、停業時，應於事實發生後三十日內，報請原核發開業執照之主管機關備查（第23條第1項）。其於報請備查時，應以書面檢附開業執照及有關文件，送由該主管機關依下列規定辦理（細則第12條第1項）：

（1）歇業：註銷其開業登記及開業執照。

（2）停業：於其開業執照註明停業日期及理由後發還。若係受停業處分者，準用此規定辦理（細則第12條第2項）。

醫療機構遷移，應依設立及開業之應辦程序辦理，其停業後，申請復業時準用關於開業之程序辦理（第23條第4、5項）。

（三）醫療機構應遵守事項

1. 名稱

醫療機構名稱之使用、變更，應以所在地主管機關核准者爲限（第17條第1項前段）。而醫療機構名稱之使用、變更，不得有下列情形之一（細則第10條）：

（1）單獨使用外文名稱。

（2）使用在同一直轄市或縣（市）區域內，他人已使用、被撤銷、廢止開業執照未滿一年或受停業處分醫療機構之名稱。

（3）使用疾病名稱。

（4）使用有妨害公共秩序、善良風俗之名稱。

（5）私立醫療機構使用易使人誤認與政府或公益團體有關之名稱。

（6）其他經中央主管機關規定不得使用之名稱。

非醫療機構，不得使用醫療機構或類似醫療機構之名稱（第17條第2項）。例如以○○醫療體系股份有限公司申請公司之名稱，其所稱「醫療體系」易使人誤認爲辦理醫療業務性質之機構，依上開規定，該名稱應不得准予使用[11]。

2. 應置負責醫師

醫療機構應置負責醫師一人，負責督導該機構醫療業務，如係私立醫療機構，並以其申請人爲負責醫師。負責醫師須在中央主管機關指定之醫院、診所接受二年以上之醫師訓練並取得證明文件者，始得擔任（第18條）。由於私立醫療機構，係以負責醫師爲申請人申請設立，若負責醫師死亡，申請變更負責醫師，係申請主體變更，即屬醫療機構之新設立。原負責醫師既已死亡，即無開業事實，依醫師法第10條第3項規定，由原發執業執照機關註銷其執業執照，申請變更爲負責醫師，重新申請開業[12]。

醫療機構之負責醫師因故不能執行業務，應指定合於負責醫師資格之醫師代理。代理期間超過四十五日者，應由被代理醫師報請原發開業執照機關備查。代理期間，不得逾一年（第19條）。故醫院、診所負責醫師受停業處分，致不能執行業務時，除醫院得由該院合於負責醫師資格之執業醫師代理外，診所負責醫師受停業處分，其診所應同時辦理停業[13]。

3. 揭示診療項目

醫療機構應將其開業執照、診療時間及其他有關診療事項揭示於明顯處所（第20條）。使求診之病患，明瞭該醫療機構之合法性及提供醫療服務項

---

[11] 95.1.4衛署醫字第0940069630號函參照。

[12] 94.10.31衛署醫字第0940223801號函參照。

[13] 95.3.14衛署醫字第0950009317號函參照。

目，獲得正確之醫療資訊，保障病患之權利。

4. 依收費標準收費

醫療機構收取醫療費用之標準，由地方主管機關核定（第21條）。此所稱醫療費用，係指醫療上所發生之費用而言。醫療機構之醫療成本因地而異，收費自有差別，故本法授權各地方主管機關訂定醫療費用收取之標準，醫療機構不得違反收費標準，超額或擅立收費項目收費（第22條第2項）。爲防杜收費弊端，醫療機構收取醫療費用，應開給載明收費項目及金額之收據（同條第1項），交付病人。醫療機構應遵守地方主管機關核定之醫療費用收費標準收費，如因病情需要，須作核定項目以外之治療，應先報請地方主管機關核定後，始得向病患收取該項費用[14]。又病患因信賴關係，選擇醫師爲其診療，醫療機構若需加收「指定醫師費」，依法亦應報請地方主管機關核定後，方可向病患收取[15]。

5. 建立災害應變措施

爲維護醫療機構及病患之安全，醫院除其建築物之構造、設備應具備防火、避難等必要措施外，應建立緊急災害應變措施（第25條第1項）。依衛生福利部93年12月20日修訂之「醫院緊急災害應變措施及檢查辦法」規定，所謂緊急災害，係指醫院遭遇天然災害、技術災害、戰爭災害、暴力威脅及恐怖攻擊事件，重大傳染病群聚事件及其他經主管機關認定之緊急災害。該辦法除規定醫院遭遇上述緊急災害時，應迅速聯繫警察、消防、衛生及其他有關機關，及時支援援救外，並規定醫院應訂定緊急災害發生時疏散作業方式，規劃病人、員工及醫療設備疏散之路線、疏散地點及病人運送方式，以保障疏散過程，相關人員之安全。醫院應將災害發生時之疏散路線，繪製圖說，懸掛於明顯處所周知。醫院至少每年應舉行緊急災害應變演習及桌上模擬演練各一次。地方主管機關就各醫院擬定之緊急災害應變計畫，每年應定期檢查，落實執行，防範未然。又爲維護公共利益，保障病人就醫安全，醫院之建築構造、設備，不得違規使用，若因此而妨礙公共安全，主管機關應

---

[14] 94.8.12衛署醫字第0940030177號函參照。

[15] 94.5.10衛署醫字第0940203357號函參照。

依相關規定論處[16]。

6. 依法提出報告

醫療機構應依法令規定或主管機關之通知，提出報告，並接受主管機關對其人員配置、設備、醫療收費、醫療作業、衛生安全、診療紀錄之檢查及資料蒐集（第26條）。主管機關於執行檢查及資料蒐集時，其執行公務之人員，應出示有關執行職務之證明文件或顯示足資辨別之標誌（細則第14條），以防杜不法之徒，趁機詐騙。

7. 提供公共服務

於重大災害發生時，醫療機構應遵從主管機關指揮、派遣，提供醫療服務及協助辦理公共衛生，不得規避、妨礙或拒絕。醫療機構應提供此項服務或協助所生之費用或損失，主管機關應酌予補償（第27條）。所謂重大災害，係指地震、風災、水災或火災等而言，此類災害發生時，災區之醫療機構可能因本身受創或能力不足，致無法提供適切醫療服務，故本法為因應區域性緊急醫療救護之需，規定醫療機構於重大災害發生時，有受主管機關指揮、派遣之義務（參照本條項立法理由）。

三、醫療法人

醫療法上所稱醫療法人，包括醫療財團法人及醫療社團法人，前者係指以從事醫療事業辦理醫療機構為目的，由捐助人捐助一定財產，經中央主管機關許可並向法院登記之財團法人；後者，係指以從事醫療事業辦理醫療機構為目的，經中央主管機關登記之社團法人。二者雖同為醫療法人，然其性質上仍有差異，醫療財團法人屬純粹公益性質，得依相關稅法規定減免稅賦，醫療社團法人並非純粹之公益法人，亦不屬民法上之社團。故本法乃設專章，以資適用。

---

[16] 94.7.5衛署醫字第0940026973號函參照。

（一）法人之功能

醫療法人得設立醫院、診所及其他醫療機構。醫療法人不論是醫療財團法人或醫療社團法人，均以從事辦理醫療機構爲目的，且二者性質又有差異，在功能之設定亦有不同，因之，其設立醫院、診所或其他醫療機構之家數及規模，自得爲必要之限制。此項限制授權由中央主管機關訂定（第31條第1、2項）。爲使醫療法人之業務範圍，拓展至其他具社會安全功能之醫療相關業務，以充實社會照護與安全系統，本法規定醫療法人經中央主管機關及目的事業主管機關之許可，得附設下列機構（第31條第3項）：

1. 護理機構、精神復健機構。
2. 關於醫學研究之機構。
3. 老人福利法等社會福利法規規定之相關福利機構。如老人福利法第34條第1項第1款規定以照顧罹患長期慢性疾病，且需要醫護服務之老人爲目的而設立之長期照顧機構。

醫療法人附設上開機構之設立條件、程序及其他相關事項，仍依各該相關法規之規定辦理（第31條第4項）。蓋醫療法人與所設醫療機構之監督管理，固爲衛生主管機關權責，惟附設機構之管理，宜由各該管主管機關負責，明確區分法人與機構管理之主管機關。

（二）法人設立之必要財產

醫療法人爲辦理醫療事業，自需有相當之財產，始克達成其目的。本法乃規定醫療法人應有達成其設立目的所必要之財產，此項財產，依其設立之規模與運作條件，授權由中央主管機關訂定（第32條）。依衛生福利部94年11月8日衛署醫字第0949219011號公告，醫療法人設立醫院必要之財產爲：

1. 新設醫療法人：每設立一病床應有新臺幣60萬元之資本額。
2. 私立醫院改設醫療法人：每設立一病床應有新臺幣30萬元之資本額。

前項必要財產之資本額包括土地、房屋之鑑價全額，土地、房屋之自有比例如下：

1. 新設醫療法人：以自有爲原則，但承租公有或公營事業之土地、房屋，其承租期限達二十年以上者，不在此限。

2. 私立醫院改設醫療法人：

（1）土地、房屋至少應達25%以上或土地達50%以上，且非自有部分之承租期限，應達十年以上。

（2）依醫療法第16條規定，應改以醫療法人型態設立者，其自有比例無達到前開規定時，如有其他方法足以保障醫療法人營運所需之資產者，得以專案審查。

上述依本法第16條規定，應以醫療法人型態設立之醫療機構，爲一般病床二百床以上之醫院[17]。

（三）法人之機關

醫療法人應設董事會，置董事長一人，並以董事長爲法人之代表人（第33條第1項）。法人除專屬於自然人之權利義務外，於法令限制內，有享受權利、負擔義務之能力（民法第26條），即一般所稱之權利能力，因之，法人除專屬於自然人之權利義務之性質外，與自然人有同一之人格，惟法人爲一實在之團體，無自行表示意思之能力，須由其機關代表爲意思表示，執行法人之事務。故本法乃規定董事會爲法人之意思決定機關，並以董事長爲法人之代表人。法人除有意思機關外，復須有監察機關，以資制衡。本法遂明定：醫療法人，對於董事會與監察人之組織與職權、董事、董事長與監察人之遴選資格、選聘與解聘程序、會議召開與決議程序及其他有關事項等，應訂立章則（程），報請中央主管機關核准（同條第2項）。醫療法人皆應依此程序始能完成法定之登記。

（四）法人之會計制度

醫療法人應建立會計制度，採曆年制及權責發生制，其財務收支具合法憑證，設置必要之會計紀錄，符合公認之會計處理準則，並應保存。且應於年度終了五個月內，向中央主管機關申報經董事會通過及監察人承認之年度財務報告。此項財務報告編製準則，由中央主管機關訂定，俾供醫療法人遵

---

[17] 95.2.24衛署醫字第0950200970號公告參照。

循（第34條第1、2、3項）。

醫療社團法人除適用上述有關之會計、財務報告規定外，其會計制度，並應依公司法相關規定辦理（同條第4項）。

為瞭解醫療法人之營運與財務狀況，中央主管機關得隨時命令醫療法人提出財務、業務報告或檢查其財務、業務狀況。此項命令或檢查，醫療法人不得規避、妨礙或拒絕（同條第5、6項）。

（五）法人投資之限制

醫療法人或係純屬公益之法人（醫療財團法人）；或雖非純屬公益性質之法人（醫療社團法人），但並非一般社團法人，而係從事醫療業務之法人，其資產自不可恣意投資以防範投資失利，影響法人之正常營運。因此，醫療法人不得為公司之無限責任股東或合夥事業之合夥人：如為公司之有限責任股東時，其所投資總額及對單一公司之投資額或其比例應不得超過一定之限制。其投資限制，由中央主管機關訂定。惟醫療法人因接受被投資公司以盈餘或公積增資配股所得之股份，不計入前開投資總額或投資額（第35條）。依衛生福利部94年11月8日衛署醫字第0940219014號公告，醫療法人之投資限制如下：

1. 醫療法人其所有投資總額限制：

（1）醫療法人淨值總額未達應有之資本額者，不得投資。

（2）醫療法人淨值總額超過資本額，而未達資本二倍者，得投資淨值總額超過資本額部分之40%。

（3）醫療法人淨值總額超過資本額達二倍以上者，得投資淨值總額超過資本額二倍部分之60%。

2. 醫療法人對單一公司之投資額，不得超過公司實收股本之20%。

3. 醫療財團法人於本公告生效前已投資者，其投資總額或對單一公司之投資比例，不受前開規定限制。但自本公告生效之日起，不得再行增加。

4. 醫療法人配合政府政策投資之事業，經衛生福利部專案核准者，不受本規定之限制。

5. 醫療法人不得投資衍生性金融商品。

（六）法人財產使用之限制

醫療法人財產之使用，應受中央主管機關之監督，並應以法人名義登記或儲存；非中央主管機關核准，不得對其不動產為處分、出租、出借、設定負擔、變更用途或對其設備為設定負擔（第36條）。法人為達成其設立目的，必須有一定的財產，購置設備，若其財產，先許以董事或其他私人名義登記，易受操縱，影響法人財產之穩定性。故本法規定法人之財產須以法人名義登記或儲存，且受中央主管機關之監督，以防止弊端之發生。另法人之資金，不得貸與董事、社員或其他個人或非金融機構；亦不得以其資產為董事、社員或任何他人提供擔保（第37條第2項），杜絕法人之資金被挪用。

醫療法人，係以從事醫療事業辦理醫療機構為目的，保證非其業務。本法爰規定醫療法人不得為保證人（同條第1項），旨在穩定法人財務，用杜法人代表或董事會以法人名義為他人做保而產生流弊。

（七）稅賦減免

為鼓勵私人及團體，樂於輸捐，設立醫療財團法人，辦理醫療事業，嘉惠病患。私人及團體對於醫療財團法人之捐贈，得依有關稅法之規定減免稅賦（第38條第1項）。另為減輕醫療財團法人之負擔，使其發揮公益之功能，其所得稅、土地稅及房屋稅依有關稅法之規定辦理減免（同條第2條）。

為鼓勵私立醫院改設為醫療法人，於本法93年修正後三年內改設者，其將原供醫療使用之土地無償移轉該醫療法人續作原來之使用，不課徵土地增值稅。但於再次移轉第三人時，以該土地無償移轉前之原規定地價或前次移轉現值為原地價，計算漲價總數額，課徵土地增值稅（同條第3項）。

（八）法人之合併

為提高經營之效率，醫療法人經中央主管機關許可，得與其他同質性醫療法人合併（第39條第1項），此係指醫療財團法人間或醫療社團法人間之合併而言。惟如係醫療社團法人間之合併，合併前仍應先經各法人社員總會決議通過後，始得報請中央主管機關許可（細則第20至24條參照）。醫療社團法人經中央主管機關許可合併後，應於兩週內作成財產目錄及資產負債表，並應於社員總會決議後，分別通知債權人及公告，指定三十日以上期限，聲明得於期限內提出異議。不為此項通知及公告，或對於在指定期限內提出異議之債權人不為清償，或不提供相當擔保者，不得以其合併對抗債權人（同條第2項準用公司法第73、74條規定）。又因合併而消滅之醫療法人，其權利義務由合併後存續或另立之醫療法人概括承受（同條第3項）。

（九）法人名稱專用權

醫療法人，係以辦理醫療機構為目的，為避免名稱之混淆，誤導病患，其名稱自有加以保護之必要。本法第40條規定：「非醫療法人，不得使用醫療法人或類似之名稱。」即揭示醫療法人名稱之專用權。

（十）辦理不善、違法之處分

醫療法人辦理不善、違反法令或設立許可條件者，中央主管機關得視其情節予以糾正、限期整頓改善、停止其全部或一部之門診或住院業務、命其停業或廢止許可（第41條第1項）。醫療法人營運良窳，影響病患權益至鉅，如辦理不善或有違反法令情事，主管機關得審酌情節，予以適當之處分，以防杜流弊。

醫療法人因其自有財產之減少或因其設立之機構歇業、變更或被廢止許可，致未符合中央主管機關公告之設立醫院必要財產之規定，中央主管機關得限期令其改善；逾期未改善者，得廢止其許可（同條第2項）。蓋法人必要財產減少，或所設立醫療機構不能正常運作，有損及病患權益之虞，主管機關自得督導改善或廢止其許可。

（十一）廢止法人許可條款

醫療法人有下列情事之一者，中央主管機關得廢止其許可（第41條第3項）：

1. 經核准停業，逾期限尚未辦理復業。
2. 命停止全部或一部門診或住院業務，而未停止。
3. 命停業而未停業或逾停業期限仍未整頓改善。
4. 受廢止開業執照處分。

四、醫療財團法人

醫療財團法人，係由捐助人捐助一定財產，以從事醫療事業辦理醫療機構爲目的之法人。因其有特定之目的與繼續性，爲防止浮濫設立，法律乃規定，須經中央主管機關許可並向法院登記，始得設立（第5條第2項參照）。如未經中央主管機關許可，又未向法院登記，不得成立（民法第30條）。縱其以醫療財團法人之名稱，擅自成立，既未取得法人之人格，自屬不合法。故本法第30條第1項規定：「醫療財團法人之設立、組織及管理，依本法之規定；本法未規定者，依民法之規定。」，規範其設立程序與組織之管理。

（一）設立之程序

醫療財團法人之設立，應檢具捐助章程、設立計畫書及相關文件，申請中央主管機關許可。其捐助章程應記載：1. 設立目的；2. 醫療財團法人之名稱及地址；3. 依本法第31條規定設立之醫療機構或附設其他機構之名稱及地址；4. 捐助財產；5. 關於董事之名額、任期等事項；6. 設有監察人者，關於監察人之名額、任期等事項；7. 關於管理方法事項；8. 章程訂立日期（第42條第1項、細則第26條）。經許可後，捐助人或遺囑執行人應於三十日內依捐助章程遴選董事、成立董事會，並將董事名冊於董事會成立之日起三十日內，報請中央主管機關核定，並於核定後三十日內向該管地方法院辦理法人登記（同條第2項），以取得法人之人格。捐助人或遺囑執行人，應於醫療財團法人完成法人登記之日起三個月內，將所捐助之全部財產移歸法人所有，並報請中央主管機關備查。捐助人或遺囑執行人未於期限內將所捐助之財產移歸法人所有，經限期令其完成；逾期仍未完成者，中央主管機關得廢止其許可（同條第3、4項）。旨在確保法人早日具有現實資產，得以盡快從事醫療事業，嘉惠病患。如捐助人或遺囑執行人遲遲未將捐助財產移歸法人所有，經中央主管機關令其限期完成，仍未完成，爲避免虛設法人之情事，自得廢止其許可。

（二）法人之機關

醫療財團法人經許可後，應於三十日內遴選董事，成立董事會，已如上述，董事會爲法人之機關，內爲法人決策機關，外由董事長代表法人，其遴選及人數不宜浮濫。本法規定：「醫療財團法人之董事，以九人至十五人爲限。」（第43條第1項），其規定董事應有三分之一以上具有醫事人員資格，乃在確保法人之醫療機構，能夠適時配合醫療環境變遷，加強專業服務，提升醫療品質。董事如遴選外國人充任，其人數不得超過總名額三分之一；董事相互間，有配偶及三等親以內之血親、姻親關係者，亦受名額三分之一之限制。董事會開會時，董事應親自出席，不得委託他人代理（同條第2、5項），以防董事虛應卸責，董事會流於形式。

法人之董事，任期屆滿未能改選或出缺未能補任，顯然妨礙董事會組織健全之虞者，中央主管機關得依其他董事、利害關係人之申請或依職權，選任董事充任之，其遴選辦法由中央主管機關訂定（第45條第1項）。法人之董事違反法令或章程，有損害該法人或其設立機構之利益或致其不能正常營運之虞者，中央主管機關得依其他董事或利害關係人之聲請或依職權，命令該董事暫停行使職權或予以解任。此項董事之暫停行使職權，期間不得超過六個月。於暫停行使職權之期間內，因人數不足顯然妨礙董事會組織健全之虞者，中央主管機關應選任臨時董事暫代。遴選臨時董事毋須變更登記（同條第2、3項），以簡化行政程序。

（三）登記事項變更

法人捐助章程之變更，應報請中央主管機關許可。如董事長、董事、財產或其他登記事項有所變更，應依中央主管機關之規定報請許可。上開事項之變更，應於中央主管機關許可後三十日內，向該管法院辦理登記（第44條）。

（四）提撥年度結餘

爲落實醫療財團法人服務社會之公益特質，本法規定法人應提撥年度醫療收入結餘之10%以上，辦理有關研究發展、人才培訓、健全教育；10%以上辦理醫療救濟、社區醫療服務及其他社會服務事項；辦理績效卓越者，由中央主管機關予以獎勵（第46條）。

五、醫療社團法人

醫療社團法人，係以從事醫療事業辦理醫療機構爲目的而設立之社團法人，雖非純公益之法人，但所從事之醫療事業仍具公益性質。故其非依本法規定，不得設立；其組織、管理、與董事間之權利義務、破產、解散及清算，本法未規定者，準用民法之規定（第30條第2項）。

（一）設立之程序

組織章程爲一般社團法人據以申請設立暨規範成立後執行事務之準則。醫療社團法人係以從事醫療事業爲目的，自須有其設立營運之長遠計畫，方能次第推行。故醫療社團法人之設立，應檢具組織章程、設立計畫書及相關文件，申請中央主管機關許可，經許可後，應於三十日內依其組織章程成立董事會，並於董事會成立之日起三十日內，報請中央主管機關登記，發給法人登記書（第47條）。醫療社團法人爲社員集資而設立，其社員之資格得喪與權益，宜於組織章程訂明，組織章程應載明下列事項（細則第32條）：

1. 設立宗旨或目的。
2. 醫療社團法人之名稱及地址。
3. 依本法第31條規定設立之醫療機構或附設其他機構之名稱及地址。
4. 資本額。
5. 訂有社員持分權益者，其持分、表決權及轉讓之處理事項。
6. 盈餘及虧損分派社員比例或標準。
7. 關於社員總會召集之條件、程序與決議證明方法及社員資格之取得、喪失。
8. 關於董事、監察人之名額、任期等事項；董事、監察人有報酬者，其報酬。
9. 訂有解散事由者，其事由。
10. 訂立章程日期。

醫療社團法人除應於組織章程記載上述事項外，爲讓公衆得以明瞭其內部組織、設立機構及財產結構等，其設立時，應就下列事項予以登記（第48條）：

1. 法人設立目的及名稱。
2. 主事務所及分事務所。
3. 董事長、董事、監察人之姓名及住所。
4. 財產種類及數額。
5. 設立機構之所在地及類別與規模。
6. 財產總額及各社員之出資額。
7. 許可之年、月、日。

（二）社員之權益

醫療社團法人，雖非純公益之法人，然仍有公益之性質，前已介述。因其涉及社員出資，故本法規定法人不得爲醫療社團法人之社員（第49條第1項）。醫療社團法人既爲社員出資組織設立，則社員之表決權是否以出資多寡爲計算基礎？非無疑義，本法爲杜爭議，規定醫療社團法人每一社員不問出資多寡，均有一表決權。但得以章程訂定，按出資多寡比例分配表決權（同條第2項）。又社員對法人之財產權，得於章程中明定按其出資額，保有對法人之財產權利（即社員對法人之財產請求權，以出資比例計算），並得將其持分全部或部份轉讓於第三人。惟擔任董事、監察人之社員將其持分全部或部份轉讓於第三人時，應向中央主管機關報備。其轉讓全部持分（出資額）者，自動解任（同條第3、4項）。

（三）法人之機關

醫療社團法人董事會爲法人之機關，由董事三人至九人組成，其中三分之二以上應具醫師或其他醫事人員資格。外國人充任董事，其人數不得超過總名額之三分之一，並不得充任董事長（第50條第1、2項）。董事會開會時，董事應親自出席，不得委任他人代理（同條第5項），避免開會流於形式。醫療社團法人，係人之集合體且由社員出資成立之社團，其偶有某種事由，致董事任期屆滿未能改選或出缺未能補任，顯然妨礙董事會組織之健全之虞者，中央主管機關得依其他董事、利害關係人之申請或依職權，命令限期召開臨時（社員）總會補選。總會逾期不能召開，中央主管機關得選任董事充任，其選任辦法，由中央主管機關訂定（第52條第1項）。又董事若有違反法令或章程情事，損害法人或其設立機構之利益，或致其不能正常營運之虞時，中央主管機關得依其他董事之聲請或依職權，命令該董事解任（同條第2項）。法人董事會之決議，間有違反法令或章程情形，如有損害該法人或其設立機構之利益或致其不能正常營運之虞時，中央主管機關得依職權，命令解散董事會，召開社員總會重新改選董事（同條第3項）。

醫療社團法人應設監察人，以爲法人之監察機構，其名額以董事名額之三分之一爲限。監察人不得兼任董事或職員（第50條第3、4項），以保持其超然立場。

（四）提撥年度結餘

醫療社團法人具有公益性質，倘其營運良好，年度結算有盈餘，宜多從事社會公益活動。本法第53條規定：「醫療社團法人結餘之分配應提撥結餘之百分之十以上，辦理研究發展、人才培訓、健康教育、醫療救濟、社區醫療服務及其他社會服務事項基金；並應提撥百分之二十以上作爲營運基金。」所謂結餘分配，係指年度結餘分配而言。

（五）解散

醫療社團法人，因係由社員出資而成立之團體，若其營運欠佳或其特定事由發生，無法繼續營運時，不宜懸宕不決，損及病患權益。故本法第54條第1項規定：醫療社團法人有下列情形之一者，解散之：

1. 發生章程所定之解散事由。
2. 設立目的不能達到時。
3. 與其他醫療法人之合併。
4. 破產。
5. 中央主管機關撤銷設立許可或命令解散。
6. 總會之決議。
7. 欠缺社員。

依第1款事由解散時，應報請中央主管機關備查；第2至7款事由解散時，應經中央主管機關之許可（同條第2項）。又其解散時，應辦理解散登記（第

51條第3項）。醫療社團法人解散後，除合併或破產外，其賸餘財產之歸屬，依組織章程之規定（第55條）。其於報請中央主管機關核備或許可解散時，應檢附剩餘財產之處理文件（細則第40條第4款）。

六、醫療業務

醫療業務，是醫事人員從事醫療行爲之職業上之事務，而醫療機構是供醫師執行醫療業務的機構，前已介述。職是，醫療業務當屬醫療機構之主要業務，宜加重視，尤應關心後述事項：

（一）提供適當場所

醫療機構應依其提供服務性質，具備適當之醫療場所及安全設施（第56條第1項）。所謂適當之醫療場所，當係指合於醫事人員執行該類醫療行爲之適當場所。例如醫師門診之看診間，應有寬敞、光線充足、空氣良好等空間；病患候診室不宜過狹，避免醫院如市場的現象。其他醫療服務設施，須符合「醫療機構設置標準」之規定。其安全設施應符合建築法規及消防法規等規定，並應有火警警報系統裝置、所有隔間牆、走道、牆壁、地板、天花板均應採用防火材料、每一樓層應設有消防栓等等，以維護病患及醫事人員之安全。

爲減少醫事人員針扎的風險，醫療機構對於所屬醫事人員執行直接接觸病人體液或血液之醫療處置時，應自中華民國101年起，五年內按比例逐步完成全面提供安全針具（第56條第2項）。

醫療機構應保持環境整潔、秩序安寧，不得妨礙公共衛生及安全。並應採必要措施，以確保醫事人員執行醫療業務時之安全。爲保障病人就醫安全，任何人不得以強暴、脅迫、恐嚇、公然侮辱或其他非法之方法，妨礙醫療業務之執行。如有違反此項規定者，警察機關應排除或制止之；如涉及刑事責任者，應移送司法機關偵辦（第24條）。

近年來發生不法干擾醫事人員執行業務，破壞醫療設備之情形，爲防範此類事件之發生，本法特增訂刑罰之規定，對於以強暴、脅迫、恐嚇、公然侮辱或其他非法之方法，妨礙醫療業務之執行者，處新臺幣3萬元以上5萬元以下罰鍰，如觸犯刑事責任者，應移送司法機關辦理。對於毀損醫療機構或其他相類場所內關於保護生命之設備，致生危險於他人之生命、身體或健康者，處三年以下有期徒刑、拘役或新臺幣30萬元以下罰金。對於醫事人員或緊急醫療救護人員以強暴、脅迫、恐嚇或其他非法之方法，妨害其執行醫療或救護業務者，處三年以下有期徒刑，得併科新臺幣30萬元以下罰金。倘因而致醫事人員或緊急醫療救護人員於死者，處無期徒刑或七年以上有期徒刑；致重傷者，處三年以上十年以下有期徒刑（第106條），期收遏阻之效。

（二）督導所屬依法執業

醫療機構應督導所屬醫事人員，依各該醫事專門職業法規規定，執行業務（第57條）。醫療機構所屬之醫事人員衆多，良莠有別，能否皆依各該醫事專門職業法規之規定，執行業務？自應善加督導，避免違反法規之情事發生。

按醫療業務，係領有中央主管機關核發證書之醫事人員，方得執行之事務，自不允許未具此項資格者執行之，本法乃嚴訂「醫療機構不得聘僱或容留未具醫事人員資格者，執行應由特定醫事人員執行之業務」（第57條第2項），以資防範。

醫療機構不得置臨床助理執行業務（第58條）。有關臨床助理，在國外存在多時，國內則尚無設置臨床助理之法律依據。故醫療機構若擅自設置臨床助理，協助醫師執行醫療行爲，即非合法。

（三）指派值班醫師

醫院於診療時間外，應依其規模及業務需要，指派適當人數之醫師值班，以照顧住院及急診病人（第59條）。依醫療機構設置標準規定，醫院病床在一百床以上者，應設置急診室，且二十四小時至少均應有一位執業二年以上之醫師值班，以應急診之需；醫院設有病房，應指派醫師值班，照顧病人，設有加護病房、透析治療床或手術恢復室者，於有收治病人時，應另指派醫師值班（細則第41條），值班醫師均應於院內值班[18]。

---

[18] 93.10.15衛署醫字第0930042507號函參照。

（四）危急病人應先急救

醫院、診所遇有危急病人，應先予適當之急救，並即依其人員及設備能力予以救治或採取必要措施，不得無故拖延。此項危急病人如係低收入、中低收入或路倒病人，其醫療費用非本人或其扶養義務人所能負擔者，由直轄市、縣（市）政府社會行政主管機關依法補助（第60條）。是醫院、診所遇有危急病人，應先予適當急救，不可無故拖延。若因限於人員、設備及專長能力，無法確定病人之病因或提供完整治療時，應建議病人轉診。但危急病人應先予適當之急救，並做必要之處置，始可轉診。轉診時應塡具轉診病歷摘要交予病人，不得無故拖延或拒絕（第73條）。

（五）不得違規招攬病人

醫療機構，不得以中央主管機關公告禁止之不正當方法，招攬病人（第61條第1項）。經中央主管機關公告禁止之不正當方法內容爲[19]：

1. 公開宣稱就醫即贈送各種形式之禮品、折扣、彩券、健康禮券醫療服務，或於醫療機構慶祝活動贈送免費兌換券等情形。
2. 以多層次傳銷或仲介之方式。
3. 未經中央主管機關核備，擅自派員外出辦理義診、巡迴醫療、健康檢查或勞工健檢等情形。
4. 宣傳優惠付款方法，如：無息貸款、分期付款、低自備款、治療完成後再繳費等。

上列1.所稱「折扣」係認屬醫療院所針對民衆就醫費用給予優惠，並不包括非醫療費用。如醫院針對就診病患發行健康卡，提供掛號費五折之優惠，應無違反醫療法相關規定[20]。

醫療機構及其人員，不得利用業務上機會獲取不正當利益（同條第2項），此爲獲取不正當利益之禁止。所謂不正當利益，是否與刑法上之不正利益，同一意義？尙有疑義，有待主管機關之解釋。而刑法上所謂不正利

---

[19] 94.3.17衛署醫字第0940203047號公告參照。

[20] 94.5.27衛署醫字第0940201341號函參照。

益，指賄賂以外足以供人需要或滿人慾望一切有形無形之利益而言[21]，可資參考。

（六）建立醫療品質管理制度

醫院應建立醫療品質管理制度，並檢討評估（第62條第1項）。此項品管制度，至少應包括下列事項（細則第42條）：

1. 醫療品質管理計畫之規劃、執行及評估。
2. 醫療品質教育訓練。
3. 院內感染管制制度。
4. 設有醫事檢驗及血庫作業部門者，其作業品質管制制度。
5. 病人安全制度。
6. 人員設施依醫療機構設置標準規定，實施自主查核制度。

另爲提升醫療服務品質，中央主管機關得訂定辦法，就特定醫療技術、檢查、檢驗或醫療儀器，規定其適應症、操作人員資格、條件及其他應行遵行事項（同條第2項）。以促使醫院提升醫療服務品質。

醫療機構人員甚多，爲便於查核，醫事人員執業時，應配戴身分識別證明（細則第47條），以資辨別身分。

（七）告知說明義務

醫療機構實施手術，應向病人或其法定代理人、配偶、親屬或關係人說明手術原因、手術成功率或可能發生之併發症及危險，並經其同意，簽具手術同意書及麻醉同意書，始得爲之。但情況緊急者不在此限（第63條第1項）。醫療機構實施中央主管機關規定之侵入性檢查或治療，應向病人或其法定代理人、配偶、親屬或關係人說明，並經其同意，簽具同意書後，始得爲之。但情況緊急者，不在此限（第64條第1項）。此即告知說明義務或告知後同意（Informed Consent）。而依據衛生福利部99年9月24日衛署醫字第0990262608號函公告，侵入性檢查或治療「爲以醫療器材植入、插入人體之方式，施行之檢查或治療，但不包括一般之靜脈、肌肉或皮下注射及抽

---

21 最高法院21年上字第369號判例參照。

血」。則一般注射及抽血，自無需踐行此項義務。本法另於第81條規定診病之告知義務，容後介述。稽之告知說明義務之立法目的，在強化醫療機關服務品質，尊重病人知的權利與自主權，促進醫病關係，避免衍生爭議，保障病人權益。從醫病關係的歷史背景而言，在病人「求醫」感念下，醫病關係醫師居於主導地位，醫療法規雖有醫療機構及醫師有告知說明義務之規定，仍被忽視。其實，在強調人性尊嚴的今日，個人權益意識日趨成熟，權利不可輕易放棄，已成爲一般人的觀念。現今醫療行爲被視爲準委任契約，醫療法又有規範，因此，沒有經過病人同意的診療行爲，原則上被視爲專斷的醫療行爲，是屬於違法的行爲。醫師向病人說明告知其病情、治療內容，給予隻言片語的安慰，病人備感溫馨，益增安全感，自然信賴醫師，配合醫師的治療行爲，醫師盡其說明義務，可以說是爲達成治療目的所必要的。且自病人立場而言，醫療行爲有時伴隨健康、生命之危險，宜使其獲得詳細、正確的醫療資訊，充分瞭解其必要性，深思熟慮，衡量利弊，以決定是否接受此醫療。而提供此項正確詳盡之醫療資訊，即成爲醫療機構及醫師之義務。

本法第63、64條固分別規定醫療機構之告知義務，及各該同意書簽具程序，由何人簽署。但告知說明之程序及範圍，均付闕如。中央主管機關乃於公告修正「手術同意書」（第33頁參照）、「麻醉同意書」（第35頁參照）格式後，特訂頒「醫療機構施行手術及麻醉告知暨取得病人同意指導原則」公告實施[22]。爲使讀者瞭解其內容，特轉載於下：

1. 告知程序

（1）手術同意書與麻醉同意書一式兩份，由醫療機構人員先行完成「基本資料」之塡寫。

（2）手術同意書部分，由手術負責醫師以中文塡載「擬實施之手術」各欄，並依「醫師之聲明」1.之內容，逐項解釋本次手術相關資訊，同時說明完成之各欄□內打勾。若手術負責醫師授權本次手術醫療團隊中之其他醫師，代爲說明，手術負責醫師最後仍應確認已完全說明清楚，再將本同意書一份交付病人，如有其他手術或麻醉說明書，一併

[22] 93.5.6衛署醫字第0930202654號公告、93.10.2衛署醫字第0930218150號公告、93.10.22衛署醫字第0930218149號公告參照。

交付病人充分閱讀。麻醉同意書部分，由麻醉醫師以中文塡載「擬實施之麻醉」各欄，依「醫師之聲明」1.之內容，逐項解釋本次手術麻醉相關資訊，同時說明完成之各欄□內打勾。

（3）告知完成後，手術負責醫師、麻醉醫師應於相關同意書上簽名，並記載告知日期及時間。

（4）病人經過說明後，如有疑問，醫師應視手術之性質，給予合理充分的時間詢問及討論，並將病人問題記載於「醫師之聲明」2.，並加註日期及時間。

2. 告知時應注意之事項

（1）應先瞭解病人對於醫療資訊接收之意願：

對於醫療資訊之告知程度與方式，應尊重病人之意願，避免對其情緒及心理造成負面影響；告知前，應先探詢病人以瞭解病人接收醫療資訊之期望，如：

A.病人願意及時接受一切必要之醫療資訊。

B.僅須適時告知必要的醫療資訊。

C.由醫師決定告知的內容等。

D.告知病人指定之人。

（2）告知之對象：

A.以告知病人本人爲原則。

B.病人未明示反對時，亦得告知其配偶或親屬。

C.病人爲未成年人時，亦須告知其法定代理人。

D.若病人意識不清或無決定之能力，應告知其法定代理人、配偶、親屬或關係人。

E.病人得以書面敘明僅向特定之人告知或對特定對象不予告知。

（3）如告知對象爲病人之法定代理人、配偶、親屬或關係人時，不以當面告知之方式爲限。

（4）醫師應盡可能滿足病人知悉病情及手術、麻醉資訊的需求，尊重病人自主權，以通俗易懂的詞彙及溫和的態度說明，避免誇大、威嚇之言語。

（5）醫療團隊其他人員亦應本於各該職業範圍及專長，善盡說明義務，盡可能幫助病人瞭解手術、麻醉過程中可能面臨的情況及應注意之事項等。對於病人或家屬所詢問之問題如超越其專業範疇，應轉請手術負責醫師予以回答。

3. 簽署手術同意書

（1）手術同意書除下列情形外，應由病人親自簽名：

A.病人爲未成年或因故無法爲同意之表示時，得由醫療法規定之人員（法定代理人、配偶、親屬或關係人）簽名。

B.病人之關係人，原則上係指與病人有特別密切關係人，如同居人、摯友等；或依法令或契約關係，對病人負有保護義務之人，如監護人、少年保護官、學校教職員、肇事駕駛人、軍警消防人員等。

C.病人不識字、亦無配偶、親屬或關係人可簽手術同意書時，得以按指印代替簽名，惟應有二名見證人。

（2）同意書之簽具，亦得請病人之親友爲見證人，如病人無配偶、親屬可爲見證人時，可請其關係人爲之，證明病人已同意簽署同意書。

（3）醫療機構應於病人簽具手術同意書後一個月內，施行手術，逾期應重新簽具同意書，簽具手術同意書後病情發生變化者，亦同。

（4）醫療機構爲病人施行必要手術後，如有再度爲病人施行相同手術之必要者，仍應重新簽具同意書。

（5）醫療機構查核同意書簽具完整後，一份由醫療機構連同病歷保存，一份交由病人收執。

4. 其他

（1）病人若病情危急，而病人之配偶、親屬或關係人不在場，亦無法取得病人本身之同意，須立即實施手術，否則將危及病人生命安全時，爲搶救病人性命，依醫療法規定，得先爲病人進行必要之處理。

（2）手術進行時，如發現建議手術項目或範圍有所變更，當病人之意識於清醒狀態下，仍應予告知，並獲得同意，如病人意識不清醒或無法表達其意思者，則應由病人之法定或指定代理人、配偶、親屬或關係人代爲同意。無前揭人員在場時，手術負責醫師爲謀求病人之最大利益，得依其專業判斷爲病人決定之，惟不得違反病人明示或可推知之意思。

(3) 病人於簽具手術同意書後，仍得於手術前隨時主張拒絕施行手術治療，醫療機構得視需要，請病人於手術同意書載明並簽名。
(4) 施行人工流產或結紮手術，應另依優生保健法之規定簽具手術同意書。

修正「手術同意書」格式

○○醫院（診所）手術同意書

＊基本資料
病人姓名＿＿＿＿＿＿＿　出生日期＿＿＿年＿＿＿月＿＿＿日　病歷號碼＿＿＿＿＿＿＿＿

一、擬實施之手術（以中文書寫，必要時醫學名詞得加註外文）

1. 疾病名稱：

2. 建議手術名稱：

3. 建議手術原因：

二、醫師之聲明

1. 我已經儘量以病人所能瞭解之方式，解釋這項手術之相關資訊，特別是下列事項：

□需實施手術之原因、手術步驟與範圍、手術之風險及成功率、輸血之可能性

□手術併發症及可能處理方式

□不實施手術可能之後果及其他可替代之治療方式

□預期手術後，可能出現之暫時或永久症狀

□其他與手術相關說明資料，已交付病人

2. 我已經給予病人充足時間，詢問下列有關本次手術的問題，並給予答覆：

（1）---

（2）---

（3）---

手術負責醫師

姓名：　　　　　　　　　　　　　　　　簽名：

專科別：

（※衛生福利部授予之專科醫師證書科別；若無則免填）

日期：　　　年　　　月　　　日　　　　　時間：　　　時　　　分

三、病人之聲明

1. 醫師已向我解釋，並且我已經瞭解施行這個手術的必要性、步驟、風險、成功率之相關資訊。
2. 醫師已向我解釋，並且我已經瞭解選擇其他治療方式之風險。
3. 醫師已向我解釋，並且我已經瞭解手術可能預後情況和不進行手術的風險。
4. 我瞭解這個手術必要時可能會輸血；我□同意　□不同意　輸血。

5. 針對我的情況、手術之進行、治療方式等，我已經向醫師提出問題和疑慮，並已獲得說明。

6. 我瞭解在手術過程中，如果因治療之必要而切除器官或組織，醫院可能會將它們保留一段時間進行檢查報告，並且在之後會謹慎依法處理。

7. 我瞭解這個手術有一定的風險，無法保證一定能改善病情。

基於上述聲明，我同意進行此手術。

立同意書人姓名：　　　　　　　　　　簽名：

（※若您拿到的是沒有醫師聲明之空白同意書，請勿先在上面簽名同意）

關係：病人之　　　　　　　　　　　　（立同意書人身分請參閱附註三）

身分證統一編號／居留證或護照號碼：

住址：

電話：

日期：　　年　　月　　日　　　　時間：　　時　　分

附註：

一、手術的一般風險

1. 手術後，肺臟可能會有一小部分塌陷失去功能，以致增加胸腔感染的機率，此時可能需要抗生素、呼吸治療或其他必要的治療。
2. 除局部麻醉以外之手術，腿部可能產生血管栓塞，並伴隨疼痛和腫脹。凝結之血塊可能會分散並進入肺臟，造成致命的危險，惟此種情況並不常見。
3. 因心臟承受壓力，可能造成心臟病發作，也可能造成中風。
4. 手術過程仍可能發生難以預期的意外，甚至因而造成死亡。

二、立同意書人非病人本人者，「與病人之關係欄」應予填載與病人之關係。

三、手術同意書除下列情形外，應由病人親自簽名：

1. 病人為未成年人或因故無法為同意之表示時，得由法定代理人、配偶、親屬或關係人簽名。
2. 病人之關係人，係指與病人有特別密切關係之人，如伴侶（不分性別）、同居人、摯友等；或依法令或契約關係，對病人負有保護義務之人，如監護人、少年保護官、學校教職員、肇事駕駛人、軍警消防人員等。
3. 病人不識字，得以按指印代替簽名，惟應有二名見證人於指印旁簽名。

四、醫療機構應於病人簽具手術同意書後三個月內，施行手術，逾期應重新簽具同意書，簽具手術同意書後病情發生變化者，亦同。

五、手術進行時，如發現建議手術項目或範圍有所變更，當病人之意識於清醒狀態下，仍應予告知，並獲得同意，如病人意識不清醒或無法表達其意思者，則應由病人之法定或指定代理人、配偶、親屬或關係人代為同意。無前揭人員在場時，手術負責醫師為謀求病人之最大利益，得依其專業判斷為病人決定之，惟不得違反病人明示或可得推知之意思。

六、醫療機構為病人施行手術後，如有再度為病人施行手術之必要者，仍應重新簽具同意書。

七、醫療機構查核同意書簽具完整後，一份由醫療機構連同病歷保存，一份交由病人收執。

註：本表經衛生福利部106.11.2衛部醫字第1061665692B號公告修正之格式。

修正「麻醉同意書」格式

○○醫院（診所）麻醉同意書

＊基本資料
病人姓名____________　出生日期_____年_____月_____日　病歷號碼________________

一、擬實施之麻醉（以中文書寫，必要時醫學名詞得加註外文）

1. 外科醫師施行手術名稱：

2. 建議麻醉方式：

二、醫師之聲明

1. 我已經為病人完成術前麻醉評估之工作。
2. 我已經儘量以病人所能瞭解之方式，解釋麻醉之相關資訊，特別是下列事項：
   - □麻醉之步驟。
   - □麻醉之風險。
   - □麻醉後，可能出現之症狀。
   - □其他與麻醉相關說明資料，已交付病人。
3. 我已經給予病人充足時間，詢問下列有關本次手術涉及之麻醉問題，並給予答覆：
   （1）---
   （2）---
   （3）---

麻醉醫師
姓名：　　　　　　　　　　　　　　　簽名：
日期：　　　年　　　月　　　日　　　時間：　　　時　　　分

三、病人之聲明

1. 我了解為順利進行手術，我必須同時接受麻醉，以解除手術所造成之痛苦及恐懼。
2. 麻醉醫師已向我解釋，並且我已了解施行麻醉之方式及風險。
3. 我已了解麻醉可能發生之副作用及併發症。
4. 針對麻醉之進行，我能夠向醫師提出問題和疑慮，並已獲得說明。

基於上述聲明，我同意進行麻醉。

立同意書人姓名：　　　　　　　　　　　簽名：
（※若您拿到的是沒有醫師聲明之空白同意書，請勿先在上面簽名同意）

關係：病人之　　　　　　　　　　　　　（立同意書人身分請參閱附註三）

身分證統一編號／居留證或護照號碼：
住址：
電話：
日期：　　　年　　　月　　　日　　　時間：　　　時　　　分

附註：

一、手術過程中之麻醉，除輔助手術順利施行外，亦可免除手術時的痛苦和恐懼，並維護生理功能之穩定，但對於部分接受麻醉之病人而言，不論全身麻醉或區域麻醉，均有可能發生以下之副作用及併發症：

1. 對於已有或潛在性心臟血管系統疾病之病人，於手術中或麻醉後較易引起突發性急性心肌梗塞。
2. 對於已有或潛在性心臟血管系統或腦血管系統疾病之病人，於手術中或麻醉後較易發生腦中風。
3. 緊急手術，或隱瞞進食，或腹內壓高（如腸阻塞、懷孕等）之病人，於執行麻醉時有可能導致嘔吐，因而造成吸入性肺炎。
4. 對於特異體質之病人，麻醉可引發惡性發燒（這是一種潛在遺傳疾病，現代醫學尚無適當之事前試驗可預知）。
5. 由於藥物特異過敏或因輸血而引致之突發性反應。
6. 區域麻醉有可能導致短期或長期之神經傷害。
7. 其他偶發之病變。

二、立同意書人非病人本人者，「與病人之關係欄」應予填載與病人之關係。

三、麻醉同意書除下列情形外，應由病人親自簽名：

1. 病人為未成年人或因故無法為同意之表示時，得由法定代理人、配偶、親屬或關係人簽名。
2. 病人之關係人，係指與病人有特別密切關係之人，如伴侶（不分性別）、同居人、摯友等；或依法令或契約關係，對病人負有保護義務之人，如監護人、少年保護官、學校教職員、肇事駕駛人、軍警消防人員等。
3. 病人不識字，得以按指印代替簽名，惟應有二名見證人於指印旁簽名。

四、手術進行時，如發現建議麻醉項目或範圍有所變更，當病人之意識於清醒狀態下，仍應予告知，並獲得同意，如病人意識不清醒或無法表達其意思者，則應由病人之法定或指定代理人、配偶、親屬或關係人代為同意。無前揭人員在場時，麻醉醫師為謀求病人之最大利益，得依其專業判斷為病人決定之，惟不得違反病人明示或可得推知之意思。

五、醫療機構為病人施行手術後，如有再度為病人施行手術之必要，配合手術需施行麻醉者，仍應重新簽具麻醉同意書。

六、醫療機構查核同意書簽具完整後，一份由醫療機構連同病歷保存，一份交由病人收執。

註：本表經衛生福利部106.11.2衛部醫字第1061665692B號公告修正之格式。

上述告知說明義務，以往醫療機構及醫師常予忽視，在醫療糾紛訴訟上，有時卻成爲爭點。雖然司法實務大多採較寬的見解，認爲只要病人簽名出具同意書，即足證明醫師有盡告知說明義務。惟最高法院94年度台上字第2676號刑事判決，摒棄過去實務從寬的見解，從醫療法第46條第1項（修正後爲第63條第1項）立法本旨，詳細敘述醫療行爲告知說明義務，應施行之方式與實質內容，其見解擲地有聲，可能爲往後司法實務所引用。該判決指出：「爲促進醫療事業之健全發展，合理分布醫療資源，提高醫療品質，保障病人權益，增進國民之健康，乃有醫療法之制定，醫療法第46條第1項規定：『醫院實施手術時，應取得病人或其配偶、親屬或關係人之同意，簽具手術同意書及麻醉同意書；簽具之前，醫師應向其本人或配偶、親屬或關係人說明手術原因、手術成功率或可能發生之併發症及危險，在其同意下，始得爲之，但如情況緊急，不在此限』；其立法本旨係以醫療乃高度專業及危險行爲，直接涉及病人之身體健康生命，病人本人或其家屬通常需依賴醫師之說明，方得明瞭醫療行爲之必要、風險及效果，故醫師爲醫療行爲時，應詳細對病人本人或其親屬盡相當之說明義務，經病人或其家屬同意爲之，以保障病人身體自主權；上開醫師應盡之說明義務，除過於專業或細部療法外，至少應包括：（一）診斷之病名、病況、預後及不接受治療之後果；（二）建議治療方案及其他可能之替代治療方案暨其利弊；（三）治療風險、常發生之併發症及副作用暨雖不常發生，但可能發生嚴重後果之風險；（四）治療之成功率（死亡率）；（五）醫院之設備及醫師之專業、能力等事項；意即在一般情形下，如曾說明，病人即有拒絕醫師之可能時，即有說明之義務；於此，醫師若未盡上開說明之義務，除有正當理由外，難謂已盡注意之義務；又上開說明之義務，以實質上予以說明爲必要，若僅令病人或其家屬在印有說明事項之同意書上，貿然簽名，尚難認已盡說明之義務。」嗣於95年度台上字第3476號判決，復持同一見解。故醫療機構及醫師不宜再忽略踐行此告知說明之義務。

（八）組織檢體、切取器官之處置

醫療機構對採取之組織檢體或手術切取之器官，應送請病理檢查，並將結果告知病人或其法定代理人、配偶、親屬或關係人。對於此項組織或手術切取之器官，應就臨床及病理診斷之結果，作成分析、檢討及評估（第65條）。本條所稱組織檢體，指作成細胞抹片或切片之檢體。而醫療機構將手術切取之器官及前開切片檢體送請病理檢查，應由解剖病理專科醫師作成報告。為利於將病理檢查報告告知病人或其親屬，醫療機構於採取組織檢體或手術切取器官前，得請病人或其法定代理人、配偶、親屬或關係人，填載聯絡方式，以利告知其檢查結果（細則第48條），以保障病人之權益。

（九）藥劑容器、包裝應載明事項

醫院、診所對於診治之病人交付藥劑時，應於容器或包裝上載明病人姓名、性別、藥名、劑量、數量、用法、作用或適應症、警語或副作用、醫療機構名稱與地點、調劑者姓名及調劑年、月、日（第66條）。此項藥袋或容器之標示，在於保障病人知的權利，使其明瞭藥品之功效、有無副作用？一旦發現副作用或其他不良反應，即可向醫療機構反應，採取必要之處置，維護病人之健康。

（十）建立完整之病歷

醫療機構應建立清晰、詳實、完整之病歷。所稱病歷，應包括下列各款之資料（第67條第1、2項）：

1. 醫師依醫師法執行業務所製作之紀錄。
2. 各項檢查、檢驗報告資料。
3. 其他各類醫事人員執行業務所製作之紀錄。

由於醫療科技進步，各項醫療作業日趨精細複雜，其作業紀錄應有明確之規範，以利診療參考，並提升醫療品質。第1款所稱醫師依醫師法執行業務所製作之病歷，係指醫師法第12條規定，醫師執行業務時，製作之病歷。此項病歷，除應於首頁載明病人姓名、出生年、月、日、性別及住址等基本資料外，應載明下列事項：（1）就診日期；（2）主訴；（3）檢查項目及結果；（4）診斷或病名；（5）治療、處置或用藥等情形；（6）其他應記載事項。醫師作成病歷後，應簽名或蓋章，及加註執行年、月、日（醫師法第12條第1、2項參照），以明責任。而病歷之範圍，除上述應記載事項外，餘如對病患求診而拍攝之患部照片；病患酒精血液檢體之檢查報告；記載病人之健康相關資訊；護理紀錄[23]等，均屬病歷資料。

病歷暨其資料，除由醫師製作外；尚有由其他醫事人員製作或紀錄，爲求病歷之詳實完整，醫療機構應督導其所屬醫事人員於執行業務時，親自記載病歷或製作紀錄，並簽名或蓋章，及加註執行年、月、日。病歷或紀錄如有增刪，應於增刪處簽名或蓋章，及加註執行年、月、日；刪改部分，應以畫線去除，不得塗燬。又醫囑應於病歷載明或以書面製作。但情況急迫時，醫師得先以口頭方式爲醫囑，並於二十四小時內完成書面記錄（第68條）。

由於資訊科技日益發達，醫療機構以電子文件方式製作病歷，已爲時勢所趨。因之，本法第69條規定，醫療機構以電子文件製作及儲存之病歷，得免另以書面方式製作。惟爲確保電子病歷之安全與維護，製作電子病歷之資格條件與製作方式、內容及其他應遵行事項之辦法，則授權中央主管機關訂定。衛生福利部已於98年8月11日修正「醫療機構電子病歷製作及管理辦法」公布實施。依該辦法第3條規定，醫療機構電子病歷資訊系統（以下稱系統），應有符合下列規定之管理措施：

一、訂有操作人員與系統建置、維護、稽核、管制之標準作業程序，並有執行紀錄可供查核。

二、訂有電子病歷之存取、增刪、查閱、複製等使用權限之管控機制，並據以執行。

三、於本法第七十條所定病歷保存期間內，電子病歷之存取、增刪、查閱、複製等事項，及其執行人員、時間及內容保有完整紀錄，可供查核。

四、訂有系統故障之緊急應變機制，並據以訓練，可供查核。

五、訂有保障電子病歷資料安全之機制及有保持資訊系統時間正確之機制，並據以執行。

電子病歷之簽名或蓋章，應以電子簽章方式爲之，而且應於病歷製作後二十四小時內完成（同辦法第4條）。電子簽章應憑中央主管機關核發之醫事

[23] 94.7.7衛署醫字第0940026086號函、94.10.4衛署醫字第0940223786號函、94.5.18衛署醫字第0940015902號函、95.2.20衛署醫字第0950006593號函參照。

憑證爲之，但醫療機構訂有符合電子簽章法規定之其他簽章方式者，得依其方式爲之（同辦法第6條）。醫療機構實施電子病歷，只要將開始實施之日期及範圍報請直轄市、縣（市）主管機關備查，並揭示於機構內明顯處所即可（同辦法第7條）。

醫療機構之病歷，應指定適當場所及人員保管，並至少保存七年。但未成年之病歷，至少應保存至其成年後七年；人體試驗之病歷，應永久保存。若醫療機構因故未能繼續開業，其病歷應交由承接者依規定保存；無承接者時，病人或其代理人得要求醫療機構交付病歷；其餘病歷應繼續保存六個月以上，始得銷燬。醫療機構具有正當理由無法保存病歷時，由地方主管機關保存。醫療機構對於逾保存期限銷燬之病歷，其銷燬方式應確保病歷內容無洩漏之虞（第70條），以保護病人之隱私權。

爲尊重病人對病情資訊瞭解的權利，如病人要求提供病歷複製本，醫療機構應依其要求提供，必要時提供中文病歷摘要，不得無故拖延或拒絕；其所需費用，由病人負擔（第71條）。醫療機構製作病歷，長久以來均以英文書寫，一般民衆甚難瞭解，常引起民衆抱怨。衛生福利部因而增訂醫療法施行細則第49條之1規定：本法第71條所稱必要時提供中文病歷摘要，指病人要求提供病歷摘要時，除另有表示者外，應提供中文病歷摘要。此項規定，使病人能取得中文病歷摘要，輕鬆瞭解自己病情及醫師治療、處置或用藥等情形，應可強化醫病關係。

（十一）守密義務

醫療機構及其人員因業務而知悉或持有病人病情或健康資訊，不得無故洩漏（第72條）。病人因病或健康上之需要，到醫療機構求診或檢查，有關病情或檢查等資訊，屬其隱私權，醫療機構及其人員因執行業務而知悉持有此項資訊，爲保護病人的權利，自有守密義務。條文所稱醫療機構及其人員，係指醫療機構及其所屬人員，醫事人員固屬之，其他行政人員亦包括在內。凡是因業務而知悉或持有上述資訊，無故洩漏，即違反本條規定。另刑法第316條規定，醫師、藥師、助產士、心理師或其業務上佐理人，或曾任此等職務之人，無故洩露因業務知悉或持有之他人秘密者，應負刑事責任〔請參照第五章七、（六）所述〕。故醫事人員尤應注意守密之重要。

（十二）轉診之程序

醫院、診所因限於人員、設備及專長能力，無法確定病人之病因或提供完整治療時，應建議病人轉診。但危急病人應先予適當之急救，始可轉診。轉診時應填具轉診病歷摘要交予病人，不得無故拖延或拒絕（第73條）。醫院、診所接受病人求醫，本諸醫術，爲適切治療。若無法提供完整、持續之醫療照護，爲確保病人權益，允宜建議轉診。而接受轉診之醫院、診所，應於三日內將處理情形及建議事項，通知原診治之醫院、診所。轉診病人接受住院診治時，醫院應於其出院後二星期內，將病歷摘要，送原診治之醫院、診所（細則第51條）。

醫院、診所診治病人時，得依需要，並經病人或其法定代理人、配偶、親屬或關係人之同意，商洽病人原診治之醫院、診所，提供病歷複製本或病歷摘要及各種檢查報告資料。原診治之醫院、診所不得拒絕；其所需費用，由病人負擔（第74條），以建立轉診前後完整之病歷。

上開轉診病歷摘要、病歷摘要，應載明下列事項（細則52條）：1.病人之個人基本資料；2.主訴；3.病史；4.理學檢查、實驗室檢查、放射線檢查或超音波檢查之主要發現；5.診斷；6.治療經過，包括最近用藥或服用中之藥物與過去手術名稱及日期等；7.注意事項、出院後醫囑或建議事項；8.轉診病歷摘要並應載明轉診目的及建議轉診院、所科別。

醫院、診所開具前項轉診病歷摘要及病歷摘要時，應作成複製本併同病歷保存；收受轉診病歷摘要及病歷摘要時，應將其併同病歷保存。

（十三）出院病人之追蹤照顧

醫院得應出院病人之要求，爲其安排適當之醫療場所及人員，繼續追蹤照顧（第75條第1項）。旨在使病人審視其本人之需要，接受醫院安排，爲適當、持續、完整之醫療照護。

醫院對尚未治癒而要求出院之病人，得要求病人或其法定代理人、配偶、親屬或關係人，簽具自動出院書（同條第2項）。病人並未治癒，本應繼續住院治療，其竟要求出院，自得要求其簽具自動出院書，以明責任。

病人經診治並依醫囑通知可出院時，應即辦理出院或轉院（同條第3

項）。俾醫療資源得以有效利用，以利其他需要住院治療之病人。

（十四）慎重開給證明書類

醫院、診所如無法令規定之理由，對其診治之病人，不得拒絕開給出生證明書、診斷書、死亡證明書或死產證明書。開給各項書類時，應力求慎重，尤其是有關死亡之原因（第76條第1項）。依此規定，醫院、診所對其診治之病人，有交付出生證明書等文書之義務，惟應依病歷所存資料，慎重開給。如係開給死亡證明書，尤應參考衛生福利部訂頒之「死亡證明書死亡原因塡寫指引」塡載。其對於就診或轉診途中死亡者，應參考原診治醫院、診所之病歷記載內容，於檢驗屍體後，掣給死亡證明書（細則第53條第2項）。

醫療機構開給之診斷書如係病人爲申請保險理賠之用者，應以中文記載，所記病名如與保險契約病名不一致，另以加註方式爲之（第76條第2項），以資明確並確保病人權益。

醫院、診所對於非病死或可疑爲非病死者，應報請檢察機關依法相驗（第76條第3項）。所稱非病死，包括車禍受傷、他殺、自殺或其他意外死亡[24]，例如病患車禍送醫急救後死亡；或病患墜落死亡，均應報請檢察機關相驗。

（十五）協辦有關公益醫療服務

醫療機構應接受政府委託，協助辦理公共衛生、繼續教育、在職訓練、災害救助、急難救助、社會福利及消防等有關醫療服務事宜（第77條）。以盡其服務公共事務之義務。

（十六）診病告知義務

前述告知後同意原則，係課醫療機構實施手術或侵入性檢查或治療，應盡之告知說明義務。一般門診或住院病人，醫療機構應如何盡其告知義務，宜有明確規範，以杜紛爭。本法第81條：「醫療機構診治病人時，應向病人或其法定代理人、配偶、親屬或關係人告知其病情、治療方針、處置、用

[24] 94.6.16衛署醫字第0940223829號函參照。

藥、預後情形及可能之不良反應。」規定，考其立法之目的，在於強化醫療機構之診病告知義務，使病人對病情及醫療更爲瞭解，配合治療計畫，達到治療效果。從而，本條所稱治療方針、處置、用藥，究以健保法令所規定給付項目爲限，醫療機構方有告知義務？抑或凡與治病及預後可能帶來不良結果，均有告知義務？固有爭議。惟爲保障病人知的權利與自主權，病人有獲得醫療機構提供正確而完整資訊的權利。縱該項醫療資訊，爲健保不給付項目，醫療機構仍有告知義務。否則，病人既不能事先獲得資訊，無從選擇，事後又須承受醫療機構怠於告知且未爲該項處置，所產生之精神、身體的痛苦，應非立法之本旨。

（十七）施行醫療業務應盡之注意

醫療業務之施行，應善盡醫療上之必要之注意（第82條第1項）。蓋醫療爲醫療業務之主要事務。醫療行爲係以治療矯正或預防人體疾病、傷害殘缺或保健爲直接目的，前已介述，其具有專業性、特許性、公益性及危險性等特質，於診察、治療過程，伴隨高度危險，小小的疏忽，即可影響病人的健康，乃至生命。因之，從事醫療業務者，非但有提供優質醫療環境、設備及高超醫術的義務，其爲病人診治，亦須竭盡所能，使病人獲得最完善的治療與照護，避免任何有害於病人之情事發生。此爲法律課以「應善盡醫療上必要之注意」的理由所在。此項注意義務，是否與民法上「善良管理人之注意」相當？固有不同看法。惟執行醫療業務，發生醫療事故，致生損害於病人或因過失致病人死傷，間或有之。此際，醫療機構及其醫事人員，究應負何種責任？法律宜有更明確之規範。爰就本法規定之民刑責任分述如下：

1. 民事責任：醫事人員因執行醫療業務致生損害於病人，以故意或違反醫療上必要之注意義務且逾越合理臨床專業裁量所致者爲限，負損害賠償責任（第82條第2項）。是醫事人員因執行醫療業務，致生損害於病人，除故意外，需有違反上開法定過失要件，始負民事賠償責任〔有關民法故意、過失，請參閱第四章一、（六）、5、（1）、（2）之介述〕。
2. 刑事責任：醫事人員執行醫療業務因過失致病人死傷，以違反醫療上必要之注意義務且逾越合理臨床專業裁量所致者爲限，負刑事責任（第82

條第3項）。則醫事人員因執行醫療業務，過失致病人死傷，亦需有違反上開法定要件，方令負刑事責任。至於醫事人員之故意行爲，回歸依刑法處理。

前述注意義務之違反及臨床專業裁量之範圍，該如何界定？不無疑義，第82條第4項乃規定：「前二項注意義務之違反及臨床專業裁量之範圍，應以該醫療領域當時當地之醫療常規、醫療水準、醫療設施、工作條件及緊急迫切等客觀情況爲斷」。此項規定雖可資爲醫事人員注意義務的判別，然仍欠缺明確客觀、具體的標準。故有賴司法實務就個別事件之認定。爰擇錄最高法院民、刑事判決要旨各一則以供參考：

1. 最高法院106年台上字第1048號民事判決要旨

醫療事業旨在救治人類疾病，維護人民健康，醫療水準隨時代進步、科技發達、生技發明、醫術改良及創新而提升，故醫學乃與時俱進，不斷發展中之科學，而鑑於醫療行爲本質上所具有之專業性、風險性、不可預測性及有限性，醫護人員於實施醫療行爲時是否已盡善良管理人或依醫療法規規定或醫療契約約定或基於該醫療事件之特性所應具備之注意義務，應就醫療個案、病人病情、就診時之身體狀況、醫院層級、設備、能力、醫護人員有無定期按規定施以必要之在職訓練及當日配置人力、病患多寡，醫護人員有無充裕時間問診照護與其他情形，綜合而爲研判，尙不能僅以制式之醫療常規（醫療慣行或慣例）作爲認定醫護人員有無違反注意義務之唯一標準。

2. 最高法院107年台上字第4587號刑事判決要旨

爲確保醫師執行業務順遂，導正緊繃的醫病關係，民國107年1月24日公布施行之醫療法第82條新增第3、4項，分別規定：「醫事人員執行醫療業務因過失致病人死傷，以違反醫療上必要之注意義務且逾越合理臨床專業裁量所致者爲限，負刑事責任。」、「前二項注意義務之違反及臨床專業裁量之範圍，應以該醫療領域當時當地之醫療常規、醫療水準、醫療設施、工作條件及緊急迫切等客觀情況爲斷。」其目的在於限縮醫師過失責任範圍，減少其因執行業務而受刑事訴追風險，並朝向醫師過失責任判斷要件的精緻與明確化。所謂「違反醫療上必要之注意義務」係以醫療行爲是否符合「醫療常規」爲判斷，是一種平均醫師的注意義務程度。即凡任何一個具有良知與理智而小心謹慎的醫師，在相同條件下，均會採取與保持之注意程度，其他醫師立於相同情況，皆會為同樣判斷與處置。具體而言，所謂「醫療常規」係臨床醫療上由醫療習慣、條理或經驗等形成的常規，是作為正當業務行為之治療適法性要件。通常違反醫療常規，雖可初步判斷醫療行為具有疏失，惟尚須進一步確認此疏失是否為病人非預期死傷的關鍵因素。換言之，醫療行為縱使違反醫療常規，惟此疏失行為與結果間仍須具有相當的因果關係，始能認定為醫療過失行為。至所稱「合理臨床專業裁量」即允許醫師對於臨床醫療行為，保有一定的「治療自由」、「臨床的專業裁量權限」，以決定治療方針。尤其對於罕見疾病、遇首例或對於末期病人充滿不確定性的治療，在無具體常規可遵循時，即須仰賴醫師合理的臨床裁量。其裁量判斷，除前述「醫療常規」外，另須考量醫療法第82條第4項所列之「醫療水準」、「醫療設施」、「工作條件」及「緊急迫切」等合理臨床的重要基準。因人、事、時、地、物之不同，醫療水準、設施及工作條件並非一成不變。在醫學中心、區域醫院、地區醫院或一般診所，因醫療設備、醫護人員等差異乃具浮動性，且寬、嚴亦有別。從而，對於不同等級的醫療機構，所要求於醫護人員的注意義務或裁量標準，應有所差別，對次級的醫療院所，自不能同以高級醫療院所的醫療水準、設備或工作條件，作為判斷依據。又因醫療具有不確定性，病徵顯示亦相當多元，處置上也有輕重緩急，尤其在緊急情況下，更難期醫師運用常規處理問題，是關於「緊急迫切」基準，務須立於醫師立場加以判斷，若確實情況緊急，縱醫師處置不符醫療常規，於合理「臨床的專業裁量權限」上，應朝是否並無疏失方向予以斟酌。是修正後醫療法第82條第3項對於過失責任的認定標準既界定為「違反醫療上必要之注意義務且逾越合理臨床專業裁量」，並於同條第4項揭櫫多元判斷標準，顯係為降低醫師過失責任，有利於醫療行為人，爾後無論修法前後關於醫療刑事過失責任的認定，自應以此作為判斷準據。

醫療機構因執行醫療業務致生損害於病人，以故意或過失為限，負損害賠償責任（同條第5項）。由於醫療行為具有高度的專業性，醫療過程所引起的傷害和其他一般人身意外傷害在本質上並不相同，因醫療行為具特殊危險性，加害過程很難認定其因果關係、或一旦發生侵害將造成難以回復之損失等特性。又醫療服務之提供，具有強制性及公益性，與一般消費者關係之性質有所差異[25]，故醫療機構執行醫療業務所生的損害，以故意或過失爲限，始須負賠償責任。此乃考量醫療環境之安全性及完善性，明顯影響醫事人員執行醫療業務之結果；且醫事人員多屬受聘性質，所負之責任應小於醫療機構，故醫療機構之過失責任，不限以「違反機構上必要之注意義務且逾越合理臨床專業裁量」爲限。至於醫事人員執行醫療業務致生損害於病人，依本條第2項應負損害賠償責任時，病人除得依本條第5項請求醫療機構負損害賠償責任，仍得依民法第188條第1項規定，請求醫療機構與醫事人員連帶負損害賠償責任（本條修正立法理由參照）。

於此，須加以介紹的是民法上除故意、過失外，另一類型的侵權行爲，即民法第184條第2項規定：「違反保護他人之法律，致生損害於他人者，負賠償責任。但能證明其行爲無過失者，不在此限。」，依此規定，行爲人的行爲違反保護他人之法律，推定有過失，而醫療法在司法實務上認爲係保護他人之法律，値得從事於醫療業務者參考，並摘錄實例如下：

1. 違反告知後同意之規定

最高法院86年度台上字第56號民事判決：「……且醫院實施手術時，應取得病人或其配偶、親屬或關係人之同意，簽具手術同意書及麻醉同意書；在簽具之前，醫師應向其本人或配偶、親屬或關係人說明手術原因、手術成功率、或可能發生之併發症及危險，在其同意下始得爲之，醫療法第46條第1項前段（現行法第63條第1項前段）定有明文。醫院爲病人施行手術後，如有再度爲病人施行手術之必要，除有醫療法第46條第1項但書規定其情況緊急之情形外，應仍受同條規定之限制，於取得病人或配偶、親屬或關係人之同意並簽具同意書始得爲之：所謂『但情況緊急，不在此限』，乃指病人病情緊急，而病人之配偶、親屬或關係人並不在場，亦無法取得病人本身之同意，須立即實施手術，否則將立即危及病人生命安全之情況而言，……本件第二次手術時，上訴人（醫師）既未向當時神識清醒之被上訴人（病人），或陪伴在旁之配偶○○○說明手術之原因、手術成功率或可能發生之併發症及危險，復未於各該人等簽立同意書後爲之，顯然違反此等保護他人之法律，依民法第184條第2項規定，應推定爲有過失。……」。認定醫師違反告知後同

---

[25] 94.5.10衛署醫字第0940005135號函參照。

意原則，依法推定為有過失，須負損害賠償責任。

2. 限於專長能力，未建議轉診

本案例病人因車禍頭部撞傷，送醫急救，醫院無專任腦神經外科醫師駐院，未建議轉診，延誤治療，致病人成植物人。本案經最高法院92年度台上字第2695號民事判決認：「……次按醫院、診所固限於設備及專長，無法確定病人之病因或提供完整治療時，應建議病人轉診，違反者應處2千元以上1萬元以下罰鍰，並得責令限期改善，醫療法第50條第1項前段（現行法第73條第1項前段）、第76條第1項（現行法第102條第1項第1款）分別定有明文，此為保護他人法律之規定。本件上訴人醫院……無腦神經外科專業醫師駐院，……則其對於因發生車禍致腦部受創之急診患者，自無法即時提供完整、迅速之治療服務，……乃上訴人竟未告知被上訴人家屬或友人應立刻轉院，仍逕予留置，終致被上訴人因時間延誤腦血腫擴大而成為植物人，實已違反上開醫療法之規定，應推定其有過失……」，亦認定醫療法為保護他人之法律。

3. 設施欠缺安全

醫療機構應依其提供服務之性質，具備適當之醫療場所及安全設施（第56條）。本案例為七歲之甲童，因病進住乙醫院治療，醫院所提供之病床側面欄杆卡榫脫落，某日凌晨，甲童由病床上摔落，致頭部受傷、腦震盪後遺症，請求醫院賠償損害。臺灣高等法院95年度醫上易字第1號民事判決認定：「……醫療法第1條及第56條均屬民法第184條第2項所規定『保護他人之法律』，而乙醫院未提供安全無虞之病床予甲童使用，即該當民法第184條第2項之規定，並應推定有過失，應負損害賠償之責。……」，而判令乙醫院應賠償甲童之損害。

七、醫療廣告

（一）醫療廣告之涵義

醫療廣告，係指利用傳播媒體或其他方法，宣傳醫療業務，以達招徠患者爲目的之行爲（第9條）。則醫療廣告，應以提供正確資訊，指引病人就醫爲其要務，其內容不宜誇浮不實，以維護病人之安全。此所謂傳播媒體，似包括廣播、電視、電腦網際網路、錄影節目、新聞紙、雜誌、海報、傳單、招牌等或其他傳播方法。由於傳播科技發達，無遠弗屆，若非醫療機構，亦得爲醫療廣告，極易誤導病人、延誤治療。本法因加以規範：「非醫療機構，不得爲醫療廣告。」（第84條），避免病患受害。

（二）醫療廣告之內容

醫療廣告，其內容以下列事項爲限（第85條第1項）：

1. 醫療機構之名稱、開業執照字號、地址、電話及交通路線。
2. 醫師之姓名、性別、學歷、經歷及其醫師、專科醫師證書字號。
3. 全民健康保險及其他非商業性保險之特約醫院、診所字樣。
4. 診療科別及診療時間。
5. 開業、歇業、停業、復業、遷移及其年、月、日。
6. 其他經中央主管機關公告容許登載或播放事項。

利用廣播、電視之醫療廣告，在上開內容範圍內，得以口語化方式爲之。但應先經所在地直轄市或縣（市）主管機關核准（同條第2項）。

醫療機構以網際網路提供之資訊，除下列情形外，不受本條第1項所定內容範圍之限制：

1. 內容虛僞、誇張、歪曲事實或有傷風化。
2. 以非法墮胎宣傳。
3. 一年內已受處罰三次

衛生福利部並訂定「醫療機構網際網路資訊管理辦法」（民國99年2月4日）以資管理。根據該辦法第3條，醫療機構提供網路資訊，應將其網域名稱、網址或網路工具及網頁內主要可供點閱之項目，報所在地主管機關備查。

醫療廣告之內容，宜注意以下事項：

1. 以診療科別爲廣告者，以經主管機關核准登記服務醫師之專科別爲限（細則第59條參照）。

2. 在符合醫學倫理，傳遞正確醫療資訊，提供就醫指引，維護病人安全之原則下，醫療廣告得爲下列項目之登載或播放[26]：

（1）疾病名稱。

（2）診療項目、檢查及檢驗項目。

（3）醫療儀器及經完成人體試驗之醫療技術。

（4）醫療費用。

3. 廣告之內容，如附帶刊登醫師之學、經歷，應依其事實刊登，不可僅刊登「留美多年」、「前美國加州執業」等欠詳之詞句，以免誤導病患[27]。

4. 醫事人員以醫事專業身分爲產品代言人，若產品之宣傳內容，未經科學研究證實或假借未曾發表之研究報告，而爲之代言、背書或影射，其具醫療、健康之療效或功效者，宜避免爲其代言[28]。

（三）醫療廣告之限制

醫療廣告，不得以下列方式爲廣告（第86條）：

1. 假借他人名義爲宣傳。

2. 利用出售或贈與醫療刊物爲宣傳。

3. 以公開祖傳祕方或公開答問爲宣傳。

4. 摘錄醫學刊物內容爲宣傳。

5. 藉採訪或報導爲宣傳。

6. 與違反前條規定內容之廣告聯合或並排宣傳。

7. 以其他不正當方式爲宣傳。

醫療廣告，旨在傳遞正確醫療資訊，提供就醫指引，有如前述，倘其內容虛僞、誇張、欠實或有傷風化，或其方式欠當，將使病人或一般民眾誤信而受騙。因此，本法乃就廣告內容或方式，予以若干限制，以保護社會大眾。中央主管機關爲貫徹立法意旨，就本條第7款：「以其他不正當方式爲宣

---

[26] 97.12.30衛署醫字第0970219507號函參照。

[27] 82.8.19衛署醫字第8253620號函參照。

[28] 93.6.8衛署醫字第0930203280號函參照。

傳。」之規定，作如下之認定[29]：

1. 本法第103條第2項各款所定內容虛僞、誇張、歪曲事實、有傷風化或以非法墮胎爲宣傳之禁止事項。
2. 強調最高級及排名等敘述性名詞或類似聳動用語之宣傳（如：「國內首例」、「唯一」、「首創」、「第一例」、「診治病例最多」、「全國或世界第幾臺儀器」、「最專業」、「保證」、「完全根治」、「最優」、「最大」……等）。
3. 標榜生殖器官整型、性功能、性能力之宣傳。
4. 標榜成癮藥物治療之宣傳。
5. 誇大醫療效能或類似聳動用語方式（如：完全根治、一勞永逸、永不復發……等）之宣傳。
6. 以文章或類似形式呈現之醫療廣告，且未完整揭示其醫療風險（如：適應症、禁忌症、副作用等）之宣傳。
7. 其他違背醫學倫理或不正當方式（如：國內尚未使用之醫療技術、宣稱施行尚未經核准之人體試驗……等）之宣傳。
8. 違反醫療費用標準之宣傳。
9. 無法積極證明廣告內容爲眞實之宣傳。

（四）視為醫療廣告

廣告內容暗示或影射醫療業務者，視爲醫療廣告（第87條第1項）。醫療廣告，原係醫療機構利用傳播媒體，宣傳醫療業務，其目的係提供正確的醫療資訊，指引病人就醫，前已介述。若有刊登之廣告，以「結腸物理治療推廣簡介」爲名，暗示醫療業務，應視爲醫療廣告[30]。如係醫學新知或研究報告之發表、病人衛生教育、學術性刊物，未涉及招徠醫療業務者，則不視爲醫療廣告（同條第2項）。

[29] 97.12.30衛署醫字第0970219512號參函參照。

[30] 91.11.8衛署醫字第0910069605號函參照。

八、醫事人力及設施分布

本法第88至93條，係規定中央主管機關衛生福利部，爲促進醫療資源均衡發展，應統籌規劃現有公私立醫療機構及人力合理分布，係中央衛生主管機關施政範疇，一般醫療機構及醫事人員，於其政策公布後，應可獲得資訊。故本節從略。

九、醫院及教學醫院評鑑

爲提高醫療水準，醫院得申請評鑑爲教學醫院（第94條）。有關教學醫院之涵義，已於第一節名詞解釋介述，請參閱。

教學醫院之評鑑，由中央主管機關會商中央教育主管機關定期辦理（第95條第1項）。教學醫院之評鑑，係由衛生福利部會同教育部主辦，由財團法人醫院評鑑暨醫療品質策進會承辦。主辦機關辦理教學醫院評鑑，應訂定評鑑基準及作業程序，並得邀請有關學者、專家參與評鑑（細則第61條）。爲簡化作業程序，凡申請教學醫院評鑑者，應同時申請醫院評鑑。經評鑑合格之各類醫院（醫學中心、區域醫院、地區醫院）及教學醫院，其資格有效期間爲四年，期滿須重新申請評鑑[31]。

教學醫院評鑑作業分爲「醫師及醫事人員類教學醫院」、「醫事人員類（非醫師）教學醫院」兩類。申請教學醫院評鑑之醫院，應具備以下資格：

1. 應於醫院評鑑之合格效期內，或應同時申請。
2. 應有急性一般病床與精神急性一般病床合計一百床以上（以下均以登記開放病床數計）。
3. 應能提供內、外、婦產、兒、麻醉、放射及病理（急性一般病床與精神急性一般病床合計二百四十九床以下醫院至少應有兼任病理科專科醫師一人）等七科之診療服務。
4. 教學醫院評鑑包含西醫師、中醫師、牙醫師等醫師職類，以及藥事、醫事放射、醫事檢驗、護理、營養、呼吸治療、助產、物理治療、職能治

[31] 108年度醫院評鑑暨教學醫院評鑑作業程序（衛部醫字第1081661598號公告）參照。

療、臨床心理、諮商心理、聽力、語言治療、牙體技術等醫事人員（非醫師）職類。申請「醫師及醫事人員類教學醫院」評鑑者，應至少申請一類醫師職類及三類醫事人員（非醫師）職類，且其中須包含護理職類。申請「醫事人員類（非醫師）教學醫院」評鑑者，應至少申請四類醫事人員（非醫師）職類，且其中須包含護理職類。教學醫院評鑑合格之醫院，其接受醫學院校醫學生臨床實習人數，以及辦理醫師及其他醫事人員訓練人數，應依核定訓練容量爲之。

由於申請教學醫院評鑑者，應同時申請醫院評鑑，爰將醫院評鑑資格介述如下[32]：

（一）申請「醫學中心」評鑑之醫院，應具備以下資格

1. 具急性病床合計二百五十床以上，且有精神急性一般病床二十五床以上。
2. 「重度級急救責任醫院」及「癌症診療品質認證通過」合格效期內。
3. 應提供家庭醫學、內、外、婦產、兒、骨、神經外、整形外、泌尿、耳鼻喉、眼、皮膚、神經、精神、復健、麻醉、放射診斷、放射腫瘤、臨床病理、解剖病理、核子醫學、急診醫學、職業醫學等二十三科，及牙科專科醫師分科及甄審辦法所定之專科分科至少三科之診療服務；但於同一基地另行單獨設立專供診治兒童之綜合醫院者，得免設兒科診療科別。
4. 應同時申請「醫師及醫事人員類教學醫院」評鑑，且至少包含西醫師及牙醫師二類醫師職類，以及藥事、醫事放射、醫事檢驗、護理、營養、呼吸治療、物理治療、職能治療、臨床心理等九類醫事人員（非醫師）職類。
5. 須接受「醫學中心任務指標審查」。根據104年醫學中心任務指標基準及評分說明，醫學中心有五大任務：（1）提供重、難症醫療服務，並具持續性品質改善成效；（2）肩負社會公益責任，提升區域醫療水準；（3）落實全人照護之醫學教育；（4）創新研發提升醫療品質，帶

32 同前註。

動醫療健康科技發展；（5）積極配合國家衛生醫療政策，參與國際衛生活動。

（二）申請「區域醫院」評鑑之醫院，應具備以下資格

1. 急性病床合計二百五十床以上。
2. 應具備「中度級急救責任醫院」以上合格效期內，但非衛生局指定急救責任醫院之專科院得不適用之。

中央主管機關應將教學醫院評鑑結果，以書面通知申請評鑑醫院，並將評鑑合格之教學醫院名單及其資格有效期間等有關事項公告（第95條第2項）。此項公告應載明教學醫院在其評鑑合格有效期間內，有違反法令或不符教學醫院評鑑基準情形，經中央主管機關令其限期改善，屆期未改善者或違反情節重大者，主管機關得降調其教學醫院評鑑合格類別或註銷其教學醫院資格（細則第62條）。

教學醫院應擬具訓練計畫，辦理醫師及其他醫事人員訓練及繼續教育，並接受醫學院、校學生臨床見習、實習（第96條第1項）。教學醫院既係以設施供教學、研究，及上述人員之訓練、見習、實習之醫療機構，自應擬具完善之訓練計畫，以培育術德兼備之醫師及其他醫事人員，使彼等貢獻所學，服務社會，嘉惠病患。為充分活用其設施，辦理此項訓練、見習、實習，應依核定訓練容量為之（同條第2項）。且應將訓練計畫及受訓、見習、實習人員之名冊，分別報請中央主管機關及中央教育主管機關備查（細則第63條）。

教學醫院應按年編列研究發展及人才培訓經費，其所占比率，不得少於年度醫療收入總額3%（第97條）。辦理此項研究發展及人才培訓，應訂定具體計畫實施（細則第64條）。

十、醫事審議委員會

（一）中央醫事審議委員會

中央主管機關應設置醫事審議委員會，依其任務分別設置各種小組，其

任務如下（第98條第1項）：

1. 醫療制度之改進。

2. 醫療技術之審議。

3. 人體試驗之審議。

4. 司法或檢察機關之委託鑑定。

5. 專科醫師制度之改進。

6. 醫德之促進。

7. 一定規模以上大型醫院設立或擴充之審議。

8. 其他有關醫事之審議 。

依衛生福利部94年11月23日衛署醫字第0940223430號函訂定之「行政院衛生福利部醫事審議委員會設置要點」第3點規定，該會置主任委員一人，委員十四人至二十四人，均由衛生福利部部長就不具民意代表、醫療法人代表身分之醫事、法學專家、學者及社會人士遴選聘任，其中法學專家及社會人士之比例，不得少於三分之一，聘期爲二年。第4點規定，該會設：（1）醫療技術小組；（2）醫事鑑定小組；（3）醫療資源及專科醫師小組，辦理本法第98條第1項所列事項。該會審議醫療制度、醫事鑑定、醫療技術或醫療設施等事項時，得指定委員或委託有關機關及學術機構先行調查研究或審查，必要時並得邀請有關機關或專家學者列席諮商（要點第7點）。又醫事審議委員會雖遴聘醫事、法學專家、學者及社會人士爲委員，惟該會受司法或檢察機關委託鑑定時，係依據委鑑機關調查所得事證資料，提供鑑定意見，對醫療過程中，醫院或醫師是否構成過失責任，不作認定[33]。以保持超然、公正立場。

（二）地方醫事審議委員會

依本法第99條第1項規定：直轄市、縣（市）主管機關應設置醫事審議委員會，其任務如下：

1. 醫療機構設立或擴充之審議。

2. 醫療收費標準之審議。

---

[33] 94.8.1衛署醫字第0940025180號函參照。

3. 醫療爭議之調處。

4. 醫德之促進。

5. 其他有關醫事之審議。

有關醫事審議委員會之組織、會議等相關規定本法授權由地方主管機關訂定（同條第2項）。另不論中央或地方醫事審議委員會委員，應就不具民意代表、醫療法人代表身分之醫事、法學專家、學者及社會人士遴選聘任，其中法學專家及社會人士比例不得少於三分之一（第100條），中央醫事審議委員會即依此規定遴聘。

十一、罰則

本法對醫療機構及其所屬醫事人員之違規行為，規定之罰則林林總總約八十項，僅就執行醫療業務較易忽略或影響公益及病患權益者之罰則部分，加以介述，餘則從略。

（一）違反下列規定，經主管機關予警告處分，並限期改善；屆期未改善者，處新臺幣1萬元以上5萬元以下罰鍰（第101條）：

1. 醫療機構收取醫療費用，應開給載明收費項目及金額之收據（第22條第1項）。亦即收取病人繳納之醫療費用，未開給收據或收據未詳載收費項目，即違反此規定。

2. 醫療機構應保持環境整潔、秩序安寧，不得妨礙公共衛生及安全（第24條第1項）。

3. 醫療機構對於所屬醫事人員執行直接接觸病人體液或血液之醫療處置時，應自中華民國101年起，五年內按比例逐步完成全面提供安全針具（第56條第2項）。

（二）違反下列規定，處新臺幣1萬元以上5萬元以下罰鍰，並令限期改善；屆期未改善者，按次連續處罰（第102條）：

1. 醫院除其建築構造、設備應具備防火、避難等必要之設施外，並應建立緊急災害應變措施（第25條第1項）。

2. 醫院於診療時間外，應依其規模及業務需要，指派適當人數之醫師值班，以照顧住院及急診病人（第59條）。
3. 醫院、診所遇有危急病人，應先予以適當之急救，並即依其人員及設備能力予以救治或採取必要措施，不得無故拖延（第60條第1項）。
4. 醫療機構對採取之組織檢體或手術切取之器官，應送請病理檢查，並將結果告知病人或其法定代理人、配偶、親屬或關係人（第65條第1項）。
5. 醫院、診所對於診治之病人交付藥劑時，應於容器或包裝上載明病人姓名、性別、藥名、劑量、數量、用法、作用或適應症、警語或副作用、醫療機構名稱與地點、調劑者姓名及調劑年、月、日（第66條）。
6. 醫療機構應建立清晰、詳實、完整之病歷（第67條第1項）。
7. 醫療機構應督導其所屬醫事人員於執行業務時，親自記載病歷或製作紀錄，並簽名或蓋章及加註執行年、月、日（第68條第1項）。
8. 醫療機構製作之病歷或紀錄如有增刪，應於增刪處簽名或蓋章及註明年、月、日；刪改部分，應以畫線去除，不得塗燬（第68條第2項）。
9. 醫囑應於病歷載明或以書面爲記述。情況急迫時，得先以口頭方式表述，並於二十四小時內完成書面紀錄（第68條第3項）。
10. 醫療機構應依其診治之病人要求，提供病歷複製本，必要時提供中文病歷摘要，不得無故拖延或拒絕；其所需費用，由病人負擔（第71條）。
11. 醫院、診所因限於人員、設備及專長之能力，無法確定病人之病因或提供完整治療時，應建議病人轉診。但危急病人應依第60條第1項規定，先予適當之急救，始可轉診（第73條第1項）。
12. 病人轉診，醫院、診所應塡具轉診病歷摘要交予病人，不得無故拖延或拒絕（第73條第2項）。
13. 醫院、診所診治病人時，得依需要，並經病人或其法定代理人、配偶、親屬或關係人之同意，商洽病人原診治之醫院、診所，提供病歷複製本或病歷摘要及各種檢查報告之資料。原診治之醫院、診所不得拒絕；其所需費用，由病人負擔（第74條）。
14. 醫院、診所如無法令規定之理由，對其診治之病人，不得拒絕開給出生證明書、診斷書、死亡證明書或死產證明書（第76條第1項）。

15. 醫院、診所對於非病死或可疑病死者，應報請檢察機關依法相驗（第76條第3項）。

違反前項1.（即第25條第1項）或5.（即第66條）規定，經中央主管機關依上述規定處罰並令限期改善；屆期未改善者，得處一個月以上一年以下停業處分（第102條第2項）。

（三）違反下列規定，處新臺幣5萬元以上25萬元以下罰鍰（第103條）：

1. 醫療機構不得違反收費標準，超額或擅立收費項目收費（第22條第2項）。

2. 醫療機構，不得以中央主管機關公告禁止之不正當方法，招攬病人（第61條第1項）。

3. 醫療機構及其人員，不得利用業務上機會獲取不正當利益（第61條第2項）。

4. 醫療機構實施手術，應向病人或其法定代理人、配偶、親屬或關係人說明手術原因、手術成功率或可能發生之併發症及危險，並經其同意，簽具手術同意書及麻醉同意書，始得實施手術。但其情況緊急者，不在此限（第63條第1項）。

5. 醫療機構實施中央主管機關規定之侵入性檢查或治療，應向病人或其法定代理人、配偶、親屬或關係人說明，並經其同意，簽具同意書後，始得實施。但情況緊急者，不在此限（第64條第1項）。

6. 醫療機構及其人員因業務而知悉或持有病人病情或健康資訊，不得無故洩漏（第72條）。

7. 醫療廣告違反第85條之規定（即醫療廣告違反法定廣告內容）或擅自變更核准之廣告內容。

8. 醫療廣告違反第86條規定（即違反醫療廣告方式之限制）或擅自變更核准之廣告內容。

違反前項第7.、8.款規定除依上述規定處罰外，其有下列情形之一者，得處一個月以上一年以下停業處分或廢止其開業執照，並由中央主管機關吊銷其負責醫師之醫師證書一年：

1. 內容虛偽、誇張、歪曲事實或有傷風化。

2. 以非法墮胎為宣傳。
3. 一年內已受處罰三次。

（四）違反第24條第2項「為保障病人就醫安全，任何人不得以強暴、脅迫、恐嚇或其他非法之方法，妨礙醫療業務之執行，致生危害醫療安全或其設施」之規定者，處新臺幣3萬元以上5萬元以下罰鍰。其觸犯刑事責任者，應移送司法機關辦理（第106條）。

（五）違反第61條第2項〔即（三）.3.所載〕、第63條第1項〔即（三）.4.所載〕、第64條第1項〔即（三）.5.所載〕、第68條〔即（二）7.8.9.所載〕、第72條〔即（三）.6.所載〕定者，除依第102、103條規定處罰外，對其行為人亦處以各該條之罰鍰；其觸犯刑事法律者，並移送司法機關辦理（第107條第1項）。前項行為人如為醫事人員，並依各該醫事專門職業法規規定懲戒處罰（同條第2項）。

（六）醫療機構有下列情事之一者，處新臺幣5萬元以上50萬元以下罰鍰，並得按其情節就違反規定之診療科別、服務項目或其全部或一部之門診、住院業務，處一個月以上一年以下停業處分或廢止其開業執照（第108條）：

1. 屬醫療業務管理之明顯疏失，致造成病患傷亡者。
2. 明知與事實不符而記載病歷或出具診斷書、出生證明書、死亡證明書或死產證明書。
3. 執行中央主管機關規定不得執行之醫療行為。
4. 使用中央主管機關規定禁止使用之藥物。
5. 容留違反醫師法第28條規定之人員執行醫療業務。
6. 從事有傷風化或危害人體健康等不正當業務。
7. 超收醫療費用或擅立收費項目收費經查屬實，而未依限將超收部分退還病人。

（七）有關罰則應併注意下列規定：

1. 醫療機構受停業處分而不停業者，廢止其開業執照（第109條）。

2. 醫療機構受廢止開業執照處分者，其負責醫師於一年內不得在原址或其他處所申請設立醫療機構（第110條）。
3. 醫療機構受廢止開業執照處分，仍繼續開業者，中央主管機關得吊銷其負責醫師之醫師證書二年（第111條）。
4. 本法所規定之罰鍰，於私立醫療機構，處罰其負責醫師。於醫療法人設立之醫療機構，處罰醫療法人。惟前者於依第107條規定處罰行爲人爲負責醫師者，不另爲處罰（第115條）。
5. 本法所規定之罰鍰、停業及廢止開業執照，除本法另有規定外，由直轄市、縣（市）主管機關裁罰（第116條）。
6. 依本法所處之罰鍰，經限期繳納，屆期未繳納者，依法移送強制執行（第117條）。

參考文獻

醫療紛爭在臨床醫學與法律實務的探討，李伯璋、曾平杉著（99年1月1版1刷）。
醫療倫理與法律，何清池著，司法院印行（98年11月版）。
醫療行爲と法，大谷實著（平成7年9月版）。
醫事刑法要論，蔡墩銘著（94年9月版）。
醫師、病人、醫療糾紛，陳春山著（93年4月3版1刷）。
醫事過失犯罪專論，蔡振修著（94年8月增訂1版）。
論醫療行爲有關民法上損害賠償諸問題，張世展著，司法院印行（93年11月版）。
醫療民事案例研討，吳志正著（司法院印行民事法律論文暨案例98年8月）。
醫病關係與瑕疵醫療行爲之舉證責任，林洲富（司法週刊第1414、1415期連載）。
淺談治癒目的，吳俊毅著（司法週刊第1378期）。
醫療糾紛民事責任與訴訟實務，張家琪著（法官協會雜誌第9卷第1期）。
醫療糾紛刑事訴訟之實證與趨勢，蘇嘉瑞著（法官協會雜誌第9卷第1期）。
醫師之說明義務與病人之同意，曾淑瑜著（法官協會雜誌第9卷第1期）。

醫療過失刑事審判實務動向與理論之對照觀察，許辰舟著（法官協會雜誌第9卷第1期）。
醫師法解釋彙編（95年版），行政院衛生福利部出版。
醫療法解釋彙編（95年版），行政院衛生福利部出版。

第二章

認識醫師法

醫師法是規範醫師資格之取得、執業、義務、懲戒及醫師自治團體組織之法律。其就醫師執行業務所附隨之義務，及其行爲違反法令規定之懲戒程序均詳爲規定。係有志於行醫救人者，應該瞭解的法規。本法有關醫師自治團體——醫師公會之規定，因係規範該自治團體之組織及其運作事項，擬從略。其餘部分，則參酌立法理由及中央主管機關函釋，擇其要者，介紹於後。

一、醫師之證照

醫師法第1條規定：「中華民國人民經醫師考試及格並依本法領有醫師證書者，得充醫師。」依此規定，需經醫師考試及格，並依本法領有醫師證書，始取得醫師資格。本法所稱之醫師，包括中醫師、牙醫師在內。醫師雖領有證書，須領得執業執照，始得執業（第8條第1項參照）。如一人具有醫師、中醫師、牙醫師等多重醫事人員資格者，依具有多重醫事人員資格者執業管理辦法第2條規定其執業，應擇一資格辦理執業登記。旨在避免具有多重醫事資格者，在多處執業。惟該辦法第3條第1項另規定具有多重醫事資格者依前條規定辦理執業登記，除法律另有規定外，得在同一執業處所執行其他醫事資格之業務。

（一）醫師證書

醫師應擁有之醫學知識與技能，固可由醫學教育及在職進修而獲得，惟其是否具有從事醫療行爲之學識與技術之能力，須由國家考試加以確認。故須受畢醫學教育並經實習期滿成績及格，領有畢業證書者，始得應醫師考試

（第2、3、4條、第4條之1參照）。經醫師考試及格者，應檢具申請書及資格證明文件，申請中央主管機構核發醫師證書（第6、7條）。惟有下列各款情事之一者，不得充任醫師，其已充任醫師者，撤銷或廢止其醫師證書（第5條）：

1. 曾犯肅清煙毒條例或麻醉藥品管理條例之罪，經判刑確定。
2. 曾犯毒品危害防制條例之罪，經判刑確定。
3. 依法受廢止醫師證書處分。

（二）專科醫師證書

醫師經完成專科醫師訓練，並經由中央主管機關甄審合格者，得請領專科醫師證書，此乃為提升醫療品質，對已取得醫師資格，而接受臨床專業訓練者，給予接受專科訓練之認定[1]。專科醫師之甄審，中央主關機關得委託各相關專科醫學會辦理初審工作。領有醫師證書並完成相關專科醫師訓練者，均得參加各該專科醫師之甄審。專科醫師之分科及甄審辦法，由中央主管機關訂定。所謂中央主管機關係衛生福利部（第7條之1、第7條之3）。

醫師肩負醫療及保健重責，故非領有醫師證書者，不得使用醫師名稱，非領有專科醫師證書者，不得使用專科醫師名稱（醫師法第7條之2）。惟醫療業務在性質上本為一體，無法嚴格分割，具專科醫師資格之醫師固可從事該專科範圍內之醫療業務，而未具專科醫師資格之醫師，並無限制其從事專科範圍內之業務，因此，雖未具眼科專科醫師資格之醫師，診療眼科疾病，並無不可[2]。

（三）執業執照

醫師為執行醫療業務，應向執業機關所在地之主管機關申請執業登記，領有執業執照，始得執業（第8條第1項）。此所稱所在地之主管機關，在直轄市為直轄市政府；在縣（市）為縣（市）政府（第7條之3參照）。醫師執業，應接受繼續教育，並每六年提出繼續教育證明文件，辦理執業執照更

---

1 87.2.23衛署醫字第87004960號函。

2 91.10.4衛署醫字第0910063836號函。

新。惟醫師未能於執業執照有效期限屆至前申請更新，未必均屬刻意違法或單純疏忽，而可能有其特殊理由，爲顧及此特殊情形，確保醫師之醫療業務不致中斷，影響病人就醫權益，故醫師有特殊理由未能於執業執照有效期限屆至前申請更新者，得檢具書面理由及證明文件，向原發執業執照機關申請延期更新，經核准者，可於有效期限屆至之日起六個月內，補行申請。又接受繼續教育之課程內容、積分、實施方式，完成繼續教育證明文件及其他應行遵行事項之辦法，由中央主管機關會商相關醫療團體定之（第8條第2項、第4項）。醫師原則上應在所在地主管機關核准登記之醫療機構執業。例外，如急救、醫療機構間之會診、支援、應邀出診或經事先核准者，不在此限（第8條之2）。是以，醫療機構之醫師，除醫療機構之會診、支援外，前往他醫療機構執行業務，應依本條規定，事先向所在地衛生主管機關報准，始得執行業務，否則，即非合法[3]。

醫師執業執照，有下列情形之一，不得發給；已領者撤銷或廢止其執業執照（第8條之1第1項）：

1. 經撤銷或廢止醫師證書。
2. 經廢止醫師執業執照，未滿一年。
3. 有客觀事實認不能執行業務，經直轄市、縣（市）主管機關邀請相關專科醫師及學者專家組成小組認定。

上開第3款原因消失後，醫師仍得依本法規定申請執業執照。

醫師執行業務，應加入所在地醫師公會，此爲強制性規定，故醫師公會不得拒絕具有會員資格者入會（第9條）。如醫師公會任意拒絕具有會員資格之醫師入會，依本法第27條規定，主管機關得予以處罰。

醫師執業應申請核發執業執照，其歇業或停業時，應自事實發生之日起三十日內報請原發執業執照機關備查。醫師變更執業處所或復業者，準用關於執業之規定（第10條第1項、第2項），亦即應於三十日內報請原發照機關備查。

[3] 93.9.14衛署醫字第0930036416號函。

二、醫師之義務

醫療行爲須具有專門知識與技術者，始能勝任，缺乏醫學知識而執行醫療業務，將危及人的健康，甚至生命。故未合法取得醫師資格，不得執行醫療業務，違反者即須負刑事責任（第28條第1項參照）。由此觀之，我國係循先進國家之例，醫療行爲採許可（免許）制，非具有醫師資格，並經申請執業執照不得爲醫療行爲。醫療行爲既爲醫師獨門行業，有權利亦有義務，法律乃課醫師以下義務。

（一）診療義務

如前所述，非取得醫師資格，不得從事醫療業務，惟有醫師資格，且領有執業執照者，如病人上門求診，或請求赴診，去病家看病（俗稱往診），醫師可否拒診？在醫界似有爭議。從醫療行爲係屬於醫師獨占領域觀之，倘醫師有權可以拒絕求診者，不爲其看病，則醫療行爲採許可制，殆失其意義。況醫者濟世救人，乃其職志，病人登門求診，本抱著希望，能治好其病，懷有強烈之信賴感，如醫師予以拒絕，令失所望，亦非所宜。另病人求診，若醫療機構爲醫師個人開業之診所，則醫師同意爲其診療，雙方即成立醫療契約，一般稱此契約爲準委任契約，醫師即有義務爲其委任人完成委任事務。故不論從醫療法規上之義務，或基於醫療契約上之義務而言，醫師均難推卸其診療義務。病人至其所信賴之醫療機構，掛號求診，從該機構受理掛號開始，可視爲同意爲其看病，即成立醫療契約。因之，醫療契約當事人爲該機構與病人，爲病人看病之醫師，係該醫療機構履行契約之輔助人，惟輔助人履行醫療義務，如有故意或過失，依民法第224條規定，契約當事人應與自己之故意或過失負同一責任。爲便於敘述，本章有關醫療契約，以醫師與病人爲當事人，合予敘明。

現代醫學科技發達，分科益細，醫師各有所專所長，遂有專科醫師之分科，醫療機構乃有醫學中心、區域醫院、聯合診所、私人診所之別。因之，醫療機構常因限於人員、人員之專長能力，對於求診病人所罹患之疾病，難提供完整、有效之服務與治療，此時，若強要醫師盡其診療義務，殊強人所難。故除對於危急之病人，應即依其設備、專業能力，予以救治或採取必要措施，並應建議病人轉診（第21條、醫療法第60條第1項、第73條參照），即所謂建議轉診義務外，醫師均有爲求診病人診療之義務。而醫師須親自診察，始得施行治療，開給方劑或交付診斷書（第11條第1項前段），是醫師對其診治之病人，複診時均應再次對病人親自診察，始可再開給方劑，但對其診治必須長期服藥之慢性病人，委請他人向醫師陳述病情，醫師依其專業知識之判斷，確信可以掌握病情，再開給相同方劑，應無不可，然其醫療責任應由醫師負責[4]。另全民健保實施後，依全民健康保險醫療法規定，有該辦法中所列之特殊情況無法親自就醫者，以繼續領取相同方劑爲限，得委請他人向醫師陳述病情，醫師依其專業知識之判斷，確信可以掌握病情，得開給相同方劑。

（二）告知說明義務

醫師與病人成立醫療委任契約後，醫師爲受任人，應向委任人（病人）報告委任事務之進行狀況。另依本法第12條之1規定：「醫師診治病人時，應向病人或其家屬告知其病情、治療方針、處置、用藥、預後情形及可能之不良反應。」，醫療法第81條亦有類似的規定，此爲醫師應向病人說明、報告病情的根據。又醫療機構向病人或其法定代理人、配偶、親屬或關係人說明手術原因、手術成功率或可能發生之併發症及危險，並經其同意，簽具手術同意書及麻醉同意書，才可實施手術、施行侵入性之檢查或治療（醫療法第63條第1項前段、第64條第1項前段參照），一般稱爲告知後同意或知情同意〔有關告知後同意原則，請參閱第一章六、（七）之介述〕。告知說明義務與告知後同意之涵義大致相同，均爲保障病人知的權利，尊重其自主權。另從病人渴望早日治癒其病的心理而言，其亦知醫療行爲常有無法預測的結果發生，若能獲得足夠的醫療資訊，瞭解治療利弊，有助於其決定是否接受治療或檢查。一旦決定接受治療，必對醫師倍加信任，拉近醫病間之距離，亦爲視病猶親的表徵。至於醫師應踐行告知說明義務之方式與程度，可參考第一章所引衛生福利部公告之指導原則及司法實務之案例，不另贅介。値得注意的是下列事項，醫師須否負告知說明義務？

---

[4] 79.3.23衛署醫字第858451號函。

1. 未納健保給付之項目，如不檢查或治療，足以影響病情，或產生不良後遺症，醫師有無告知說明義務？按本法第12條之1及醫療法第81條之規定，既在保障病人知的權利，與決定是否接受治療之自主權，如與病情及預後有關之項目，無論健保給付與否，皆宜告知病人，由其自行決定是否自費接受該項目檢查或治療，避免衍生其他責任。
2. 專科醫師於診療過程，發現病人另罹患屬別科範圍之症狀，應否告知病人或其家屬？若未盡告知義務，亦未轉介治療，病人因延誤治療死亡，醫師須否負違反告知義務之責任？實務上已有因切除子宮及兩側卵巢，醫師未將開刀後之病理檢查結果「子宮頸腺癌」，告知病人及家屬，致喪失治癒機會，發生訟爭之案例（最高法院96年台上字第2032號民事判決參照），可供參考。
3. 醫師法第12條之1及醫療法第81條規定，係屬於保護他人之法律，學者及司法實務均持肯定之見解[5]，基此，告知說明似爲醫師執行醫療業務之義務，醫師如怠於盡此義務，倘因而發生醫療事故，依民法第184條第2項規定，除能證明其行爲無過失外，對病人所生之損害，須負賠償責任。

（三）報告義務

1. 爲維護人民健康及公共安全，杜絕傳染病之發生、傳染及蔓延，本法第15條規定：「醫師診治病人或檢驗屍體，發現罹患傳染病或疑似罹患傳染病時，應依傳染病防治法規定辦理。」傳染病危害人群，影響公共衛生至鉅，故課診治醫師報告之義務。依傳染病防治法第39條第1項規定：「醫師診治病人或醫師、法醫師檢驗、解剖屍體，發現傳染病或疑似傳染病時，應立即採行必要之感染控制措施，並報告當地主管機關。」而有關病例報告之時限，則依據傳染病種類之不同而異其報告時限，例如第一類、第二類傳染病，應於二十四小時內完成報告；第三類傳染病，應於一週內完成報告（傳染病防治法第3條、第39條第2項參

[5] 孫森焱著民法債編總論上冊，頁249-250。臺灣高等法院臺南分院93年度上更（一）字第20號民事判決。

照），醫師違反上開報告義務者，得處以新臺幣九萬元以上四十五萬元以下罰鍰（傳染病防治法第64條第1款）。

2. 防止犯罪，固屬檢察機關之權責，惟維護社會安全人人有責，故刑事訴訟法第240條規定：「不問何人知有犯罪嫌疑者，得爲告發。」因此，基於社會公益，本法第16條規定：「醫師檢驗屍體或死產兒，如爲非病死或可疑爲非病死者，應報請檢察機關依法相驗。」另醫療法第76條第3項規定：「醫院、診所對於非病死或可疑爲非病死，應報請檢察機關依法相驗。」使醫療機構及醫師負報請相驗之義務。例如病患因車禍重傷，經醫院診治後不治死亡，主治醫師未依規定報請檢察機關相驗，而應死者家屬要求開給死亡證明書，即與上開規定不合[6]。

（四）急救、轉診義務

本法第21條規定：「醫師對於危急之病人，應即依其專業能力予以救治或採取必要措施，不得無故拖延。」良以醫師受醫學專業訓練，有救治危急病人之能力，故遇有危急病人，應本其專業能力予以救治，若因限於專長能力或設備，難做完善治療，亦應採取必要之措施，以免病人喪失救治時機，以盡醫師急救之義務。而醫療法第60條第1項亦規定：「醫院、診所遇有危急病人，應先予適當之急救，並即依其人員及設備能力予以救治或採取必要措施，不得無故拖延。」明確規定醫院、診所遇有危急病人，有先予適當急救之義務。若醫院、診所因限於人員、設備或專長能力，無法確定病因或提供完整治療時，應建議病人轉診，但仍應依上開規定，對危急病人先予以適當之急救，始可轉診；轉診應塡具轉診病歷摘要交予病人，不得無故拖延或拒絕（醫療法第73條參照）。蓋醫院、診所既限於人力、設備及專長能力，無法予以適切的治療，爲確保病人能受持續、完整之醫療照護，法律課以轉診之義務。

醫師是否對一般病人，皆負有急救之義務？不無疑問。一般而言，醫師與病人之間如成立醫療契約（準委任契約），在契約存續期間內，病人病危，基於契約，醫師應盡其救治之義務。例如病人住院治療期間，心臟病發

6　85.5.6衛署醫字第85020243號函。

作，醫師應予急救；另如在門診未了時，病人突然昏厥，醫師應立即作適當之急救是。準此，醫師與病人未成立醫療契約前，原不負診療義務，當不負急救義務。例如醫師路過，見車禍有人受傷，見義勇爲，當場施以急救措施，以等候救護車，固屬美德，倘其轉身離去，只是不干閒事，似難指其違反急救義務。惟醫院設有急救處（急診處）者，解釋上應視其對一般急救病人之願予救治要約，從而，凡來急救處求診之病人，均有予以急救之義務，當無爭議。

（五）守密義務

基於商業交易安全及社會公共利益之維護，不論任何行業之從業人員，自業務上所知悉之資訊，都有保密的義務。而每個人皆有不願廣爲人知的祕密，此屬個人的隱私權，應受保護與尊重，職是，刑法第316條特規範洩漏因業務而得知他人之秘密者，處以刑罰之規定。醫師及其他醫事人員如藥師、助產士等，若無故洩漏因業務上知悉或持有病人祕密之行爲，亦受該條之規範。醫師爲病人診療時，聽取病情，病人間有傾訴其苦悶事及遭遇；病人如係患不名譽之病，例如自風化場所染得之疾病，皆不欲人知，不宜無故洩漏。而病人之所以細說心事、病情，實對醫師之信賴，及期能受醫療成果之利益，因此，不論從個人隱私權之保護，或從公共之醫療利益而言，醫師均有守密之義務。故本法規定醫師除受有關機關詢問或委託鑑定時，不得爲虛僞之陳述或報告外，對於因業務知悉或持有他人病情或健康資訊，不得無故洩漏（露）（第22、23條）；另醫療法第72條規定：「醫療機構及其人員因業務而知悉或持有病人病情或健康資訊，不得無故洩漏。」均明確規範醫師與醫療機構及其人員業務上應守密之義務，以保護病人之隱私。

（六）遵從指揮義務

本法第24條規定：「醫師對於天災、事變及法定傳染病之預防事項，有遵從主管機關指揮之義務。」則發生天災、事變時，或對法定傳染病之預防，醫師有接受主管機關調配、指揮從事救災、預防傳染病之義務。

三、獎懲

（一）獎勵

醫師受良好之醫學教育，有廣泛的醫學知識，設能從事研究工作，或對醫療技術有新發明，定能造福人群，救人無數。因之，本法特於第24條之1前段規定：「醫師對醫學研究與醫療有重大貢獻者，主管機關應予獎勵。」以鼓勵醫師進行醫學及醫療技術之研究發明，提升國家之醫學水準。至於獎勵範圍、如何獎勵，則授權由衛生福利部訂定獎勵辦法公告實行。依醫師獎勵辦法規定，醫師獎勵由中央主管機關，每年辦理一次，其獎勵方式爲（該辦法第4條、第3條第1項）：

1. 書面嘉獎。
2. 頒發獎狀。
3. 頒發獎牌。

醫師對醫學研究與醫療有重大貢獻事項，係指有下列情形之一者（同辦法第2條第1項）：

1. 對人體健康、疾病預防與治療之研究，具重大貢獻。
2. 對臨床醫療服務有重大貢獻。
3. 對山地離島醫療服務有重大貢獻。
4. 對醫學倫理制度有重大貢獻。
5. 對醫學教育制度有重大貢獻。
6. 協助辦理醫療衛生政策事項有重大貢獻。
7. 具其他特殊事蹟。

（二）懲處

獎優懲劣，爲實現倫理道德與彰顯公義所必行之方法，故無論政府機關、民營機構、社團，莫不定有獎懲法規，以規範其所屬人員。本法亦不能免俗，規定醫師涉及屬醫德及醫學倫理層次之業務上違法或不正當行爲，列爲懲戒之範疇。另就醫師其他業務上違法、不正當行爲可具體認定違規事實者或違反本法規定之行爲，除涉及刑責外，規定由主管機關予以處罰。是醫師之懲處可分爲自律懲戒，即由成員多數由醫師組成之醫師懲戒委員會處理之事件，與行政罰，即由主管機關予以處罰兩種，分述於後：

1. 自律懲戒

（1）懲戒事由

依本法第25條規定，醫師之懲戒事由有：

A. 業務上重大或重複發生過失行爲

醫師執行醫療業務，或因診斷錯誤，或用藥錯誤，或醫療技術上之疏失，造成病人傷亡，其情節重大者，即屬業務上重大過失行爲。而就同一過失行爲，一再發生，爲重複發生過失行爲。

B. 利用業務機會之犯罪行爲，經判刑確定

所謂利用業務機會犯罪，係指利用執行醫療業務之機會，故意爲侵害病人或公共法益之不法行爲，而觸犯刑章而言。醫師利用業務機會犯罪，較爲常見者有下列態樣：

（A）醫師爲老人檢查，虛僞塡載不實之巴氏量表，使其持以申請僱用外國幫傭。

（B）醫師於實施行政相驗（相驗屍體），應喪家之要求，而爲不實死因之塡載，例如死者係因心肌梗塞死亡，竟於死亡診斷書上爲意外跌倒、頭部受傷、顱內出血致死之記載，致喪家持向保險公司申請意外死亡給付。

（C）醫師爲婦女行婦科內診，乘機爲猥褻行爲，或予以姦淫，經婦女提出告訴。

（D）醫師爲病人診療，無正當理由，將病人罹患之病症，或將病人之病歷，洩漏予他人。

（E）醫師經出院病人之要求，製給住院期間之病歷摘要，故爲不實之記載，而交付病人。

（F）醫師於病歷爲不實之記載，虛報健保費。

醫師之犯罪行爲，如經法院判決確定，即構成移付懲戒之事由。

C. 非屬醫療必要之過度用藥或治療行爲

醫師爲病人治病，所實施之醫療行爲，應以醫療上所必要，始有助於病

情之改善，即所謂對症下藥。如醫師用藥或治療行為與其達成醫療之目的不相關，或其用藥或治療行為超出該醫療所必要之程度，自有違本款規定[7]。

D. 執行業務違背醫學倫理

醫師執行醫療業務，係本諸其濟世救人之職志，不以營利為唯一目的，其為病人治病之醫療作為，必須正當而合法。若醫師從事非法行為，例如為謀求高額的利益，非為醫療目的，給予病人管制藥品；又如對求診之婦女，利用內診之際，強制性交，殊有違醫者「當以良知和尊重生命尊嚴之方式執行醫療專業」[8]，均屬違背醫學倫理。

E. 前4款及第28條之4各款以外之業務上不正當行為

所謂業務上不正當行為，「則指醫療業務行為雖未達違法之程度，但有悖於醫學學理及醫學倫理上之要求而不具正當性應予避免之行為」[9]。例如醫療機構承辦健保，負責醫師多報給藥日數，虛報醫療費用，或診所負責醫師以自創保險對象之就醫紀錄序號，虛報門診醫療費用及未罹患之疾病病名。另如醫師為產品代言，其宣傳內容如未經科學研究證實或假借未曾發表之研究報告，而為產品代言、背書或影射，其具醫療、健康之療效或功效，誤導消費者購買之虞[10]，或對藥品仿單核准適應症外的使用[11]，均屬業務上不正當作為。

（2）懲戒委員會之設置

本法第25條之2第6項規定：「醫師懲戒委員會由中央或直轄市、縣（市）主管機關設置，醫師懲戒覆審委員會由中央主管機關設置，其設置、組織、會議、懲戒與覆審處理程序及其他應遵行事項之辦法，由中央主管機關定之。」而依衛生福利部91年10月9日修正之醫師懲戒辦法第2條規定：醫師懲戒委員會，由直轄市、縣（市）主管機關設置之；醫師懲戒覆審委員會，由中央主管機關設置之。其委員之人數，醫師懲戒委員會為七人至十五人；醫師懲戒覆審委員會為七人至十一人，各以其中一人為主任委員。主任

[7] 94.9.20衛署醫字第0940223761號函。
[8] 醫師倫理規範前言。
[9] 司法院釋字第545號解釋文。
[10] 93.6.8衛署醫字第0930203280號函。
[11] 同註7。

委員、委員，由各該設置機關聘之。各該委員會委員，應就不具民意代表身分之醫學（含醫師、中醫師、牙醫師）、法學專家學者、社會人士遴聘之，其中法學專家學者及社會人士之比例不得少於三分之一（第3條）。各該委員會委員任期均爲兩年。惟醫師懲戒委員會委員不得同時擔任醫師懲戒覆審委員會委員（第4條），以避免初審與覆審委員雷同，招致非議。各該委員會開會時，由主任委員爲主席，主任委員因故不能出席時，得指定委員一人爲主席（第5條）。各該委員會各置執行祕書一人，幹事若干人，由該設置機關就其職員中遴派兼任（第6條）。

（3）懲戒程序

A. 移付懲戒

醫師有前述懲戒事由之一者，由醫師公會或主管機關移付懲戒（本法第25條）。移付懲戒之程序，法律雖未規定應書具移付（送）書，惟參酌醫師懲戒應作成決議書，則移付機關宜以書類移付懲戒，並記載被付懲戒醫師之姓名、事實、法律依據等等，俾被付懲戒之醫師於接獲通知提出答辯時，能針對被移付懲戒之事實提出答辯。

B. 初審之處理

醫師懲戒委員會受理懲戒事件後，應通知被付懲戒之醫師，於接獲通知送達之翌日起二十日內提出答辯，或通知於指定期日到會陳述。被付懲戒之醫師未依限提出答辯或未到會陳述者，得逕行決議（第25條之2第2項、懲戒辦法第8條）。

醫師懲戒委員會受理懲戒事件，應由委員二人先行審查，並作成審查意見，提會審議（同辦法第9條）。委員會審議懲戒事件時，得邀請有關醫學專家學者列席諮詢（同辦法第10條）。

醫師懲戒委員會就審議懲戒事件之審議及決議，應有委員二分之一以上親自出席，出席委員二分之一以上同意。但廢止執業執照或醫師證書者，應有三分之二以上親自出席，出席三分之二以上同意（同辦法第12條）。委員會會議對外不公開，參與會議之人員對於討論內容均應嚴守秘密。委員對懲戒事件有利害關係者，應行迴避（同辦法第13條）。爲求懲戒決議之平允，委員會對懲戒事件，得衡酌醫師公會之處分情形，作適當之懲戒處分（同辦法第14條）。委員會之懲戒決議，應作成決議書，決議書應記載下列事項（同辦法第15條第1、2項）：

一、被懲戒醫師之姓名、性別、出生年月日、國民身分證統一編號。

二、執業機構名稱、地址及執業執照字號。

三、懲戒之案由。

四、決議主文。

五、事實理由及法律依據。

六、出席委員。

七、決議之年、月、日。

八、不服決議之救濟方法、期限及受理機關。

決議書作成後，應由醫師懲戒委員會送達移付懲戒之醫師公會、主管機關及被付懲戒之醫師（同辦法第16條）。

被懲戒醫師如對懲戒之決議不服者，得於決議書送達之翌日起二十日內請求覆審（本法第25條之2第3項），逾期未請求覆審者，即行確定。請求覆審，應提出理由書及繕本於原懲戒之醫師懲戒委員會（同辦法第17條）。醫師懲戒委員會應將請求覆審理由繕本送達於原移付懲戒之主管機關或醫師公會。受送達人得於二十日內提出意見書（同辦法第18條）。委員會於接受意見書或提出期限已滿後，應速將請求覆審理由書及懲戒全卷送交醫師懲戒覆審委員會（同辦法第19條）。

C. 覆審之處理

醫師懲戒覆審委員會於收到醫師懲戒委員會移送之請求覆審理由書及懲戒之案卷後，其處理程序，醫師懲戒辦法並未明文規定，解釋上宜準用初審處理程序，及覆審會議，應有委員二分之一以上親自出席，出席二分之一以上之同意，如原懲戒處分係廢止執業執照或醫師證書之決議，應有委員三分之二以上親自出席，出席委員三分之二以上同意。其議決亦應作成決議書，並應將決議書送達請求覆審之醫師、移付覆審之醫師公會及主管機關。又如於覆審審議中，認有通知請求覆審醫師到會陳述者，亦得限期通知其到會，勿待贅言。

（4）懲戒之方式

依本法第25條之1第1項規定：「醫師懲戒之方式如下：一、警告。二、命接受額外之一定時數繼續教育或臨床進修。三、限制執業範圍或停業一個月以上一年以下。四、廢止執業執照。五、廢止醫師證書。」如被付懲戒醫師之懲戒事由有兩種以上，則其懲戒方式，其性質不相牴觸者，得合併爲一懲戒處分（同條第2項），例如因專業訓練不足疏於注意之重大過失致病人重傷或死亡、重複發生之過失行爲或違反醫學倫理，於予以警告、限制執業範圍或停業一定期間時，並得同時命接受額外之繼續教育或臨床進修，以再教育進修，促使被懲戒醫師提高警惕，避免再發生類似之過失。

（5）懲戒之執行

醫師懲戒委員會、醫師懲戒覆審委員會之懲戒決議，應由下列各該主管機關執行（同辦法第21條）：

一、廢止醫師證書，送由中央主管機關執行。

二、其餘之懲戒方式，送由各該直轄市、縣（市）主管機關執行。

（6）決議書刊登公報

主管機關執行醫師懲戒委員會、醫師懲戒覆審委員會之懲戒決議，應將執行命令及決議書刊登公報，副本並分送其所屬醫師公會（同辦法第22條）。

2. 行政處罰

（1）違反下列規定者，處新臺幣2萬元以上10萬元以下罰鍰，並令限期改善；屆期未改善者，按次連續處罰（第27條）：

A. 醫師應向執業所在地直轄市、縣（市）主管機關申請執業登記，領有執業執照，始得執業（第8條第1項）。

B. 醫師執業，應接受繼續教育，並每六年提出完成繼續教育證明文件，辦理執業執照更新（第8條第2項）。

C. 醫師執業，應在所在地主管機關核准登記之醫療機構執業（第8條之2）。

D. 醫師執業，應加入所在地醫師公會；醫師公會不得拒絕具有會員資格者入會（第9條）。

E. 醫師歇業或停業時，應自事實發生之日起三十日內報請原發執業執照機關備查（第10條第1項）。

F. 醫師變更執業處所或復業者，應向執業所在地直轄市、縣（市）主管機關申請登記（第10條第2項）。

（2）違反下列規定者，處新臺幣3萬元以上15萬元以下罰鍰（第28條之2）：

A. 非領有醫師證書者，不得使用醫師名稱。

B. 非領有專科醫師證書者，不得使用專科醫師名稱（第7條之2）。

（3）醫師有下列情事之一者，處新臺幣10萬元以上50萬元以下罰鍰，得併處限制執業範圍、停業處分一個月以上一年以下或廢止其執業執照；情節重大者，並得廢止其醫師證書（第28條之4）：

A. 執行中央主管機關規定不得執行之醫療行為。

B. 使用中央主管機關規定禁止使用之藥物。

C. 聘僱或容留違反第28條規定之人員執行醫療業務。

D. 將醫師證書、專科醫師證書租借他人使用。

E. 出具與事實不符之診斷書、出生證明書、死亡證明書或死產證明書。

（4）違反下列規定者，處新臺幣2萬元以上10萬元以下罰鍰（第29條前段）：

A. 醫師非親自診察，不得施行治療、開給方劑或交付診斷書（第11條）。

B. 醫師非親自檢驗屍體，不得交付死亡證明書或死產證明書（第11條之1）。

C. 醫師執行業務時，應（依法）製作病歷，並簽名或蓋章及加註執行年、月、日（第12條）。

D. 醫師診治病人時，應向病人或其家屬告知其病情、治療方針、處置、用藥、預後情形及可能之不良反應（第12條之1）。

E. 醫師處方時，應於處方箋載明醫師姓名；病人姓名、年齡、藥名、劑量、數量、用法及處方年、月、日（第13條）。

F. 醫師對於診治之病人交付藥劑時，應於容器或包裝上載明病人姓名、性別、藥名、劑量、數量、用法、作用或適應症、警語或副作用、執業醫療機構名稱與地點、調劑者姓名及調劑年、月、日（第14條）。

G. 醫師檢驗屍體或死產兒，如為非病死或可疑為非病死者，應報請檢察機關依法相驗（第16條）。

H. 醫師如無法令規定之理由，不得拒絕診斷書、出生證明書、死亡證明書或死產證明書之交付（第17條）。

I. 醫師除正當治療目的外，不得使用管制藥品及毒劇藥品（第19條）。

J. 醫師收取醫療費用，應由醫療機構依醫療法規規定收取（第20條）。

K. 醫師對於危急之病人，應即依其專業能力予以救治或採取必要措施，不得無故拖延（第21條）。

L. 醫師受有關機關詢問或委託鑑定時，不得為虛偽之陳述或報告（第22條）。

M. 醫師除依前開陳述或報告外，對於因業務知悉或持有他人病情或健康資訊，不得無故洩露（漏）（第23條）。

N. 醫師對於天災、事變及法定傳染病之預防事項，有遵從主管機關指揮之義務（第24條）。

（5）醫師受停業處分仍執行業務者，廢止其執業執照；受廢止執業執照處分仍執行業務者，得廢止其醫師證書（第29條之1）。

3.行政處罰之執行

（1）本法所定之罰鍰、限制執業範圍、停業及廢止執業執照，由直轄市或縣（市）主管機關處罰；廢止醫師證書，由中央主管機關處罰（第29條之2）。其執行由原處分機關或該管行政機關執行（參照行政執行法第4條第1項前段規定）。

（2）依本法所處之罰鍰，經限期繳納，屆期未繳納者，移送法務部行政執行署所屬行政執行處執行（本法第30條、行政執行法第4條第1項）。

（三）無醫師資格，執行醫療業務之處罰

我國對於醫療行爲之執行，係採許可制，亦即須取得合格醫師資格，始得執行醫療業務。是故，若未取得合法醫師資格，執行醫療業務者，即俗稱之密醫，依本法第28條第1項前段規定，可處六個月以上五年以下有期徒刑，得併科新臺幣30萬元以上150萬元以下罰金。鑑於現行醫療專業分工日趨精細，但部分專業人員尚未建立專業證照制度，惟其於醫療實務上仍有其一定的功能。故規定護理人員、助產人員或其他醫事人員，在醫療機構服務，於醫師指示下執行醫療輔助行爲，則無上開處罰規定之適用（同條第2款參照）。另如在衛生福利部認可之醫療機構，於醫師指導下實習之醫學院、校學生或畢業生，或於山地、離島、偏僻地區或特殊、急迫情形，爲醫療需要，由直轄市、縣（市）主管機關指定之醫師，以通訊方式詢問病情，爲病人診察，開給方劑，並囑由衛生醫療機構護理人員、助產人員執行治療；或臨時施行急救，均無上開處罰規定之適用。至於未取得合法醫師資格者，如於執行醫療行爲時，因不愼致病人傷害或死亡，則係觸犯刑法過失傷害或致死罪，不待贅述。

四、行政處罰之救濟程序

（一）訴願

人民對於中央或地方機關之行政處分，認爲違法或不當，致損害其權利或利益時，得依訴願法之規定提起訴願（訴願法第1條第1項）。訴願爲人民不服政府機關所爲行政處分，請求主管機關撤銷原處分，另爲不罰或另爲適當處分之程序，旨在救濟原處分機關之違法、不當之處分行爲，以保護人民之權益。所謂行政處分，係指中央或地方機關就公法上具體事件所爲之決定或其他公權力措施而對外直接發生法律效果之單方行政行爲（訴願法第3條第1項）。例如依醫師法第20條規定：「醫師收取醫療費用，應由醫療機構依醫療法規規定收取。」而醫療機構收取醫療費用標準，由直轄市、縣（市）主管機關核定其標準（醫療法第21條）。設有某醫療機關之醫師，明知「指定醫師費」未經主管機關核定可以收取，竟擅自向病人收取指定醫師費，經主

管機關查獲，依醫師法第29條規定，裁處新臺幣五萬元之罰鍰；即屬上述之行政處分。另如甲醫師因有醫師法第25條所列情事，由所屬之醫師公會移付懲戒，經醫師懲戒委員會審議結果決議：應停業一個月之懲戒處分，復經醫師懲戒覆審委員會爲駁回覆審之決議確定。於受停業處分期間內，仍執行業務被查獲，由主管機關依醫師法第29條之1前段之規定，裁處廢止其執業執照之決定，亦屬行政處分（行政罰法第1、2條參照）。

1. 訴願之管轄

（1）不服縣（市）政府所屬各級機關之行政處分者，向縣（市）政府提起訴願（訴願法第4條第2款）。

（2）不服縣（市）政府之行政處分者，向中央主管部、會、行、處、局、署提起訴願（同條第3款）。

（3）不服直轄市政府所屬各級機關之行政處分者，向直轄市政府提起訴願（同條第4款）。

（4）不服直轄市政府之行政處分者，向中央主管部、會、行、處、局、署提起訴願（同條第5款）。

（5）不服中央各部、會、行、處、局、署所屬機關之行政處分者，向各部、會、行、處、局、署提起訴願（同條第6款）。

（6）不服中央各部、會、行、處、局、署之行政處分者，向主管院提起訴願（同條第7款）。

（7）不服中央各院之行政處分者，向原院提起訴願（同條第8款）。

2. 提起訴願之期間

（1）不服主管機關之行政處分而提起訴願，應自行政處分達到或公告期滿之次日起三十日內提起。惟本法對於訴願之提起，以原行政處分機關或受理訴願機關收受訴願書之日期爲準，因非以投郵爲準，如以郵寄或託由民間快遞公司投遞，須預留遞送時間，以免訴願書達到上開機關時，已逾三十日之法定期間而遭受不受理之決定。又訴願人誤向原行政處分機關或受理訴願機關以外之機關提起訴願者，以該機關收受之日，視爲提起訴願之日（第14條第1項、第3項、第4項）。另訴願人於上述三十日內，向訴願管轄機關或原行政處分機關作不服原行政處分之表示者，視爲已在法定期間內提起訴願，但應於三十日內補送訴願書（第57條）。

（2）訴願人因天災或其他不應歸責於己之事由，致遲誤前條之訴願期間者，於其原因消滅後十日內，得以書面敘明理由向受理訴願機關申請回復原狀，但遲誤訴願期間已逾一年者，不得申請回復原狀。申請回復原狀，應同時補行期間內應爲之訴願行爲，即應繕具訴願書併同申請回復原狀申請書送達原行政處分機關（第15條）。

（3）訴願人不在受理訴願機關所在地住居者，計算前述之三十日法定期間，應扣除其在途期間。但有訴願代理人住居在受理訴願機關所在地，得爲期間內應爲之訴願行爲時，則無扣除在途期間之適用（第16條）。在途期間扣除辦法本法授權由行政院訂定，因訴願人之住居地與訴願機關所在地不同而異其期間。例如訴願機關在臺北市，訴願人甲係住臺北市，則無在途期間，訴願人乙、丙，分別居住在基隆市、臺中市，其在途期間依次爲二日、四日（訴願扣除在途期間辦法第2條參照）。

3. 訴願人

（1）得提起訴願之人稱爲訴願人，凡是自然人、法人、非法人之團體或其他受行政處分之相對人及利害關係人得提起訴願（第18條）。提起訴願須有訴願能力，能獨立以法律行爲負義務者，爲有訴願能力（第19條）。無訴願能力人應由其法定代理人代爲訴願行爲（第20條第1項）。

（2）二人以上得對於同一原因事實之行政處分，共同提起訴願，此項訴願之提起，以同一機關管轄者爲限（第21條）。共同提起訴願，得選定其中一人至三人爲代表人。選定代表人應於最初爲訴願行爲時，向受理訴願機關提出文書證明（第22條）。選定代表人旨在求訴願程序之經濟、迅速進行。共同提起訴願，未選定代表人者，受理訴願機關得限期通知其選定；逾期不選定者，得依職權指定訴願代表人（第23條）。代表人有二人以上者，均得單獨代表共同訴願人爲訴願行爲（第26條）。惟不論是選定代表人或指定代表人，非經全體訴願人書面同意，不得爲撤回訴願之行爲（第24條參照）。

（3）訴願人得委任代理人進行訴願，每一訴願人之訴願代理人不得超過三人（第32條）。

訴願代理人應於最初爲訴願行爲時，向受理訴願機關提出委任書。訴願代理人就其受委任之事件，得爲一切訴願行爲。但非受特別委任不得撤回訴願。所謂特別委任，係指訴願人於委任書上載明代理人除爲一切訴願行爲外，並得就該訴願事件爲和解、撤回訴願等行爲之特別代理權。訴願代理人有二人以上者，均得單獨代理訴願人。訴願代理人於訴願機關審議時或爲書狀上所爲事實之陳述，經到場之訴願本人即時撤銷或更正者，不生效力（第34至37條參照）。

4. 送達

訴願書類之送達，原則上由受理訴願機關依職權爲送達，訴願人如未委任代理人者，自應對其送達，訴願人委任有代理人者，除陳明應向其本人送達外，應向訴願代理人爲送達。惟受理訴願機關認爲必要時，得送達於訴願人（第43、46條參照）。

5. 訴願之提起

（1）提起訴願，訴願人應繕具訴願書經由原行政處分機關向訴願管轄機關提起（第58條第1項）。訴願書應載明下列事項，由訴願人或代理人簽名或蓋章（第56條第1項）：

A. 訴願人之姓名、出生年月日、住、居所、身分證明文件字號。

B. 有訴願代理人者，其姓名、出生年月日、住、居所、身分證明文件字號。

C. 原行政處分機關。

D. 訴願請求事項。

E. 訴願之事實及理由。

F. 收受或知悉行政處分之年、月、日。

G. 受理訴願之機關。

H. 證據。其爲文書者，應添具繕本或影本。

I. 年、月、日。

訴願書撰寫參考例

甲例（取材自衛生福利部訴願決定書選輯第二輯）：

訴願書

訴願人陳○○　　○○年○月○○日生，住臺北縣○○鎮○○街○○號

身分證字號W1○○○○○○○○

原處分機關　　臺北市政府設臺北市○○路○○號

爲不服臺北市政府○○年○月○○日府衛三字第○○○○號行政處分書所爲處分，提起訴願事

請求事項

原處分撤銷，另爲不處罰之決定。

事　實

原處分機關臺北市政府以訴願人係○○紀念醫院眼科醫師，於○○年○月○○日起，爲病人張○○小姐（以下簡稱張小姐）診治眼疾，並記載相關病歷，○○年○月○○日上午張小姐復至醫院掛號看診，並影印之前看診之相關病歷，當日上午看診之胡醫師建議張小姐留至當日下午，由訴願人看診，張小姐乃於當日下午經訴願人看診後，復要求影印病歷，嗣經臺北市政府衛生局查證認訴願人有補記病歷資料之情事，原處分機關乃以訴願人有違反醫師法第12條第1項規定之行爲，依同法第29條第1項（修正後爲第29條）之規定，於○○年○月○○日，府衛三字第○○○○號行政處分書，處訴願人新臺幣一萬元之罰鍰，其認事用法，殊欠允當，訴願人自難信服，訴願人係於○○年○月○○日收受原處分書。爰依法提起訴願。

理　由

訴願人在張小姐的病歷紀錄上，並無記載不實或塗改情事。張小姐因右眼視網膜病變，經訴願人檢查後實施雷射網膜光凝固治療，術後不幸白內障惡化而視力減退。張小姐在○○年○月○○日上午掛號，由本科胡○○醫師診治，由於病情特殊，胡醫師建議張小姐留至當日下午，再由訴願人給予詳細檢查及治療，張小姐當日上午便影印了部分病歷，當日下午訴願人檢查其病情後，確定白內障已影響視力，須手術處理。在張小姐同意下作了術前檢

查，並於病歷完成後依規定影印，於當日送健保局申請特殊白內障手術之許可。張小姐事後希望轉至其他醫院手術，因此於三、四月間要求詳細病歷影本，提供手術醫師參考。由於第一次影印內容只有白內障之簡單紀錄而造成張小姐的誤會，但是訴願人後來審視當日送交健保局的資料，的確與張小姐第二次的完整病歷影本全部相同，此部分在○月○○日與張小姐的說明協調會，已取得她的瞭解，請重新審酌，撤銷原處分，另爲不處罰之決定，至感德便。

謹　致

行政院衛生福利部

證據：1.○○年○月○○日與張小姐協調會紀錄。

2.張小姐之病歷影本。

訴願人○○○

中華民國○○年○○月○○日

乙例：

訴願書

訴願人○○○　　○○年○月○○日生，住屏東縣○○鄉○○路○○號

身分證字號X1○○○○○○○○

原處分機關　　高雄市政府設高雄市○○路○○號

不服高雄市政府○○年○月○○日高市府衛三字第○○○○號行政處分書所爲處分，提起訴願事

請求事項

原處分撤銷，另爲不處罰之決定。

事　實

原處分機關高雄市政府以訴願人係醫師，原服務高雄○○紀念醫院（以下稱○醫），於○○年○月○○日離職，卻未依規定於十日內辦理歇業登記，遲至同年○月○○日始至高雄市政府衛生局辦理繳銷執業執照，原處分機關高雄市政府認訴願人之行爲，有違反醫師法第10條第1項情事，依同法修正前第27條規定，於○○年○月○○日以高市府衛三字第○○○○號行政

處分書處訴願人新臺幣六千元罰鍰，訴願人認○醫無故解聘，原屬欠當，已依各種程序申訴，在申訴程序尚未終了前，原處分機關遽行裁處，自難折服，訴願人係於○○年○月○○日收到處分書，爰於法定期內依法提起訴願。

理　由

訴願人因對○醫因故將訴願人解聘之舉有所不服，迄今仍循各種正常管道申訴中，至今○醫之申訴評議委員會亦尚未就此作出最終裁判，訴願人自認○醫處置不當，必獲平反，爲將來採必要之措施計，故無配合其作爲，自我認定離職之理，因此不便辦理歇業之登記，自無違反醫師法第8條、第10條之情事，原處分機關未察，遽作處罰之處分，自有未當，請撤銷原處分，另爲不處罰之決定，實爲公便。

謹　狀

行政院衛生福利部

證據：申訴資料影本。

訴願人○○○

中華民國○○年○○月○○日

（2）訴願人提起訴願，原行政處分機關於接到訴願書後，應先行重新審查原處分是否合法妥當，如認訴願爲有理由者，得自行撤銷或變更原行政處分，並陳報訴願管轄機關。原處分機關若不依訴願人之請求撤銷或變更原處分時，應附具答辯書，並將必要之關係文件，儘速檢送訴願管轄機關（第58條第2項、第3項參照）。

（3）受理訴願機關認爲訴願書不合法定程式，而其情形可補正者，應通知訴願人於二十日內補正，訴願人接獲通知後；應依限補正，逾期不補正，訴願機關應爲不受理之決定（第62條、第77條第1款參照）。

6. 訴願機關之審議

（1）訴願機關審議訴願，原則上係採書面審查決定。惟其認有必要時得通知訴願人到指定處所陳述意見。如訴願人請求陳述意見而有正當理由者，訴願機關應予陳述意見之機會，亦即應指定期日、場所，通知訴願人到場陳述意見（第63條）。訴願機關應依訴願人之申請或於必要時，得依職權通知訴願人、訴願代理人及原行政處分機關派員於指定期日到達指定處所爲言詞辯論（第65條）。

(2) 訴願機關應依職權或囑託有關機關或人員，實施調查、檢驗或勘驗，不受訴願人主張之拘束。如訴願人請求調查證據。應依其申請調查，但認爲不必要者，得不予調查。機關調查證據結果，如採行不利於訴願決定之基礎者，應給予訴願人表示意見之機會，如未踐行此程序，而採爲不利於訴願決定者，即非合法（第67條參照）。

(3) 訴願機關審議結果，如認訴願事件有程序瑕疵或不合法，應爲不受理之決定，例如：訴願書不合法定程式不能補正或經通知補正逾期不補正者；提起訴願逾法定期間或訴願人已表示不服原處分，而未於三十日內補送訴願書者等（第77條）。

(4) 訴願機關審議結果，認訴願無理由者，應以決定駁回訴願。原處分所憑理由雖屬不當，但依其他理由認爲正當者，應以訴願無理由駁回訴願（第79條第1項、第2項參照）。

(5) 訴願機關審議結果，認訴願有理者，應以決定撤銷原處分之全部或一部，並得視事件之情節，逕爲變更之決定，或發回原處分機關另爲處分。但於訴願人不服之範圍內，不得更爲不利益之變更或處分。又訴願決定撤銷原處分，發回原處分機關另爲處分時，應指定相當期間命原處分機關重新處分（第81條）。

(6) 訴願機關爲訴願決定，應作訴願決定書，其正本應於決定後十五日內送達訴願人及原處分機關。訴願決定書應附記：如不服決定，得於決定書送達之次日起二個月內向行政法院提起行政訴訟（第89條、第90條參照）。又訴願人如對訴願決定不服提起行政訴訟，其對受理訴願機關於訴願程序進行中所爲之程序上處置不服部分，應併同訴願決定提起行政訴訟（第76條）。

（二）不服訴願決定之救濟途徑

不服訴願機關所爲之訴願決定，得於接到決定書之次日起兩個月內提起行政訴訟，已如前述，是行政訴訟爲不服訴願決定之唯一救濟途徑（訴願決定確定後如合於再審之要件，應依訴願法再審程序之規定，向原訴願機關申請再審，與訴願決定未確定前之救濟程序不同，應予辨明）。按行政訴訟之功能，在保障人民權益，確保國家行政權之合法行使。故行政機關逾越權限或濫用權力之不當行政處分，人民經訴願程序仍無獲得澄平，法律乃賦予依行政訴訟之程序以求平反之機會。惟人民與行政機關因公法上之爭議循訴訟程序解決，不能漫無限制，因之，行政訴訟以撤銷訴訟、確認訴訟及給付訴訟爲限（行政訴訟法第2、3條參照）。有關醫師法之爭議；以撤銷訴訟爲多，本章介紹以撤銷訴訟爲範圍，不及其他訴訟。又行政訴訟因屬國家司法權之一種，其所行程序，除提起行政訴訟之原告，依法踐行其起訴程序、聲請調查證據及依法院之命所爲之行爲外，均由法院依職權進行。故不服訴願決定而提起行政訴訟之原告，爲保護自己權益，對應踐行之程序，須注意遵行，以免受不利益之裁判。茲就行政訴訟法有關原告應注意踐行之規定，介述如下：

1. 提起撤銷之訴之要件

人民因中央或地方機關之違法行政處分，認爲損害其權利或法律上之利益，經依訴願法提起訴願而不服其決定，或提起訴願逾三個月不爲決定，或延長訴願決定期間逾二個月不爲決定者，得向行政法院提起撤銷訴訟（第4條第1項）。

2. 訴訟之管轄

對於公法人之訴訟，由其公務所在地之行政法院管轄。其以公法人之機關爲被告時，由該機關所在地之行政法院管轄（第13條第1項）。例如不服衛生福利部之訴願決定而提起之行政訴訟事件，因衛生福利部所在地爲臺北市，應向臺北高等行政法院起訴。又定行政法院之管轄以起訴時爲準（第17條）。此乃避免因機關遷移而須重新定其管轄法院延宕訴訟。

3. 被告機關

經訴願程序之行政訴訟，其被告爲（第24條）：

（1）駁回訴願時之原處分機關。

（2）撤銷或變更原處分時，爲撤銷或變更之機關。

4. 訴訟代理人

當事人（原告、被告、參加訴訟人）得委任代理人爲訴訟行爲。但每一當事人委任之訴訟代理人不得逾三人（第49條第1項），行政訴訟應以律師爲訴訟代理人，除稅務行政及專利行政事件外，非律師不得爲訴訟代理人（同條第2項參照）。委任訴訟代理人應於最初爲訴訟行爲時提出委任書，但由當事人以言詞委任，經行政法院書記官記明筆錄者，則無庸提出委任書（第50條）。

5. 訴訟代理人之權限

訴訟代理人就其受委任之事件，有爲一切訴訟行爲之權。但捨棄、認諾、撤回、和解、提起反訴、上訴或再審之訴及選任代理人之行爲，代理人非受特別委任，則不得爲之（第51條第1項）。如當事人賦予代理人上述權限，應於委任書載明。

6. 輔佐人

當事人或訴訟代理人經審判長之許可，得於期日偕同輔佐人到場。但人數不得逾二人。又審判長認爲必要時亦得命當事人或訴訟代理人偕同輔佐人到場（第55條第1、2項）。有關輔佐人之資格及權限，本法雖未規定，惟因準用民事訴訟法第77條之規定，輔佐人在法院所爲之陳述，當事人或訴訟代理人不即時撤銷或更正者視爲其所自爲（第56條）。是輔佐人得在法院陳述，其所爲陳述未經撤銷或更正者，視同當事人或訴訟代理人所爲之陳述。

輔佐人不問是當事人或訴訟代理人聲請偕同到場，或係審判長命其偕同到場，若審判長認爲不適當時，得撤銷其許可或禁止其續爲訴訟行爲（第55條第3項）。

7. 當事人之書狀

當事人提出於法院之書狀，應記載：

（1）當事人姓名、性別、年齡、身分證明文件字號、職業及住、居所。

（2）有訴訟代理人者，其姓名、性別、年齡、身分證明文件字號、職業、住所或居所。

（3）應爲之聲明。

（4）事實上及法律上之陳述。

（5）供證明或釋明用之證據。

（6）附屬文件及其件數。

（7）行政法院。

（8）年、月、日。

當事人書狀記載事項為本法第57條所明定，惟目前各法院均印有空白書狀，供當事人使用。網路亦可由司法院網站下載格式使用。

8. 起訴狀記載方式

提起行政訴訟，應以起訴狀提出於行政法院，起訴狀應記載下列各款事項（第105條）：

（1）當事人（如上舉書狀之記載）。

（2）起訴之聲明（即請求法院應如何判決）。

（3）訴訟標的及其原因事實（即原行政處分書或訴願決定書所認定之原告違法之事實其處分之種類、內容）。

訴狀內宜記載適用程序上有關事項、證據方法及其他準備言詞辯論之事項；其經訴願程序者，並應附具訴願決定書。

9. 提起訴訟之期間

撤銷訴訟之提起，應於訴願決定書送達後二個月之不變期間內提起，但自訴願決定書送達後，已逾三年者，不得提起（第106條）。本條所定訴願決定書送達後兩個月，係不變期間，如逾期始提出訴訟，法院應以裁定駁回原告之訴（第107條第1項第6款）。

10. 訴訟之補正

行政法院以原告之訴有不合法或不合程式、或撤銷訴訟，原告於訴狀誤列被告機關等情形，命原告補正，原告不補正或逾期未補正者，行政法院應以裁定駁回原告之訴（第107條第1項、第2項）。

11. 起訴後變更訴之限制

訴狀送達後，原告不得將原訴變更或追加他訴。但經被告同意，或行政法院認為適當者，則得變更或追加他訴。又被告對於原告訴之變更或追加無異議而為本案之言詞辯論者，視為同意變更或追加（第111條參照）。

12. 準備書狀

為充分準備言詞辯論，且被告能有充分時間提出答辯，本法乃規定原告因準備言詞辯論之必要，應提出準備書狀。被告因準備言詞辯論，宜於未逾就審期間二分之一以前，提出答辯狀（第120條），以促使訴訟迅速進行。

13. 訴訟之撤回

原告於判決確定前得撤回訴之全部或一部。但被告已為本案之言詞辯論者，應得被告之同意。原告撤回起訴，應提出書狀，但在期日（開庭時）得以言詞聲請撤回。在期日所為之撤回，應記載於筆錄，如他造不在場，法院應將筆錄送達。

訴之撤回，被告於收受撤回書狀或筆錄之送達後十日內未提出異議者，視為同意撤回。被告如於期日到場，自訴之撤回之日起，十日內未提出異議，亦生撤回之效力（第113條）。

14. 訴訟不停止原處分之執行

行政機關之原處分或訴願機關之訴願決定之執行，不因提起行政訴訟而停止。惟於行政訴訟起訴前或繫屬中，原處分或決定之執行，將發生難於回復之損害，且有急迫情事者，行政法院得依職權或依原告或受處分人或訴願人之聲請，裁定停止執行（第116條第1、2、3項參照）。

15. 不經言詞辯論逕行判決

撤銷訴訟及其他有關維護公益之訴訟，當事人兩造於言詞辯論期日無正當理由均不到場時，行政法院得依職權調查事實，不經言詞辯論，逕為判決（第194條）。是原告提起訴訟後，如不能於言詞辯論期日到場，應事先以書狀聲請改期，以免喪失辯論之機會。

16. 捨棄及認諾之判決

當事人於言詞辯論時為訴訟標的之捨棄或認諾者，行政法院得本於其捨棄或認諾為該當事人敗訴之判決（第202條）。

17. 上訴

行政訴訟經行政法院依法定程序審理，於言詞辯論終結時起，七日內宣判，判決後，原告（被告機關亦同）如對判決不服者，於接到高等行政法院判決書之次日起二十日之不變期間內，提起上訴（第241條）。惟此項對高等行政法院判決不服上訴，須以原判決違背法令爲理由，始得上訴（第242條）。所謂判決違背法令，係指判決不適用法規或適用不當者而言。而判決之法院之組織不合法者；或依法律或裁判應迴避之法官參與裁判；判決違背言詞辯論公開之規定；或判決不備理由或理由矛盾者，其判決當然違背法令（第243、244條參照），均得提起上訴。

18. 上訴狀之記載方式

不服高等行政法院判決提起上訴，應以上訴狀載明下列事項，提出於原高等行政法院（第244條第1項）：

（1）當事人。

（2）高等行政法院判決，及對於該判決上訴之陳述。

（3）對於高等行政法院判決不服之程度，及應如何廢棄或變更之聲明。

（4）上訴理由。

上訴狀內並應添具關於上訴理由之必要證據（同條第2項），通常上訴理由應敘明原判決如何違背法令之處，以供最高行政法院審酌。如上訴狀內未表明上訴理由者，應於提起上訴後二十日內提出理由書於原高等行政法院；未提出者，原高等行政法院可以裁定駁回上訴（第245條第1項）。又最高行政法院爲法律審，其判決原則上不經言詞辯論程序，爲使其調查易於進行，俾訴訟迅速終結，法律乃規定上訴之聲明，不得變更或擴張（第250條），是上訴狀表明之上訴聲明必須審愼，以免受不利益之判決。

19. 終審判決

提起上訴後，由最高行政法院依法定程序審理，其判決爲終局判決，除判決合於再審要件，得另循再審程序，請求救濟外（第273、274條參照），不能再聲明不服，行政處罰之救濟程序至此終了。

參考文獻

醫療紛爭在臨床醫學與法律實務的探討，李伯璋、曾平杉著（99年1月1版1刷）。
醫療倫理與法律，何清池著，司法院印行（98年11月版）。
醫療行爲と法，大谷實著（平成7年9月版）。
醫事刑法要論，蔡墩銘著（94年9月版）。
醫師、病人、醫療糾紛，陳春山著（93年4月3版1刷）。
醫事過失犯罪專論，蔡振修著（94年8月增訂1版）。
侵權行爲法第一冊，王澤鑑著（85年7月版）。
民法債編總論上冊，孫森焱著（95年9月版）。
醫療糾紛民事責任與訴訟實務，張家琪著（刊載法官協會雜誌第9卷第1期）。
醫療糾紛刑事訴訟之實證與趨勢，蘇嘉瑞著（刊載法官協會雜誌第9卷第1期）。
醫師之說明義務與病人之同意，曾淑瑜著（刊載法官協會雜誌第9卷第1期）。
醫療過失刑事審判實務動向與理論之對照觀察，許辰舟著（刊載法官協會雜誌第9卷第1期）。
論「治癒機會喪失」之損害賠償，吳志正著（刊載法官協會雜誌第9卷第1期）。
醫療民事案例研討，吳志正著（刊載司法院編印民事法律論文暨案例98年8月版）。
行政院衛生福利部訴願決定書選輯第一、二輯。
醫師法解釋彙編（95年版），行政院衛生福利部出版。

第三章
認識護理人員法

護理是一項事繁責重的工作，唯有像南丁格爾「能夠熱愛自己工作的人是最幸福的人，而從事看護工作的人，都是對自己的人生懷抱無限感激的人」（引自南丁格爾格言）一樣，熱愛自己，關懷別人的人，才能勝任此神聖工作。護理人員和醫師一樣，須取得專業資格始得執行業務，護理人員法就是規範護理人員之資格取得與執業的法律。不論已從事護理工作者，或將來願擔任白衣天使者，都該認識它，明瞭護理工作在法令上應注意的事項，使工作圓滿零疏失。因此，本章著重於護理人員業務與責任的介述，有關護理公會組織等行政事項，則予省略，敬請諒解。

一、護理人員資格之取得

（一）證書

依本法第1條第1項規定：「中華民國人民經護理人員考試及格，並依本法領有護理人員證書者，得充護理人員。」是以，須先經國家考試及格，領有證書，方能充任護理人員。此項考試，依同條第2項規定，得以檢覈方式辦理，惟原已施行多年之醫事人員檢覈辦法，於95年10月23日廢止，其考試須依專門職業及技術人員高等暨普通考試醫事人員考試規則（下稱醫事人員考試規則）辦理。但如具有護理師、護士應考資格，並經公務人員高等考試三級考試、普通考試或相當等級之特種考試公職醫事人員各類科及格者，得申請該類科全部科目免試。此項申請免試案件之審議，由考選部設醫事人員考試審議委員會辦理。審議結果，經核定准予全部科目免試者，由考選部報請考試院發給及格證書，其生效日期追溯至公務人員考試及格證書生效日翌日

（醫事人員考試規則第8條第1至3項）。經護理人員考試及格者，得請領護理人員證書（本法第3條）。請領證書，應檢具申請書及資格證明文件，送請中央主管機關審核後發給（第4條）。

（二）護理人員之類別

依本法第2條規定：「本法所稱護理人員，指護理師及護士。」護理人員因分為護理師與護士二類，其應考資格依專門職業及技術人員高等暨普通考試醫事人員考試應考資格表所列，分述於下：

1. 護理師

（1）公立或立案之私立專科以上學校或經教育部承認之國外專科以上學校護理、護理助產、助產科、系畢業，並經實習期滿成績及格，領有畢業證書者。

（2）經普通考試護士、助產士考試及格後並任有關職務滿四年有證明文件者。

（3）經高等檢定考試護理、助產類科及格者。

2. 護士

（1）公立或立案之私立高級醫事職業以上學校護理、護理助產、助產科畢業，並經實習期滿成績及格，領有畢業證書者。

（2）經高等或普通檢定考試護理、助產類科及格者。

（三）專科護理師

護理師經完成專科護理師訓練，並經中央主管機關甄審合格者，得請領專科護理師證書。專科護理師之甄審，中央主管機關得委託各相關專科護理學會辦理初審工作。領有護理師證書並完成相關專科護理師訓練者，均得參加各該專科護理師之甄審。專科護理師之分科及甄審辦法，由中央主管機關訂定（本法第7條之1第3項）。依專科護理師分科及甄審辦法（104年11月3日修正）規定，專科護理師分為：1.內科；2.外科。護理師依上述分科完成專科護理師訓練者，得參加各該科護理師之甄審。專科護理師訓練，應於中央主管機關認定具有專科護理師訓練能力之醫院接受六個月以上之各該科專科護理師臨床訓練。護理師須具有各該科相關領域臨床實務三年以上經驗者，始得參加訓練。專科護理師甄審以筆試方式爲之，並得實施口試或實地考試。經甄審合格者，向中央主管機關申請發給專科護理師證書，證書有效期限爲六年，期滿每次展延期限爲六年（該辦法第2至17條參照）。

（四）使用名稱之限制

非領有護理師或護士證書者，不得使用護理師或護士名稱。非領有專科護理師證書，不得使用專科護理師名稱（本法第7條）。此乃保障領有專業證書之護理人員權益之規定，若未領有此專業證書而擅自使用護理師或護士名稱者，可處以新臺幣1萬元以上6萬元以下之罰鍰（第38條參照）。又雖具有護士資格，並經公務人員升等考試薦任升等考試護理助產職系公職護理科考試及格，惟未領有護理師證書，亦不得擔任護理師職務[1]。

（五）護理人員之消極資格

有下列情形之一者，不得充護理人員；其已充護理人員者，撤銷或廢止其護理人員證書（第6條）：

1. 曾犯肅清煙毒條例或麻醉藥品管理條例之罪，經判刑確定。
2. 曾犯毒品危害防制條例之罪，經判刑確定。
3. 依本法受廢止護理人員證書處分。

（六）主管機關

本法所稱主管機關：在中央爲衛生福利部；在直轄市爲直轄市政府；在縣（市）爲縣（市）政府（第5條）。

1　87.1.14衛署醫字第86075939號函（以下僅引發文日期字號）參照。

二、護理人員之執業

（一）執業執照

護理人員於確定擬執業機構後，應向所在地之主管機關申請執業登記，於辦理執業登記後，其執業始爲合法[2]。

爲加強護理人員專業知能，接受新知，本法規定護理人員執業，應每六年接受一定時數繼續教育，始得辦理執業執照更新。爲顧及實務上可能出現之不便情況，諸如連續加班、常時夜班狀態、海外研修，或遇偏鄉人力不足難以抽空申請等問題，基於保護護理人員之執業不致貿然中斷，進而影響病人受照護權益及護理人員執業權益，爰規定有特殊理由，未能於執業執照有效期限屆至前申請更新，經檢具書面理由及證明文件，向原發執業執照機關申請延期更新並經核准者，得於有效期限屆至之日起六個月內補行申請。有關申請執業登記之資格、條件、應檢附文件、執業執照發給、換發、補發、更新與繼續教育之課程內容、積分、實施方式、完成繼續教育之認定及其他應遵行事項之辦法，由中央主管機關定之（第8條第2、3項）。

衛生福利部已訂定「醫事人員執業登記及繼續教育辦法」，一體適用所有醫事人員。根據該辦法（104年12月30日修正）第13條之規定，醫事人員執業，應每六年接受下列繼續教育之課程積分達一百二十點以上：

一、專業課程。

二、專業品質。

三、專業倫理。

四、專業相關法規。

前項第2款至第4款繼續教育課程之積分數，合計至少十二點，其中應包括感染管制及性別議題之課程；超過二十四點者，以二十四點計。

（二）發給執照之限制

護理人員固得依前開規定申領執業執照，惟有下列情形之一者，不得發給執業執照，已領者撤銷或廢止其執照（第9條第1項）：

---

[2] 84.9.14衛署醫字第84055861號函參照。

1. 經撤銷或廢止護理人員證書。
2. 經廢止護理人員執業執照未滿一年。
3. 有客觀事實認不能執行業務，經直轄市、縣（市）主管機關邀請相關專科醫師、護理人員及學者專家組成小組認定。

護理人員經主管機關組成小組，認定不能執行業務者，於其原因消失後，仍得依本法規定申請執業執照（同條第2項）。

（三）執業處所

護理人員應在所在地主管機關核准登記之醫療機構、護理機構或其他經中央主管機關認可之機構執業。但急救、執業機構間之支援或經事先報准者，不在此限（第12條）。依此規定，護理人員僅得在所在地主管機關核准之機構執業，且其登記執業之處所以一處爲限（第13條）。上述急救、執業機構間之支援或經事先報准者，雖不受限制，但下列情形仍宜注意：

1. 居家護理機構或醫療機構所設居家護理部門，其服務區域跨直轄市或縣（市）行政區域者，應依規定申請報准，並應每年定期辦理一次報准[3]。
2. 護理人員支援其他醫療機構或護理機構，應事先報准，如越區前往支援者，應報經所在地衛生主管機關核准，並副知執行地衛生主管機關。前往其他醫療機構或護理機構受訓者，其受訓期間在一年內，得以報准方式辦理，免辦理執業登記異動[4]。
3. 已立案居家護理所之護理人員，未經事先報准，即至立案或未立案之長期照護機構執行業務，係屬違反本法第12條之規定[5]。
4. 本法第12條所稱「執業機構間之支援」，係指未固定排班執行護理業務者，例如遇有大量傷病患，需臨時增加護理人力處理之情形。至於護理人員定期至其他機構支援，應屬需經事先報准事項[6]。
5. 護理人員執業登錄一處，未經事先報准之下，長期在另一處兼職，其兩地執業，若涉及租照行爲，係屬業務不正當行爲；如係屬事先未經報

---

[3] 83.6.17衛署醫字第83035204號函參照。83.8.24衛署醫字第83050863號函參照。

[4] 87.6.22衛署醫字第87040675號函參照。

[5] 89.11.8衛署醫字第0890017628號函參照。

[6] 90.6.6衛署醫字第0900028344號函參照。

准，即至另一護理機構執行業務，係違反本法第12條之規定[7]。本條規定護理人員應在醫療機構、護理機構或其他經中央主管機關認可之機構執業。醫療、護理機構，甚爲明確，其他經中央主管機關認可之機構，究係何指？有待明瞭，下列情形，可認係在「經中央主管機關認可之機構」執業[8]：

（1）飯店爲顧及遊客醫療需求聘僱護理人員擔任該店景觀資源娛樂活動部護士，從事護理[9]工作。

（2）鄉鎮市立托兒所護士，其工作包括幼兒衛生保健、疾病管理及救護、傳染病防治、預防接種及衛生教育等均屬護理業務範疇。

（四）加入公會

爲建立護理人員自治體制，本法乃以專章規定護理人員公會之組織（請參閱本法第六章規定），爲發揮其自治、自律功能，並規定護理人員非加入所在地護理人員公會，不得執業（第10條第1項）。是護理人員非具有公會會員資格，不得執行業務。而公會係以促進全民健康，協助政府推行衛生保健政策，提高護理服務品質，發展護理事業，維護會員權益，謀求會員福利爲宗旨（臺北市護理師護士公會章程第3條）。加入公會亦在保障自身之權益。另無固定執業處所擔任特聘（別）護士之護理人員，其執業處所，暫以所在地護理師護士公會或其服務之居家護理機構辦理執業登記，各地方之護理師護士公會爲經中央主管機關認可之護理人員執業機構。

（五）歇、停、復業之報備

護理人員執業應申請地方主管機關發給執業執照，有如前述，爲瞭解其動態，於歇業、停業、復業或變更執業處所時，應自事實發生之日起三十日內，報請原執業執照機關備查。護理人員停業之期間，以一年爲限，如超過一年，應辦理歇業（第11條第1、2、3項）。護理人員變更執業處所，其原執業處所，應辦理歇業登記；新執業處所應依本法第8條規定辦理執業登記。若

---

7 93.1.14衛署醫字第0930000311號函參照。

8 87.3.23衛署醫字第87014069號函參照。84.10.13衛署醫字第84060356號函參照。

9 85.1.5衛署醫字第84076144號函參照。

護理人員離職（歇業），未依本條第1項規定報請地方主管機關備查，即屬違反此項規定[10]。護理人員離職固應辦理歇業登記，惟間有其服務之機構不核發離職證明之情事，此時，其於申請執業執照註銷登記時，可出具切結書（應載明離職日期）辦理註銷登記[11]。

三、護理人員之業務

護理人員之業務，爲法令規定護理人員得執行處置之事務，換言之，即護理人員之職業上的權限。現行法令中就護理人員業務明文規定者，除本法暨中央主管機關衛生福利部之函令外，尚有醫師法、學校衛生法，茲將相關法律之規定，介述如下：

（一）本法

本法第24條：「護理人員之業務如下：

1. 健康問題之護理評估。
2. 預防保健之護理措施。
3. 護理指導及諮詢。
4. 醫療輔助行爲。

前項第4款醫療輔助行爲應在醫師之指示下行之。」。

上述護理人員之業務，第1至3款在執行上應較無困難，第4款因涉及範圍較廣，衍生問題亦多，衛生福利部特於90年3月12日以衛署醫字第0900017655號函，公告修訂醫療輔助行爲之範圍如下：

1. 輔助施行侵入性檢查。
2. 輔助施行侵入性治療、處置。
3. 輔助各項手術。
4. 輔助分娩。
5. 輔助施行放射線檢查治療。

---

[10] 83.6.17衛署醫字第83035147號函參照。

[11] 84.8.14衛署醫字第84049486號函參照。

6. 輔助施行化學治療。

7. 輔助施行氧氣療法（含吸入療法）、光線療法。

8. 輔助藥物之投與。

9. 輔助心理行爲相關治療。

10. 病人生命徵象之監測與評估。

11. 其他經醫療中央衛生主管機關認定之醫療輔助行爲。

公告並指明護理人員除執行上開醫療輔助行爲外，對於住院病人仍應依病人病情需要，提供適當之護理服務。具見護理人員於協助醫師執行醫療輔助行爲之餘，仍有許許多多待其提供之護理服務，工作極爲辛苦。

本條第2項規定，上開醫療輔助行爲，護理人員應在醫師之指示下始得執行。所謂醫師之指示，當面口頭囑咐、指導或書面之醫囑均屬之。惟均應依醫療法第67條、第68條規定於病歷明確記載。

醫療輔助行爲因屬醫療業務範圍，需在醫師指示下方得由護理人員執行，且何者爲醫療輔助行爲？何者爲護理行爲？極易混淆。謹將衛生福利部有關醫療輔助行爲所作之函釋，介述如下：

1. 注射

（1）「注射」係屬護理人員法第24條第1項第4款（以下同一條款省略）所稱之醫療輔助行爲，護理人員執行該項業務，依同條第2項規定，應在醫師之指示下執行[12]。

（2）靜脈注射藥物之醫療行爲係屬侵入性治療、處置，爲護理人員法所稱醫療輔助行爲之範圍，護理人員在醫師指示下，得協助醫師執行靜脈注射麻醉藥物之醫療輔助行爲[13]。

2. 傷口縫合

進行左手腕肌腱瘤手術中，爲病患縫合傷口，屬醫療行爲，應具醫師資格，始得施行，至於繫止血帶，則屬醫療輔助行爲，得由護理人員依醫師指示執行[14]。

---

[12] 90.1.15衛署醫字第0890032940號函參照。

[13] 94.12.14衛署醫字第0940064071號函參照。

[14] 89.11.1衛署醫字第0890017033號函參照。

3. 拆除縫線

（1）拆除縫線係屬手術連續過程之一環，應由醫師親自執行[15]。

（2）手術後之拆除縫線，固仍有相當程度之危險，宜由醫師親自執行，但簡易傷口之拆線，如經醫師診察，判斷傷口癒合情形良好，則可指示護理人員執行[16]。本則爲（1）之補充函釋。

4. 洗眼

醫療機構之護士，依照醫師之處方指示，可爲患者洗眼睛。另紅外線眼睛照射儀器，如爲無須申領許可證之醫療器材，得依醫師之指示，由護理人員操作[17]。

5. 置入鼻胃管

按「侵入性醫療行爲」，係指醫療行爲步驟中，採用穿刺（puncture）；或用皮膚切開術（incision of skin）；或將器械、外來物置入人體來從事診斷或治療之行爲而言。將屬於外來物之鼻胃管經由病患鼻腔、咽喉、避開大氣管、深入食道到達患者胃部，以爲引流、抽吸或灌食、給藥之行爲，應屬侵入性治療及處置。因鼻胃管初次置入仍有相當程度之危險性，宜由醫師親自施行；至鼻胃管全管拔除及需長期鼻胃管留置患者之定期更換，如經醫師診察、判斷後，得可指示護理人員協助執行[18]。

6. 麻醉

（1）脊椎麻醉及硬脊膜外自體血液修補術係屬侵入性治療、處置及手術，應由醫師爲之。麻醉護士在醫師指導下，得協助醫師執行脊椎麻醉及硬脊膜外自體血液修補術之醫療輔助行爲[19]。

（2）麻醉係屬醫療行爲，應具有醫師資格始得爲之。護理人員在醫師指導下，得協助醫師執行麻醉工作[20]。

---

[15] 89.12.18衛署醫字第0890031326號函參照。

[16] 90.10.16衛署醫字第0900043784號函參照。

[17] 86.2.1衛署醫字第86000412號函參照。86.5.21衛署醫字第86020733號函參照。

[18] 93.12.28衛署醫字第0930052157號函參照。

[19] 94.5.5衛署醫字第0940011755號函參照。

[20] 93.5.21衛署醫字第0930019130號函參照。

（3）腰椎注射：腰椎注射藥物之醫療行爲係屬侵入性治療、處置，其注射過程中，擷取之注射部位涉及高度的專業判斷及操作技術時，應由醫師親自執行；至操作簡單固定注射部位且著重注射技術層面，又注射過程中未涉及擷取部位之醫療判斷時，在醫療機構受過麻醉專業訓練之護理人員得依其專門職業法律之規定，在醫師指導下，依醫囑操作執行。麻醉護士在醫師指導下，得協助醫師執行Morphine 0.3mg腰椎注射之醫療輔助行爲[21]。惟麻醉護士在醫師指導下實施麻醉注射，應注意取藥時，須核對藥劑容器之標籤外觀，以確認注射之藥劑是否正確，以避免危險發生。實務上曾發生取錯注射藥劑，而致病人死亡之案例〔請參閱第二篇二、刑事案例選錄（五）〕。

7. 外傷處理

外傷處理、打針（含靜脈注射及肌肉注射）及急救等係屬醫療行爲，應由醫師或護理人員依醫囑執行[22]。傷口處置及換藥之醫療行爲係屬侵入性治療、處置，爲護理人員法所稱之醫療輔助行爲之範圍，護理人員執行該項業務，應在醫師之指示下執行[23]。

8. 抹片檢查

子宮頸抹片檢查係屬醫療行爲，惟衛生所受過特別訓練之護產人員，爲推展預防保健公共衛生業務需要，依據衛生機關工作計畫或公函，執行子宮頸抹片採樣工作，可視同在醫師指示下執行[24]。

9. 預防接種注射

預防接種注射係屬醫療行爲，護理人員執行該項業務時，應在醫師指示下爲之。學校保健員及衛生所受過訓練之護產人員，依據衛生機關工作計畫或公函執行預防接種注射工作，可視同在醫師指導下或依據醫師處方執行醫療行爲[25]。傳染病防治法（民國104年12月30日修正）第28條規定，主管機關

[21] 94.12.13衛署醫字第0940063326號函參照。

[22] 93.3.15衛署醫字第093004477號函參照。

[23] 94.12.28衛署醫字第0940068631號函參照。

[24] 94.12.22衛署醫字第0940211278號函參照。

[25] 94.9.27衛署醫字第0940036029號函參照。

規定之各項預防接種業務及因應疫情防治實施之特定疫苗接種措施，得由受過訓練且經認可之護理人員施行之，不受醫師法第28條規定之限制。

惟預防接種注射，包括為新生嬰兒實施疫苗注射，自應極謹慎、細心，以避免出差錯。因此，為新生兒實施疫苗注射前，需（1）確認正確的病人；（2）確認正確的藥物，指從藥櫃內取出藥物時、衡量藥量時、把剩餘之藥放回藥櫃時均需確認藥物標籤，至少讀藥瓶標籤三次；（3）正確的劑量；（4）正確的給藥時間；（5）正確的給藥方法（俗稱為「三讀五對」原則），此為護理人員之標準技術（國立臺北護理學院92年4月28日北護護字第0920001470號函參照）。實務上有因為新生嬰兒實施疫苗注射，發生差錯之案例〔請參閱第二篇二、刑事案例選錄（三）〕。

10. 針灸療法之取針、灸法等

有關針灸療法之取針與灸法、耳穴埋豆法、中藥超聲霧吸入法、中藥保留灌腸、坐藥法等行為之補助施行，係屬醫療輔助行為，得由護理人員在醫師指示下執行[26]。

11. 導尿

導尿行為係屬醫療輔助行為，得由護理人員依醫師指示執行。學校護理人員是否可獨立在學校為個案施予導尿？需依醫師指示，並視個案情況依醫囑為之[27]。

12. 骨密度檢查

骨密度檢查係屬醫療行為，得由醫事放射師、醫事檢驗師或護理人員依其專門職業法律規定，依醫師指示操作執行。衛生所受過特別訓練之護理人員，如係為推展預防保健公共衛生需要，依據衛生機關工作計畫，在不涉及診斷及治療行為下執行骨密度之簡易檢查，可視同在醫師指示下操作執行[28]。

至於專科護理師的業務跟護理師有何不同？專科護理師除得執行護理師之業務外，並得於醫師監督下執行醫療業務（同條第3項）。中央主管機關並

---

[26] 90.3.12衛署醫字第0900017656號函參照。

[27] 92.12.15衛署醫字第0920063011號函參照。

[28] 93.4.13衛署醫字第0930013213號函參照。

依法律授權定訂專科護理師於醫師監督下執行醫療業務辦法（同條第4項）。

根據該辦法，專科護理師及訓練期間專科護理師執行監督下之醫療業務範圍及項目表列如下：

一、涉及侵入性人體之醫療業務範圍及項目

範圍	項目
（一）傷口處置	1. 鼻部、口腔傷口填塞止血。 2. 表淺傷口清創。 3. 表層傷口縫合。
（二）管路處置	1. [註]初次鼻胃管置入。 2. Nelaton導管更換、灌洗或拔除。 3. 非初次胃造瘻（Gastrostomy）管更換。 4. 非初次腸造瘻（Enterostomy）管更換。 5. 非初次恥骨上膀胱造瘻（Suprapublic Cystostomy）管更換。 6. 胃造瘻（Gastrostomy）管拔除。 7. 腸造瘻（Enterostomy）管拔除。 8. 動靜脈雙腔導管拔除。 9. Penrose 導管拔除。 10. 真空引流管（Hemovac）拔除。 11. 真空球形引流管（Vacuum Ball）拔除。 12. 胸管（Chest Tube）拔除。 13. 肋膜腔、腹腔引流管拔除。 14. 周邊靜脈置入中央導管（PICC、PCVC）拔除。 15. 經皮腎造瘻術（Percutaneous Nephrostomy）引流管拔除。 16. 膀胱固定引流管（Cystofix）拔除。
（三）檢查處置	陰道擴張器（鴨嘴器）置入採集檢體。
（四）其他處置	心臟整流術（Cardioversion）。

註：初次指於持續醫療照護期間，該項目之第一次處置。

二、未涉及侵入人體之醫療業務範圍及項目

範圍	項目
（一）預立特定醫療流程表單 代爲開立	下列預立特定醫療流程表單之代爲開立： 1. 入院許可單。 2. 治療處置醫囑。 3. 檢驗醫囑（含實驗室及影像）。 4. 藥物處方醫囑。 5. 會診單。
（二）檢驗檢查之初步綜合判斷	
（三）非侵入性處置	1. 石膏固定。 2. 石膏拆除。
（四）相關醫療諮詢	

（二）醫師法

醫師法係規範醫師之法律，其就護理人員業務之執行予以規定，係屬特例。醫師法第28條第1項係規定未取得合法醫師資格，擅自執行醫療業務者之處罰。惟合於下列情形之一者不罰：

1. 在中央主管機關認可之醫療機構，於醫師指導下實習之醫學院、校學生或畢業生。
2. 在醫療機構於醫師指示下之護理人員、助產人員或其他醫事人員。
3. 合於醫師法第11條第1項但書之規定，即於山地、離島、偏僻地區或有特殊、急迫情形，爲應醫療需要，由地方主管機關指定之醫師，以通訊方式詢問病情，替病患診察，開給方劑，並囑由衛生醫療機構護理人員、助產人員執行治療。
4. 臨時施行急救。

護理人員執行上述第2、3款業務，亦屬護理業務範圍。

（三）學校衛生法

爲促進學生及教職員工健康，奠定國民健康，提升生活品質，學校衛生法第7條第1項規定：高級中等以下學校班級數未達四十班者，應置護理人員一人；四十班以上者，至少應置護理人員二人。第2項規定：專科以上學校得比照前項規定置護理人員。而學校應建立學生健康管理制度，定期辦理學生健康檢查；必要時，得辦理學生及教職員工臨時健康檢查或特定疾病檢查（同法第8條第1項）。學校應依學生健康檢查結果，施予健康指導，並辦理體格缺點矯治或轉介治療（同法第10條）。又學校應配合衛生主管機關，辦理學生入學後之預防接種工作。國民小學一年級新生，應完成入學前之預防接種；入學前未完成預防接種者，學校應通知衛生機關補行接種（同法第14條）。學校保健員或衛生所之護士，依據衛生機關工作計畫或公函，執行公共衛生預防接種工作，如：白喉、破傷風、日本腦炎、口服小兒痲痺等，可視同在醫師指導下或依據醫師處方執行醫療行爲[29]。所以學校學生之健康指導、預防保健等工作，亦爲護理人員之業務。

四、護理人員之責任

（一）製作紀錄

護理人員執行業務時，應作紀錄（本法第25條第1項）。此項護理人員執行業務所製作之紀錄，如係在醫療機構執行護理業務所製作，爲病歷之資料，屬病歷之一部分。護理人員應親自製作紀錄，並簽名或蓋章及加註執行年、月、日。如有增刪，應於增刪處簽名或蓋章及註明年、月、日；刪改部分，應以畫線去除，不得塗燬（醫療法第67、68條參照）。護理人員執行業務所製作之紀錄應眞實，不可爲不實在之紀錄，以免違法。

護理人員製作之紀錄，應由該護理人員執業之機構依醫療法第70條辦理（本法第25條第2項），以利查稽。

（二）緊急救護

護理人員執行業務時，遇有病人危急，應立即聯絡醫師。但必要時，得

[29] 72.1.4衛署醫字第405771號函參照。

先行給予緊急救護處理（第26條）。另依緊急醫療救護法第4條規定，護理人員屬緊急醫療救護人員，有參與下列緊急醫療救護之責任（同法第3條）：

1. 緊急傷病、大量傷病患或野外地區傷病之現場緊急救護及醫療處理。
2. 送醫途中之緊急救護。
3. 重大傷病或離島、偏遠地區難以診治之傷病患之轉診。
4. 醫療機構之緊急醫療。

（三）誠實守密

護理人員受有關機關詢問時，不得為虛偽之陳述或報告（第27條）。乃規範護理人員於有關機關詢問時，有誠實陳述或報告之義務。所謂有關機關究係何指？參諸醫師法施行細則第6條規定，以衛生、司法或司法警察機關為限。本法是否同此範圍？有待中央主管機關函釋。護理人員除負有上述誠實、報告義務外，對於因業務而知悉或持有他人秘密，亦不得無故洩漏。護理機關及其人員也有嚴守業務上秘密之義務（第28條）。醫事人員如無故洩漏業務上得悉之秘密，可能觸犯刑法第316條罪責，詳請參閱第五章七、（六）之介述。

五、護理機構

為減少醫療資源浪費，因應連續性醫療照護之需求，並發揮護理人員之執業功能，依本法第14條規定，得設置護理機構。依護理機構分類設置標準第2條規定，護理機構之種類以：1.居家護理所；2.護理之家為限。護理之家又分為一般、精神及產後護理之家三種。又依護理機構分類設置標準第4條規定，產後護理機構之服務對象以產後未滿二個月之產婦及出生未滿二個月之嬰幼兒為限，惟經醫師診斷有特殊需要者，得不受二個月之限制。茲將護理機構之設置及管理，略介述於後。

（一）設置

護理機構之設置或擴充，應先經申請主管機關許可，其申請程序應依中央主管機關之規定（第16條第1項）。是護理機構之設置係採許可制，當無疑義。依本法施行細則第6條規定，護理機構之設置或擴充，依下列規定辦理：

1. 公立護理機構或私立護理機構：（1）設置或擴充後之規模在九十九床以下者，由所在地直轄市或縣（市）主管機關許可；（2）設置或擴充後之規模在一百床以上，或由醫療法人依醫療法規定附設者，由所在地直轄市或縣（市）主管機關核轉中央主管機關許可。
2. 財團法人護理機構：由所在地直轄市或縣（市）主管機關核轉中央主管機關許可。

從上開規定，可知護理機構之設置或擴充，因床位之多寡及申請人是否爲財團法人，而異其核准許可之機關。

（二）開業

護理機構之開業，應依下列規定，向所在地直轄市或縣（市）主管機關申請核准登記，發給開業執照（第17條）：

1. 公立護理機構：由其代表人爲申請人。
2. 財團法人護理機構：由該法人爲申請人。
3. 私立護理機構：由個人設置者，以資深護理人員爲申請人；由其他法人依有關法律規定附設者，以該法人爲申請人。

第3所稱之「其他法人」係指農會、漁會、工會、私立學校等法人。該法人得依農會法、漁會法、工會法、私立學校法規定，申請附設護理機構[30]。

（三）名稱

護理機構名稱之使用或變更，應以主管機關核准者爲限（第18條第1項）。蓋護理機構經主管機關許可並發給開業執照，爲便於管理，其名稱之使用，應以主管機關核准者爲限，變更亦然。依本法第18條之2規定，護理機構不得使用下列名稱：

1. 在同一直轄市或縣（市）區域內，他人已登記使用之護理機構名稱。
2. 在同一直轄市或縣（市）區域內，與被廢止開業執照未滿一年或受停業

[30] 94.6.30衛署醫字第0940024147號函參照。

處分之護理機構相同或類似之名稱。

3. 易使人誤認其與政府機關、公益團體有關或有妨害公共秩序或善良風俗之名稱。

護理機構係採許可制，若未經主管機關許可，擅用護理機構名稱，易使需護理照護之人，陷於錯誤。爲保護彼等之權益，本法第18條第2項特規定：非護理機構不得使用護理機構或類似護理機構之名稱。

（四）廣告

護理機構廣告，應係利用傳播媒體或其他方法，以招徠病人或產婦，獲得妥適照護爲目的之行爲（參照醫療法第9條之規定）。因此，廣告內容不宜誇張不實，以免病人或產婦陷於錯誤而受害。本法乃規定，護理機構廣告內容，以下列事項爲限（第18條之1第1項）：

1. 護理機構之名稱、開業執照字號、地址、電話及交通路線。
2. 負責護理人員之姓名、性別、學歷、經歷、護理人員證書及執業執照字號。
3. 業務項目及執業時間。
4. 開業、歇業、停業、復業、遷移及其年、月、日。
5. 其他經中央主管機關公告容許事項。

非護理機構不得使用護理機構之名稱，前已介述，則非護理機構，自不得爲護理業務廣告（同條第2項），以防利用護理業務廣告牟利。

（五）負責人

護理機構應置負責資深護理人員一人，對其機構護理業務，負督導責任，其資格條件由中央主管機關訂定（第19條第1項），本項所定護理機構之負責資深護理人員，應具備從事臨床護理工作年資七年以上，或以護理師資格登記執業從事臨床護理工作年資四年以上（細則第11條）。又私立護理機構如係由資深護理人員設置者，以其申請人爲負責人（本法第19條第2項）。護理機構負責護理人員因故不能執行業務，應指定合於負責人資格者代理。代理期間超過一個月者，應報請原發開業執照機關備查。此項代理期間，最長不得逾一年（本法第19條之1）。

（六）訂定轉介關係契約

護理機構應與鄰近醫院訂定轉介關係之契約，訂約之醫院以經主管機關依法評鑑合格者為限（第20條第1、2項）。護理機構為維護病人、產婦或嬰幼兒之健康，自宜未雨綢繆，覓妥合作醫院，訂定轉介契約，此項契約內容應包括急救、急診、轉診及定期出診等事項（細則第12條）。倘契約終止、解除或內容有變更時，應另訂新約，並於契約終止、解除或內容變更之日起十五日內，檢具新約，向原發開業執照機構（關）報備（本法第20條第3項）。另依護理機構分類設置標準規定：

1. 居家護理機構，對所收案之服務對象，應由醫師予以診察；並應依病人病情需要，至少每二個月由醫師再予診察一次（該標準第4條）。
2. 護理之家機構，對所收案之服務對象，應由醫師予以診察；並應依病人病情需要，至少每個月由醫師再予診察一次（該標準第5條）。

居家護理機構及護理之家機構，對於轉診及醫師每次診察之病歷摘要，應連同護理紀錄依規定妥善保存（該標準第6條）。

（七）收費標準

護理機構之收費標準，由直轄市、縣（市）主管機關核定。但公立護理機構之收費標準，由該管主管機關分別核定（第21條第1項）。護理機構之收費標準，除公立護理機構外，均由地方主管機關訂定，因而，所核定之收費標準不盡相同。惟收費項目大致可分為護理費、病房費、伙食費、個人衛生維護費（身體清潔等）及提供日常休閒活動等費用。若主管機關未核定之收費項目，護理機構不可擅立名目收費，亦不得違反收費標準，超額收費（同條第2項）。

（八）其他應辦事項

1. 護理機構歇業、停業或其登記事項變更時，應自事實發生之日起三十日內報請原發開業執照機關備查。護理機構遷移或復業者，準用關於設立之規定（第22條）。又私立護理機構由個人設置者，係以資深護理人員爲申請人，申請設立，如申請主體變更，即屬護理機構之新設立。因此，由資深護理人員設立之護理機構，於同址由另位護理人員重新申請設立時，應由原任負責護理人員申請歇業，註銷原領開業執照及所屬醫事人員執業執照[31]。

2. 護理機構應依法令規定或依主管機關之通知，提出報告，並接受主管機關對其人員配置、設備、收費、作業、衛生、安全、紀錄等之檢查及資料蒐集（第23條）。本條所定提出報告，參照修正前細則第19條規定，係指依傳染病防治法、人類免疫缺乏病毒傳染防治及感染者權益保障條例及其他依法令應提出報告而言。例如護理機構發現收案之服務對象，有疑似傳染病之情事，應於二十四小時內向地方主管機關提出報告。

六、懲處

懲處是護理人員或護理機構違反本法規定義務之行政處罰，本法規定懲處之種類有廢止開業執照、廢止或吊扣護理人員證書、停業處分、廢止執業執照及罰鍰。由於處罰之規定甚多，謹擇與護理人員有關部分予以介述，其餘部分從略。

（一）護理機構有下列情形之一者，處新臺幣2萬元以上10萬元以下罰鍰；其情節重大者，並得廢止其開業執照（第29條）：

1. 容留未具護理人員資格者擅自執行護理業務。

2. 從事有傷風化或危害人體健康等不正當業務。

3. 超收費用經查屬實，而未依限將超收部分退還。

4. 受停業處分而不停業。

（二）護理人員受停業處分仍執行業務者，廢止其執業執照；受廢止執業執照處分仍執行業務者，廢止其護理人員證書（第30條）。

（三）護理人員將證照租借予不具護理人員資格者使用，廢止其護理人員證書；租借予前述以外之人使用者，處新臺幣2萬元以上10萬元以下罰

[31] 89.3.1衛署醫字第89009217號函參照。

鍰，得併處一個月以上一年以下之停業處分或廢止其執業執照（第30條之1第1項）。護理人員之執業係採許可制，如將證照租借予不具護理人員資格者使用，使無護理專長的人執行護理業務，不僅影響病人權益，也破壞制度，此項情形若涉及刑事責任者，自應移送該管檢察機關依法辦理（同條第2項）。

（四）護理機構受廢止開業執照處分，仍繼續開業者，得由中央主管機關吊扣其負責護理人員證書二年（第31條）。

（五）護理人員違反下列規定者，處新臺幣6千元以上3萬元以下罰鍰，並限期令其改善；屆期未改善者，處一個月以上一年以下之停業處分（第33條）：

1. 違反第8條第1、2項（護理人員執業，應向所在地主管機關，申請登記，發給執業執照、每六年接受一定時數繼續教育，始得辦理執業執照更新）規定。

2. 違反第10條第1項（護理人員非加入所在地護理人員公會，不得執業）規定。

3. 違反第12條（護理人員應在所在地主管機關核准登記之醫療機構、護理機構或其他經中央主管機關認可之機構執業）規定。

4. 違反第25條（第1項：護理人員執行業務時，應製作紀錄）規定。

5. 違反第26條（護理人員執行業務時，遇有病人危急，應立即聯絡醫師。但必要時，得先行給予緊急救護處理）規定。

6. 違反第27條（護理人員受有關機關詢問時，不得爲虛僞之陳述或報告）規定。

7. 違反第28條（護理人員對於因業務而知悉或持有他人秘密，不得無故洩漏）規定。

（六）護理機構受廢止開業執照處分者，其負責護理人員於一年內不得申請設置護理機構（第34條）。

（七）護理人員於業務上有違法或不正當行爲者，處一個月以上一年以下之停業處分；其情節重大者，得廢止其執業執照；其涉及刑事責任者，並應移送該管檢察機關依法辦理（第35條）。

（八）違反第11條第1項（護理人員歇業、停業時，應自事實發生之日起三十日內，報請原發執業執照機關備查）規定者，處新臺幣3千元以上3萬元以下罰鍰（第39條）。

（九）護理人員受廢止執業執照之處分時，應自事實發生之日起三日內將執照繳銷；其受停業之處分者，應將執照送由主管機關將停業理由及期限記載於該執照背面，仍交由本人收執，期滿後方准復業（第40條）。

（十）本法所定之罰鍰、停業、撤銷或廢止執業執照、開業執照，除本法另有規定外，由直轄市或縣（市）主管機關處罰；撤銷、廢止或吊扣護理人員證書，由中央主管機關處罰（第41條）。

按義務人依法令或本於法令之行政處分，負有公法上金錢給付義務，逾期不履行，由主管機關移送法務部所屬行政執行處執行（行政執行法第11條第1項參照），併此註明。

參考文獻

醫事護理法規概論，蘇嘉宏、吳秀玲著（97年2月8版1版）。

護理業務與法律實務，臺北市護理師護士公會、中華民國醫事法律學會編著（91年9版）。

護理倫理與法律，盧美秀著（95年4月初版）。

護理與法律新論，屈蓮、劉篤忠著（91年9月初版）。

第四章
醫事人員應知的民事法常識

醫療行爲醫病間之權利義務，除適用醫療法與醫師法相關規定外，亦須適用民法有關規定，民法可以說是醫療行爲所衍生法律責任之準據。一旦發生醫療糾紛，不論是契約問題，或是涉及侵權行爲，醫護人員須否負賠償責任？如何賠償？病人是否與有過失？都須適用民法相關規定。在醫療糾紛處理過程，若能循訴訟外途徑解決糾紛，如參考國外醫療糾紛解決方式ADR（Alternative Dispute Resolutions），先由醫院自行組織調查小組，由高級醫事主管主持其事，瞭解實際情況，釐清責任，提出解決方案，邀請病人及其家屬協商，並請社會公正人士參與，從中協調。或採擇臺灣完善的鄉鎮調解制度申請調解，或申請地方醫事審議委員會調處，諒可獲致圓滿解決，避免訴訟。萬不得已，須訴訟解決，則須依民事訴訟程序，由法院審判，故民事訴訟法有關規定，醫療人員似有輪廓性瞭解的價值，本書爰將有關民法及民事訴訟法之常識列爲一章，方便讀者閱讀。

一、民法

民法是規範私人間日常社會生活的法律，亦即規律私人財產及身分關係的法律。在社會生活中，人與人的關係至爲密切，從日常生活衣、食的交易；車輛、房屋的買賣；生病到醫院求診，分別發生債權與物權關係。結婚生男育女，夫妻、父母子女等共同生活，則屬綿延種族的身分關係，其所發生的法律關係，爲親屬關係、繼承關係，亦屬民法的範疇。因之，我國民法之編制，遂分爲總則、債、物權、親屬、繼承等五編，物權、親屬、繼承等編的規定，與醫療行爲無甚相關，本書略而不論，僅就總則與債編可能與醫療行爲有關部分，概要介述之。

（一）法律關係與權利義務

民法上最重要的概念爲權利與義務，在民法中法律常規定一方應受某種拘束（作爲或不作爲），他方同時獲得某種利益，受拘束義務人與享有利益人間，由法律加以規定，具有法律意義的關係，稱爲法律關係，例如買賣而移轉財產或支付價金的關係；又如病人到醫院求診，醫師爲其診療，病人有支付診察費及藥費的關係等是。法律關係的基本要素爲權利與義務，其構成之主要因素，則有人、物及行爲，以上舉買賣爲例，除買賣雙方當事人外，尙須交付價金、移轉財產（物的交付）等行爲。因之，法律關係基本上可以說是以人爲主體之權利義務關係。

權利既是民法重要概念之一，其內容究竟是甚麼？權利是爲了使特定人享受特定的生活利益，由法律所賦予，受法律的支持與保障，如其權利未能獲得滿足時，可以請求國家以公權力強制促其實現。例如汽車駕駛人駕車不愼撞傷人，拒絕支付醫藥費及因受傷而喪失勞動力的補償，此時受害人可以訴訟方式，促其實現。又如房屋所有權人，得對其所有物自由使用、收益、處分，若被人非法占用，則得請求排除占有並交還房屋是。

義務與權利，二者原則上是對立的，一般來說享權利須負義務，有義務乃有權利。義務是法律上加予義務人的作爲或不作爲的拘束，所謂拘束，是指不能由義務人任意變更或免除，違反此項拘束即應受法律的制裁。義務的內容是作爲或不作爲，例如向人借款，約定償還日，一到該日，債務人應返還借款，這是以作爲爲內容。另如商行經理人，非得該商行的允許，不得爲自己或第三人經營與其所處理的同類事業，此項不競業義務是以不作爲爲內容。權利貴在行使與實現，義務應促其履行與完成，義務人履行其義務，目的在實現權利內容，若義務人不履行其義務而發生損害時，須負賠償責任。

（二）自然人

法律關係是以人爲主體的權利義務關係，若無人則無法律關係可言。故民法總則特別規定「人」一章，法律上所稱之人，與一般所稱的人爲自然人，涵義並不相同，法律上所稱的人，除自然人外，尙包括法人在內，本節所討論之對象爲自然人，不及法人。

自然人顧名思義，係指自然界之人類而言，人類創造法律，而受法律所規範，我國民法關於自然人的權利能力、行爲能力、人格權均設有規定。

1. 權利能力

在法律上能夠享受權利與負擔義務的能力，稱爲權利能力。我國民法第6條規定：「人之權利能力，始於出生，終於死亡。」由此可知人的權利能力從出生開始，也就是說人一經出生，即取得權利能力，享有人格，具有作權利主體的資格與地位，權利能力的終期則爲死亡，亦即人一死亡，其權利能力歸於消滅。人除眞實死亡外，尙有死亡宣告，依民法第8條第1項規定：「失蹤人失蹤滿七年後，法院得因利害關係人或檢察官之聲請，爲死亡之宣告。」第2項：「失蹤人爲八十歲以上者，得於失蹤滿三年後，爲死亡之宣告。」第3項：「失蹤人爲遭遇特別災難者，得於特別災難終了滿一年後，爲死亡之宣告。」是人失蹤後，生死不明，達一定期間即可依法聲請法院宣告死亡，使未確定的法律關係趨於確定。

人之權利能力始於出生，胎兒既未出生，雖無權利能力可言，但此對胎兒利益的保護顯然不週也不公平，故第7條乃規定：「胎兒以將來非死產者爲限，關於其個人利益之保護，視爲既已出生。」以保護胎兒的利益。

2. 行為能力

行爲能力係指能獨立爲有效法律行爲的能力。法律行爲是以意思表示爲要素的行爲，例如買賣、借貸、捐贈等均須以意思表示爲之，由此可知，能獨立依自己的意思享受權利或負擔義務的資格，即有行爲能力，反之，如欠缺意思表示能力人的行爲不能發生法律上的效力。我國民法關於行爲能力之有無有下列三種規定：

（1）有行爲能力人

有行爲能力係指有完全行爲能力的人而言，依民法規定年滿二十歲爲成年（第12條），人一成年，無論男女，均有行爲能力。又未成年人已結婚者，有行爲能力（民法第13條第3項），民法第980條規定男滿十八歲，女滿十六歲得結婚，結婚後需要獨立自主，共營生活，法律因賦予未成年已結婚之人有行爲能力。又未成年人已結婚者有行爲能力，倘配偶死亡，亦不喪失行為能力。

（2）無行為能力人

無行為能力人，乃指不能為有效法律行為的人，其所為法律行為絕對無效。民法規定無行為能力人分為兩種：

A.未滿七歲之未成年人（第13條第1項），此時因屬孩童、知慮較差，法律不賦予以行為能力，其法律行為應由法定代理人代為之。

B.受監護宣告之人（第15條）。

修正前民法規定之「禁治產人」，修正後改為「受監護宣告之人」，旨在保護受監護宣告之人，維護其人格尊嚴，並確保其權益。依民法第14條第1項規定「對於因精神障礙或其他心智缺陷，致不能為意思表示或受意思表示，或不能辨識其意思表示之效果者，法院得因本人、配偶、四親等內之親屬、最近一年有同居事實之其他親屬、檢察官、主管機關、社會福利機構、輔助人、意定監護受任人或其他利害關係人之聲請，為監護之宣告。」而受監護之原因消滅時，法院應依前項聲請權人之聲請，撤銷其宣告（同條第2項）。惟被聲請為監護宣告之人，其精神障礙或其他心智缺陷未達應為「監護宣告」程度，僅為能力顯有不足者，法院得依第15條之1第1項規定，為輔助之宣告。

所謂輔助宣告，係指對於因精神障礙或其他心智缺陷，致其為意思表示或受意思表示，或辨識其意思表示效果之能力，顯有不足者，法院得因本人、配偶、四親等內之親屬、最近一年有同居事實之其他親屬、檢察官、主管機關或社會福利機構之聲請，為輔助之宣告之制度。受輔助宣告之人僅係因精神障礙或其他心智缺陷，致其為意思表示或受意思表示，或辨識其所為意思表示效果之能力，顯有不足，並不因輔助宣告而喪失行為能力，為保護其權益，於為重要之法律行為時，應經輔助人同意，惟其純獲法律上利益，或依其年齡及身分、日常生活所必需者，則無須輔助人之同意。受輔助之原因消滅時，法院應依有聲請權人之聲請，撤銷其宣告（第15條之1第2項參照）。又受輔助宣告之人有受監護之必要者，法院得依第14條第1項規定，變更為監護之宣告（第15條之1第3項參照）。

（3）限制行為能力人

限制行為能力人係指其法律行為能力受到限制之人，依民法第13條第2項規定：「滿七歲以上之未成年人，有限制行為能力。」所謂限制行為能力，其行為能力並非完全欠缺，也非完全有行為能力，因之，限制行為能力人為意思表示及受意思表示，應得法定代理人之允許（第77條前段），如其擅自與人訂立契約，須經法定代理人之承認，始生效力（第79條）。

3. 人格權

人是權利的主體，人格尊嚴為個人的基礎，人格權是以該權利人自己人格為標的權利，與個人有不可分離的關係，人格權因而具有專屬性。人格權的標的屬於非財產權，其本質上具有不可拋棄性、不可移轉性及不可侵害性，故不得繼承、轉讓，或由他人代位行使。

人格權是民法上概括的名詞，在憲法上則為人權，我國民法具體規定者有：姓名權、生命權、身體權、健康權、名譽權、自由權、信用權、隱私權、貞操權、其他人格權等十類，於此，僅就與醫療業務行為可能會遇到的生命權、身體權、健康權、隱私權加以介紹。

（1）生命權

人之可貴，在於有生命。生命權是以人的生命為標的的權利，此項權利對人來說是最重要而尊貴的，不容他人的侵害，如不法加害生命，不但須負刑事責任，民法上亦構成侵權行為，須對法定之人負損害賠償責任（第192、194條）。

（2）身體權

人之生命與身體，實為人過正常生活所不可或缺，而健全的身體為維繫正常生活的要素之一，身體權是以人的軀體的組織為標的的權利，自應加以保護，他人不可加以侵害，如不法毆打他人成傷，或以其他方法予以侵害，除須負刑事責任外，並須負財產上及非財產法益的損害賠償責任（第193、195條）。

（3）健康權

延年益壽為每個人所期盼的事，人的生理機能對人來說自屬重要，健康權是以人的生理機能爲標的的權利，法律上自應保護其安全，以防他人的侵害，如不法加以侵害，既須負刑事責任，亦須負民事損害賠償責任（第193、195條）。

（4）隱私權

由於社會結構與觀念的改變，許多個人生活事物或工商業務秘密，不欲他人知悉，自有守密之必要。隱私權是以人的私生活或工商業務所不欲他人知道的事物，不受干擾或被他人得知爲標的的權利。由於資訊科技的發達，無遠弗屆，隱私權的保護尤受重視。民法乃規定不法侵害他人之隱私者，負損害賠償責任（第195條），醫療人員如無故洩漏因業務知悉之秘密者，更須負刑事責任（刑法第316條）。

（三）法律行為

法律行爲是以意思表示爲要素，並依表示內容發生私法上一定法律效果的行爲。在人類多彩多姿的生活事實裡，許多行爲均欲其發生法律上的效果，資以保障行爲之安全。例如買賣物品、租車旅行，發生債權行爲；所有權的移轉、抵押權的設定，則發生物權行爲。此等法律行爲不論是債權行爲或物權行爲，其行爲必須爲適法行爲，如果是違法行爲，即非法律行爲，而是侵權行爲或債務不履行的問題。

法律行爲除上述財產行爲外，尚有身分行爲，又可分爲親屬行爲與繼承行爲，前者如結婚、收養是；後者如繼承權之拋棄、繼承之承認是。

法律行爲須具備一定的要件方能成立並發生效力，其要件又分爲一般成立要件與特別要件，一般成立要件須有當事人、標的、意思表示，三者缺一不可，例如買賣行爲，須有賣與買的人，買賣的標的（物），賣與買的意思表示，始能成立。特別成立要件又可分爲要式行爲與要物行爲，於此從略。

法律行爲因係表意人欲發生一定法律的效果，除須具備成立要件外，還須具備生效要件才能生效。生效要件爲：1.當事人須有行爲能力〔行爲能力前已介紹，請參閱（二）2.〕；2.標的須適法、妥當、可能、確定；3.意思表示須健全。此爲一般生效要件，其他如遺囑或遺贈行爲，須遺囑人死亡，始發生效力，則爲特別生效要件。

法律行爲的標的須適法，係指其行爲不得違反法律強制或禁止之規定而言，依民法第71條前段規定：「法律行爲，違反強制或禁止之規定者無效。」此項規定，當事人爲法律行爲時皆不得違反，否則，其法律行爲無效。不過，法律規定不以之爲無效者，並不歸於無效，例如民法第380條規定：「買回之期限，不得超過五年。如約定之期限較長者，縮短爲五年。」此買回期限的規定，雖屬禁止規定，但如違反此項規定，該行爲並非無效，僅將較長之約定期限縮短爲五年。法律行爲的標的須妥當，是指其行爲不得有反社會性的內容而言，因爲公共秩序或善良風俗是國民道德的表現，法律行爲殊不應予以違背，民法第72條規定：「法律行爲，有背於公共秩序或善良風俗者，無效。」此項無效之規定，係絕對無效，並無例外。

法律行爲的標的須確定，係指法律行爲的標的必須自始確定，或可能確定而言，否則，法律行爲不能發生當事人所希望發生的效果，當然無效。例如當事人約定購買名牌皮包若干個，惟未約定係L牌或C牌，型類亦未約定，標的既未確定，自無從履行，其行爲當然無效。

法律行爲之目的在謀求行爲內容的實現，因之，其標的須可能實現，否則，該法律行爲無效。例如民法第246條第1項規定：「以不能之給付爲契約標的者，其契約無效。」

（四）意思表示

我國民法以法律行爲爲中心，法律行爲以意思表示爲要素，意思表示是表意人將要成立之法律行爲的意思，表示於外部的行爲。意思表示以語言、文字明白地直接表示者謂之明示；以各種方式間接表示，以使人推知之方法稱之默示。意思表示除民法特別規定非明示不可者外，無論明示或默示均無不可（第153條參照）。默示的意思表示，在日常生活極爲常見，例如在飲食店用餐，自行取用小菜，即有購買的默示。又如房屋租期屆滿後，承租人繼續居住，出租人繼續收取租金，可認爲默示延長租約。

意思表示既係表意人將其內部希望發生一定法律效果的意思，表示於外部的行爲，則其內部的意思與外部的表示必須一致，始發生法律效果。若表意人故意將眞意隱藏，而爲與其意不同的意思表示，例如甲持C牌名錶一只，某日友人乙看見該錶，盛讚其美，甲乃戲稱：「你要就賣給你」，其實並無出售的意思是。此種「表意人無欲爲其意思表示所拘束之意，而爲意思表示者」，民法規定其意思表示，不因之無效，但其情形爲相對人所明知時，其意思表示仍歸無效（民法第86條）。

意思表示於上述表意人將其眞意保留外，尙有表意人與相對人通謀所爲之虛僞的意思表示。此種虛僞意思表示，通常動機不良，例如債務人甲爲避免所有的房地，被債權人乙聲請法院查封拍賣，竟與友人丙通謀，將該房地之所有權虛僞移轉登記爲丙所有是。虛僞意思表示因當事人間之動機不良，無加以保護之必要，民法乃規定：「表意人與相對人通謀而爲虛僞意思表示者，其意思表示無效。但不得以其無效，對抗善意第三人。」（民法第87條第1項）所謂不得對抗善意第三人，是在保護不知表意人與相對人通謀之第三人，以維護社會交易之安全，以上例而言，如某丁不知甲、丙之虛僞表示，而向丙購買該房地，甲不得向丁主張該房地非丙所有，而請求返還是。

虛僞表示表意人與相對人或因其他原因，其意思表示雖非出於眞意，但卻隱藏他項法律行爲，例如眞意爲贈與，而以買賣方式將房地移轉登記予他人，此時買賣行爲因虛僞表示而無效，所隱藏之贈與行爲，若合於贈與要件時，應爲有效，民法第87條第2項特規定：「虛僞意思表示，隱藏他項法律行爲者，適用關於該項法律行爲之規定。」即揭斯旨。

（五）權利之行使

民法第6條規定：「人之權利能力，始於出生，終於死亡」，由此可知，權利係法律賦予權利人可享受特定的法律利益，權利人行使權利以實現權利內容爲目的，並得排除他人的侵害，惟權利之行使，除保障權利人的利益外，亦須兼顧社會公益的維護與社會整體和諧的發展，因之，民法特規定行使權利、履行義務時應遵循的原則。

1. 權利濫用之禁止

權利的濫用，係權利人在行使權利時，從外部觀之爲權利的行使，實質上卻違反法律賦予其權利的本旨，不能認爲正當的行使權利。也就是說行使權利逾越權利的本質，或超越社會觀點所允許的界限，或使義務人遭受損害爲目的，均是權利的濫用。民法第148條第1項規定：「權利之行使，不得違反公共利益或以損害他人爲主要目的。」即爲禁止權利之濫用。例如土地所有人自他人受讓該土地時，已知鄰地所建房屋有越界情事，並知所建四層樓房價值甚鉅，所越界占用土地不多，土地所有人務使占有人拆屋還地，以損其價值，自屬權利之濫用。又權利濫用如構成侵權行爲時，依該條項規定，應負損害賠償之責任。

2. 誠實信用原則

誠實信用原則爲社會道德觀念法律化的具體表徵，亦爲法律倫理價值的崇高表現。不僅可廣泛適用於權利的行使與義務的履行，亦可對於法律的倫理性與當事人間利益的均衡性，具有促進與調節的功能。

民法第148條第2項規定：「行使權利，履行義務，應依誠實及信用方法。」實爲權利行使與義務履行的最高指導原則，倘違反此法定原則，不發生行使權利、履行義務的效力。例如耕地之租約約定承租人每期應繳甘蔗若干公斤，繳租時出租人拒收，承租人乃將甘蔗折算現款而向法院爲清償提存，折算時因漏未加算特級砂糖與二級砂糖的差額，出租人以此爲藉口拒絕受領，並訴請交還土地，有違背誠信原則，其請求自無理由。又如在債務人之父壽宴上，向其討債，亦有違誠信原則。其行爲在法律上均不發生效力。

3. 自力救濟

在古時候由於國家機關建置未臻完備，私權的保護常須依賴自力救濟，私人權利受到侵害或不克實現，債權人得自行扣押債務人之財產，甚至扣押其身體，使其做工抵債。惟法治思想發達後，人民權利之保護，已成國家之責任，民事訟爭及強制執行爲國家專屬的權責，僅在例外情況下，私人始得自力救濟，我國民法規定得行自力救濟有下列三種：

（1）正當防衛

正當防衛性質上爲適法行爲，也是一種權利行爲。民法第149條規定：「對於現時不法之侵害，爲防衛自己或他人之權利所爲之行爲，不負損害賠償之責。」依此規定，正當防衛係在排除現時不法侵害，且其排除行爲不得逾越必要程度，否則，須負相當賠償責任。例如搶匪甲從銀行尾隨領有鉅款之乙，乘機下手搶走乙裝款之手提袋，乙奮力追趕將甲撞倒於地取回手提袋，雖甲被撞倒後受傷，但乙亦不須負賠償責任，若乙取回手提袋，復猛以腳踹甲成傷，則逾越防衛之必要程度，仍須負相當賠償責任。

（2）緊急避難

民法第150條第1項規定：「因避免自己或他人生命、身體、自由或財產上急迫之危險所為之行為，不負損害賠償之責。但以避免危險所必要，並未逾越危險所能致之損害程度者為限。」從法律規定上，可知緊急避難與正當防衛不同，正當防衛是排除現在不法的侵害，而緊急避難是在避免迫在眼前之緊急危險，危險的原因不論是水災、火災、地震等天災地變，動物的侵害，或盜匪之人為因素都包括在內。例如為避免燃燒中之油桶延燒房屋，將油桶抱出屋外，因熱度過高，被迫拋擲，適有路人經過致遭灼傷，可認係情勢危急異常，為緊急避難行為。但放置屋內之油桶何以起火燃燒？若是避難人之過失，致油桶起火，則依民法第150條第2項規定，避難人應負損害賠償責任。又緊急避難行為，法律亦規定以避免危險所必要為限，如逾越必要程度，仍須負賠償責任。

（3）自助行為

自助行為是在時機緊迫之際，為彌補公權力的緩不濟急，法律賦予自助人保全措施的權限。民法第151條規定：「為保護自己權利，對於他人之自由或財產，施以拘束、押收或毀損者，不負損害賠償之責。但以不及受法院或其他有關機關援助，並非於其時為之，則請求權不得實行或實行顯有困難者為限。」例如甲充闊至大飯店用餐，飯後無錢付帳，於趁隙逃離之際，為飯店經理發覺，乃將甲拘束不許其離去是。惟自助行為是在彌補公權力無法及時處理之權宜措施，故自助人於自助後，應即向法院聲請處理，如其聲請被駁回，或遲延聲請者，自助人應負損害賠償之責任（民法第152條），此項規定意在防止自助人濫用自助行為，侵害他人權益。

（六）債之發生

債對一般人而言是耳熟而不知其涵義，只知欠債還債，法律上有何規定？效力如何？一般人甚難瞭解。法律上所稱的債，係指特定人間基於特定事由得請求一定行為的法律關係，也就是說債是特定當事人間債權債務關係，必有兩方當事人，且各該當事人又必須特定，一方可以請求他方為一定行為的權利（債權人），他方有履行一定行為的義務（債務人），民法第199條第1項規定：「債權人基於債之關係，得向債務人請求給付。」由此可知債之關係有其特定性，債權人及債務人實為主體。例如甲以每日五百元之工資，僱用乙為其管理果園，甲（債權人）得請求乙（債務人）按時上工，為其管理果園工作，但不得請求第三人為其工作，蓋甲與第三人並無債之關係存在。

債既係一種法律關係，則其如何發生？原因如何？法律因有明文規定之必要，民法債編通則章規定債之發生有契約、代理權之授與、無因管理、不當得利及侵權行為等五種，其中代理權之授與因與醫療業務行為，無甚關係，故從略，僅就其他四種略加介述。

1. 契約

契約係指兩個以上當事人，以發生私法上效果為目的而合意成立之法律行為，舉凡債權契約、物權契約、身分契約均屬之。民法債編債之發生章所指之契約，則專指債之發生之契約而言，也就是以發生債的關係，而由雙方當事人互相意思表示所合致的法律行為，如買賣契約、委任契約等屬之。

契約的種類繁多，在此僅介紹雙務契約、單務契約、有償契約與無償契約，分述如下：

（1）雙務契約

雙務契約係指雙方當事人互負有對價關係的契約，亦即契約一經有效成立，雙方當事人均有負擔給付的義務，例如買賣契約、僱傭契約、租賃契約等是。

（2）單務契約

單務契約係指僅一方當事人負有給付義務的契約，也就是僅一方當事人負有債務，他方並不負債務，或雖負有債務，惟非對價關係的債務，例如贈與契約、保證契約等是。

（3）有償契約

各當事人互負有對價關係之給付的契約，稱之為有償契約。也就是說雙方當事人間所成立的契約，雙方互有對待給付的債務，例如買賣契約、僱傭契約。有償契約因有對價的債務，自必有對價關係的給付，所以雙務契約必是有償契約。

（4）無償契約

契約當事人之一方負有給付之債務而未取得對價的契約，稱之爲無償契約。無償契約僅一方當事人負有給付之債務，他方並不負債務，故爲單務契約之一種，例如贈與契約、保證契約是。

契約既係雙方當事人以發生債的關係而合意成立的法律行爲，那麼，契約應如何成立？契約與契約書有何不同？宜加以說明。契約爲雙方當事人的合意而成立，契約書係記載契約內容的文書，並非契約本體。有契約不一定有契約書，民法第153條第1項規定：「當事人互相表示意思一致者，無論其爲明示或默示，契約即爲成立。」即揭明契約的成立，不一定要有書面，亦即只要當事人就契約的內容，雙方意思合致，就可以成立。怎樣才可認爲雙方當事人合意？有二種方法：

（1）要約與承諾合致

A. 要約

要約是當事人（要約人）以訂立一定契約爲目的，而促使另一當事人（相對人）承諾的意思表示，因係在喚起相對人承諾，故須表明契約的具體內容，否則，即非要約。例如商品陳列於櫥窗，未表明其價錢，是要約引誘，在客人詢問後，回答價格若干，始屬要約。要約的方法，民法未明文限制，明示、默示、對話、非對話都可以。契約的要約人須受要約的拘束，不得任意改變，但如要約當時預先聲明不受拘束，或依其情形或事件的性質，可認當事人無受其拘束的意思者，則屬例外（民法第154條第1項）。又貨物標定賣價陳列者，視爲要約。但價目表的寄送，不視爲要約（民法第154條第2項），例如便當專賣店，將所販售的各種便當名稱、價格，印列於傳單，分送鄰里是。要約人既因要約而受拘束，如果無時間性，永久受拘束，則沒有人敢爲要約的意思表示。因而，民法規定要約消滅的原因有四種：（A）要約經拒絕者，失其拘束力（民法第155條）；（B）要約定有承諾期限者，相對人不於期限內爲承諾，失其拘束力（民法第158條）；（C）要約未定承諾期限，而以對話（當面）爲要約者，非立時承諾，即失其拘束力（民法第156條）。如非對話爲要約者，依通常情形可期待承諾之達到時間內，相對人不爲承諾時，其要約失其拘束力（民法第157條）；（D）要約是在促使相對人承諾的意思表示，自得於其發生效力前撤回（民法第95條參照）。惟撤回之通知應較要約的通知先到達，或與要約同時到達始生效力，若撤回要約的通知在要約到達之後方到達者，不生撤回的效力。在此情形，依其傳達方法，通常在相當時期內應先時或同時到達，爲相對人可得而知者，相對人應馬上向要約人發遲到通知，如相對人怠於通知，其要約撤回之通知，視爲未遲到（民法第162條），仍生撤回要約的效力。

B. 承諾

承諾是受領要約的相對人，同意要約的內容所爲的意思表示，亦即表明願意依要約的內容，與要約人成立契約。如將要約擴張、限制或爲其他變更而承諾，視爲拒絕原要約而爲新要約（民法第160條第2項）。例如甲向乙表示願賣與「臨床案例醫療法律」五十本，每本500元。乙答覆如數照價購買，是爲承諾，甲、乙之契約成立。如乙表示願買一百本，單價爲450元，此種提高數量要求降價的答覆，視爲乙拒絕原要約，如甲照乙之答覆同意出售，乙之答覆視爲新要約。

承諾既爲意思表示的一種，其所用的方法，亦與要約相同，無論是明示、默示、對話、非對話均無不可。要約若定有承諾期間時，須在承諾期間承諾，契約才可成立。如在期間外到達，因係遲到的承諾，不生承諾之效力。惟承諾之通知，按其傳達方法，通常在相當時期內可到達而遲到，其情形爲要約人可得而知者，要約人應向相對人即發遲到通知，若怠於通知，其承諾視爲未遲到，仍生承諾之效力（民法第159條）。又遲到之承諾，除有上述情形外，視爲新要約（民法第160條第1項），原要約人若未承諾，契約即不成立。

承諾與要約一樣，亦得撤回，撤回承諾之程序，準用撤回要約的規定，在此不贅述。

(2) 互相表意一致

契約的構成要素，爲要約與承諾，因之，如此兩種意思表示一致，不論何方爲要約，何方爲承諾，只要互爲意思表示而一致，即可成立契約，例如甲向乙表示願將所有之房屋以一百萬元出售予乙，適乙亦表示願以一百萬元向甲購買該屋，二者內容一致，不必再互爲承諾，契約即可成立，此即爲民法第153條第1項所規定：「當事人互相表示意思一致者，無論其爲明示或默示，契約即爲成立。」之情形。

(3) 契約方式之約定

契約成立無須具備一定方式，惟契約當事人約定其契約須用一定方式者，在該方式未完成前，推定其契約不成立（民法第166條）。又不動產物權具有高度經濟價值，訂立契約約定負擔移轉、設定或變更不動產物權之義務者，不宜輕率，爲求當事人締約時能審慎衡酌，法律乃規定契約以負擔不動產物權之移轉、設定或變更之義務爲標的者，應由公證人作成公證書（民法第166條之1第1項）。但未依此項規定辦理公證，如當事人已合意爲不動產物權移轉、設定或變更而完成登記者，仍爲有效（民法第166條之1第2項），因爲當事人已有變動物權的合意，並已向地政機關完成物權變動之登記，不宜因其未辦理公證，即否認該契約之效力。

2. 無因管理

法諺云：「干涉他人之事爲違法。」此固屬私法自治原則，惟如拘泥於此，人類幾無互助之可言，因此，各國法律乃設有無因管理之制度，認無因管理爲合法行爲，但爲防濫行干預他人事物的流弊，另加以若干限制。所謂無因管理，係指未受委任，又無法律上的義務，而爲他人管理事務之行爲。例如途見車禍受傷躺臥在路旁的人，僱車將其送到醫院救治；鄰人不在，代收其宅急便送到之貨物，均屬於爲他人管理事務。無因管理是未受委任，如受委任而爲他人處理事務是爲委任，而非無因管理。

(1) 無因管理之要件

依民法第172條規定：「未受委任，並無義務，而爲他人管理事務者，其管理應依本人明示或可得推知之意思，以有利於本人之方法爲之。」由此可知，無因管理之成立：

A.爲他人管理事務：事務云者，係指可以滿足及影響人的生活需要的事項而言，此項事務爲法律事務或爲非法律事務，均無不可，且不以財產的事項爲限，例如上例車禍救助受傷的路人是。

B.須以爲他人管理之意思：此所謂爲他人的意思，係指管理人因其行爲所生之事實上的利益，歸屬於他人（本人）的意思。例如小偷將偷來的蓮霧換裝新果袋，是怕被人認出，不是爲他人管理的意思，不能說是無因管理。

C.須無義務：爲他人管理事務，必須管理人對本人在法律上無義務，若管理人在法律上有義務，不能認爲是無因管理。例如消防人員搶救災害及緊急救護，均非無因管理。

（2）無因管理之效力

無因管理爲債之發生原因之一，成立後一方面可以阻卻該行爲的違法性，他方面管理人與本人之間發生債權債務關係。由於無因管理係屬人類義舉，爲道德行爲，所以管理人原則上不得請求報酬，但法律有特別規定者爲例外。無因管理之管理人在管理前原無義務，然一爲他人管理事務，則發生下列權利義務：

A. 管理人之義務

（A）以妥適方法管理：管理人管理事務，應依本人明示或可得推知的意思，以有利於本人的方法管理之（民法第172條後段），因之，如本人有明示，管理人自應依其意思而爲管理，若無明示，應以可得推知的意思爲之管理，方能盡適當的管理義務。如管理人違反本人明示或可得推知的意思爲事務管理，對於因其管理所生的損害，雖無過失，依民法第174條第1項規定，亦應負賠償責任。不過，管理人的管理，係爲本人盡公益上的義務，或爲其履行法定扶養義務，或本人的意思違反公共秩序善良風俗者，則不必負上開無過失責任（民法第174條第2項）。又管理人爲免除本人之生命、身體或財產上之急迫危險而爲事務的管理，對於因其管理所生的損害，除有惡意或重大過失者外，不負賠償的責任（民法第175條）。

（B）通知及交代義務：管理人開始管理時，以能通知者爲限，應即通知本人。如無急迫情形，應停止管理，等待本人的指示（民法第173條第1項），此爲管理人的通知義務。管理人未盡此項通知義務，因而違反本人明示或可得推知的意思，而爲管理，致本人遭受損害，雖無過失，依民法第174條第1項規定亦應負賠償責任。管理人於通知本人後，應將管理事物進行之狀況，報告本人，管理人因管理事務，所收取之金錢物品及孳息，應交付於本人。以自己名義，爲本人取得之權利，應移轉於本人。管理人爲自己的利益，使用應交付於本人之金錢，或使用應爲本人利益而使用之金錢者，應自使用之日起，支付利息，如有損害，並應賠償（民法第173條第2項、第540條至第542條）。此即管理人之交代義務，或稱計算義務。

B. 管理人之權利

管理人既須盡上述義務，亦有其應享之權利。管理人管理事務利於本人，並不違反本人明示或可得推知的意思，管理人爲本人所支出必要或有益的費用，或因管理而負擔的債務，或因而受損害時，得請求本人償還其費用，及自支出時起的利息，或清償其所負擔的債務，或賠償其損害（民法第176條第1項）。此爲管理人管理事務有利於本人且不違反其意思時，所得享有的權利。若管理人未依本人明示或可得推知的意思，而爲有利於本人之方法管理事務時，本人雖仍得享有因管理所得的利益，惟本人對管理人所負的義務，以其所得利益爲限（民法第177條第1項）。但管理人爲本人盡公益上的義務（例如納稅）或爲其履行法定扶養義務（例如暫供其子女食宿）時，管理人雖違反本人的意思，不適用上開規定，亦即仍得請求本人償還必要之費用等支出及利息（民法第176條第2項）。

（3）無因管理之消滅

管理人管理事務後，經本人承認，其與本人間之關係，溯及管理事務開始時，轉爲委任，適用關於委任之規定（民法第178條），此時無因管理歸於消滅。

3. 不當得利

權利係欲使特定人享受特定生活利益，而由法律所賦予，前已言及，故如無法律上的原因，而受利益，致他人受損害，自應返還其利益（民法第179條前段），此稱之為不當得利。例如甲向乙借書一本，閱畢後已返還，嗣因忘記誤以該書遺失，另購一本還乙，乙竟予受領，即構成不當得利。不當得利的效果是基於法律所規定，屬一種事實（事件），並非法律行為，民法將之列為債的發生原因之一。

（1）不當得利之成立

不當得利的當事人有二：A.受利益人即受領人，此為債務人；B.受損害人即債權人，其債的請求權為不當得利返還請求權。不當得利的受領人所受的利益，不問是積極的財產增加（積極得利），或消極的財產不減少（消極得利）均屬之。其所受利益必須無法律上的原因致債權人受損害，如有法律上的原因，則不構成不當得利。所謂無法律上之原因，係指無享有該利益（權利）之事由，若基於買賣關係而賺得差價，不可說是不當得利。又無法律上的原因，不以受領人之受利益，自始即無為限，其受利益時雖有權利，惟以後權利不存在者，亦為不當得利（民法第179條後段）。例如甲將所繪之油畫一幅贈乙，嗣齟齬撤銷贈與，乙仍保有該畫，即無法律上原因，甲自得依不當得利請求返還。

（2）不當得利的效力

不當得利成立後，債權人可請求受領人（債務人）返還其所受領之利益，如受領人本於該利益更有所取得，並應返還（例如甲竊占乙之土地，蓋屋出租收取租金，除應交還土地外，並應將所收取之租金交與甲），但依其利益之性質，或其他情形不能返還時，應償還其價額（民法第181條）。由此可知，受領人應返還之標的一為原物返還，此係指其所受領的利益及本於該利益之所得均應返還。一為價額償還，此在不能返還原物時，應以金錢償還之。受領人返還範圍，因其是否善意與惡意而異。如受領時，不知無法律上之原因，即受領人受領時係屬善意，債權人請求返還時，其所受之利益已不存在，免負返還或償還價額的責任（民法第182條第1項）。不過，受領人以其所受之利益，無償讓與第三人，第三人於受領人所免返還義務之限度內負返還責任（民法第183條），亦即第三人代受領人為給付，其返還之限度，不超過受領人免責的範圍。受領人若於受領時，知無法律上的原因，或其後知之者，即受領人受領時係屬惡意，或嗣後惡意，除應將受領時所得之利益，或知無法律上之原因時所存在之利益，附加利息，一併償還，如債權人另受有損害，並應賠償（民法第182條第2項），因爲法律不保護惡意之人，惡意受領人之返還範圍宜較善意受領人爲廣。另不當得利之給付，有：A.給付係履行道德上之義務者；B.債務人於未到期之債務因清償而爲給付者；C.因清償債務而爲給付，於給付時明知無給付之義務者；D.因不法之原因而爲給付者，有此四種情形之一者，債權人不得請求返還（民法第180條）。惟D.之不法原因僅於受領人一方存在時，則得請求返還。例如因賄賂而給付金錢，不得請求返還，若是經受賄人之威脅而給付，仍許給付人請求返還。

4. 侵權行為

人之行爲合乎法律之規定，由法律賦予其效果者，稱爲合法行爲；行爲違反法律規定，同樣由法律賦予法律上的效果者，稱之謂違法行爲。違法行爲，可分爲侵權行爲與債務不履行二種，侵權行爲係因故意或過失，不法侵害他人權利或利益之行爲；債務不履行，是債務人因故意或過失，違反債務本質致侵害債權之行爲。侵權行爲有時除須負民事責任外，同時須負刑事責任。例如駕車撞傷路人，須負過失傷害之刑事責任，亦負有民事損害賠償責任。另如醫師爲病人開刀，因過失致手術未盡理想，病人遭受身體上的傷害，須負民事及刑事上的責任是。侵權行爲亦有僅須負民事責任，而不負刑事責任者。例如甲疏於注意損害他人之物，致令不堪使用，因刑法不處罰過失毀損行爲，甲不負刑事責任，惟須負民事賠償責任是。侵權行爲依民法規定，可分爲一般侵權行爲，與特殊侵權行爲二種，前者係指侵害他人權利，是出於自己的行爲而言，後者爲侵權行爲，出於自己行爲以外之事實。分述如下：

（1）侵權行爲之成立

A. 一般侵權行爲

一般侵權行爲的成立，須行爲人有故意或過失不法加害之行爲，所謂不法不只指違反法律強制及禁止規定而言，故意違背善良風俗之行爲（民法第184條第1項）；及違反保護他人之法律，致生損害於他人者（民法第184條第2項）也包括在內。行爲人的行爲，不論積極的作爲，或消極的不作爲，均可構成侵權行爲。例如甲、乙因事發生爭吵，乙突出手毆傷甲；又如甲駕車撞傷乙，均屬積極作爲之事例。另如甲酒醉駕車失事，經警送至醫院，由醫師乙負責診察，卻未做任何治療，致甲於等候治療過程因流血過多致死，即不作爲之事例。侵權行爲加害的對象，須爲他人的權利或利益，此之所謂權利，係指私權，不包括公權在內。私權範圍甚廣，財產權之債權、物權、智慧財產權固屬之；人格權、身分權亦均屬之。侵權行爲所致他人的損害，與加害行爲之間，須有相當因果關係，也就說在一般情形下，有此行爲即足以發生同一損害者是。行爲人除有上述不法加害他人行爲，侵害他人的權利或利益，致他人受損害外，行爲人須有故意或過失，且須有責任能力。所謂責任能力，是指行爲人對其行爲的結果，有負擔損害賠償的資格，亦稱侵權行爲能力。責任能力與人的年齡無關，以意思能力爲基礎，又稱之爲辨別能力，即行爲人有辨別自己行爲在法律上應負何種責任的能力。所以，有辨別能力，即有責任能力，從而，行爲人行爲時有識別能力，出於故意或過失，不法侵害他人，即須負賠償責任（民法第187條）。

B. 特殊侵權行爲

特殊侵權行爲，係侵權行爲有特殊之性質，其構成不以由人之行爲所引起者爲限，損害賠償義務人，亦不限於侵害行爲人。民法規定特殊侵權行爲有：共同侵權行爲（民法第185條）、公務員侵權行爲（民法第186條）、法定代理人之責任（民法第187條第1項）、僱用人之責任（民法第188條）、定作人之責任（民法第189條）、動物占有人之責任（民法第190條）、工作物所有人之責任（民法第191條）、商品製造之責任（民法第191條之1）、動力車輛駕駛人之責任（民法第191條之2）以及危險製造人之責任（民法第191條之3）。上述各種特殊侵權行爲，除僱用人之責任部分，於介紹僱傭一節時，一併敘述外，餘均從略。

（2）侵權行爲之效力

侵權行爲成立後，被害人對加害人取得損害賠償的債權，被害人爲債權人，加害人爲債務人，此一損害賠償之債務爲債之發生原因之一，除適用侵權行爲之特別規定外，民法關於損害賠償之債（第213至218條之1），設有一般規定，亦有其適用。侵權行爲損害賠償之範圍及方法，因被害對象之不同而異，茲分述之：

A. 侵害生命權之損害賠償

民法第192條第1項規定：「不法侵害他人致死者，對於支出醫療及增加生活上需要之費用或殯葬費之人，亦應負損害賠償責任。」第2項規定：「被害人對於第三人負有法定扶養義務者，加害人對於第三人亦應負損害賠償責任。」第3項規定：「第193條第2項規定，於前項損害賠償適用之。」又民法第194條規定：「不法侵害他人致死者，被害人之父、母、子、女及配偶，雖非財產上之損害，亦得請求賠償相當之金額。」由民法上開法條之規定，可得知侵害生命權之賠償範圍：

（A）醫療及增加生活上需要之費用：加害人須向支出被害人之醫療費用及增加生活上所需要費用之人，負損害賠償責任。支出此等費用之人，不論是被害人之繼承人或第三人，只要其支出是項費用，即得逕向加害人請求賠償。

（B）殯葬費：殯葬費係指收殮費及埋葬費而言，不問是被害人之家屬或第三人，均可逕向加害人請求賠償損害。

（C）扶養費：侵權行爲之加害人須對被害人之法定扶養人，負賠償扶養費之責任，所謂法定扶養人，是指民法第1114條所規定互負扶養義務之親屬而言。即a.直系血親相互間；b.夫妻之一方，與他方之父母同居者，其相互間；c.兄弟姊妹相互間；d.家長家屬相互間。

（D）慰撫金：被害人因加害人的不法侵害致死，其父、母、子、女及配偶所受之精神打擊甚鉅，自應予適當慰藉，此項精神上之痛苦，雖非財產上之損害，加害人仍須向被害人之父、母、子、女及配偶賠償相當之慰撫金。所謂子女依民法第7條規定胎兒亦包括在內。

B. 侵害身體、健康、名譽等人格權之損害賠償

民法第193條第1項規定：「不法侵害他人之身體或健康者，對於被害人因此喪失或減少勞動能力，或增加生活上之需要時，應負損害賠償責任。」第2項規定：「前項損害賠償，法院得因當事人之聲請，定爲支付定期金。但須命加害人提出擔保。」第195條第1項規定：「不法侵害他人之身體、健康、名譽、自由、信用、隱私、貞操，或不法侵害其他人格法益而情節重大者，被害人雖非財產上之損害，亦得請求賠償相當之金額。其名譽被侵害

者，並得請求回復名譽之適當處分。」第2項規定：「前項請求權，不得讓與或繼承。但以金額賠償之請求權已依契約承諾，或已起訴者，不在此限。」第3項規定：「前二項規定，於不法侵害他人基於父、母、子、女或配偶關係之身分法益而情節重大者準用之。」從上開規定，加害他人身體、健康、名譽等人格法益，被害人應負賠償責任為：

（A）喪失或減少勞動力：不法侵害他人之身體、健康，被害人因而喪失或減少勞動能力所受之損害，其賠償金額，應就被害人受侵害前之身體健康狀態、教育程度、專門技能、社會經驗等方面斟酌計算定之，即因喪失或減少勞動能力所喪失或減少之收入，加害人均應負賠償責任。又被害人因增加生活上之需要，所支出之費用，加害人亦應賠償。例如甲於穿過馬路時，被乙駕駛之汽車撞倒，經送醫治療右腳截肢，需裝置義肢，其所支出之費用，乙應賠償支給。以上損害賠償，加害人如聲請法院定為定期支付時，法院須命加害人提出擔保，以防加害人不履行義務。

（B）慰撫金：被害人之身體、健康、名譽等人格權受侵害，雖非財產上之損害，加害人仍應賠償其慰撫金，以慰藉其精神上之痛苦。被害人之名譽如受侵害，並得請求回復名譽之適當處分，例如命加害人登報道歉是。又精神之賠償具有專屬性，不得讓與或繼承，惟慰撫金之請求權，如依契約承諾或起訴者，仍得轉讓或繼承。

（3）侵權行為損害賠償之時效

A.時效期間：依民法第197條第1項規定，侵權行為所生之損害賠償請求權，自請求權人知有損害及賠償義務人時起，二年間不行使而消滅，自有侵權行為時，超過十年，其請求權亦消滅。

B.請求權競合之時效期間：依民法第197條第2項規定，侵權行為之損害賠償義務人，如因其侵權行為受有利益，被害人之損害賠償請求權，雖已罹於時效而消滅，仍得依關於不當得利之規定，向義務人請求返還其所受之利益。此即侵權行為請求權與不當得利返還請求權競合，二請求權並存，被害人可擇一行使，如其選擇依不當得利之規定，行使其請求權，時效期間為十五年（適用民法第125條之規定）。

（七）債之效力

當事人間成立債的關係後，即發生債權債務關係，雙方均應受拘束，債權人得依債之內容請求債務人爲給付，債務人則負有給付的義務。因之，債之效力，在於使債務人履行其給付義務，以達到債權的目的。行使權利，履行義務，應依誠實及信用方法，前已言及，故債務人於履行給付時，應加以相當注意，期能順利履行。若債務人漫不經心，或缺乏相當注意，致債務不履行，對此所發生之損害，自應負責。民法第220條第1項規定：「債務人就其故意或過失之行爲，應負責任。」即揭明斯旨。從反面解釋，債務人如無故意或過失時，則不必負責。

債務不履行是債務人侵害債權之行爲，必須可歸責於債務人，債務人始負其責任。也就是說債務人要有應負責的事由，此種可歸責的事由，原則上以上述民法第220條第1項所規定的故意或過失爲限。茲分述之：

1. 故意

民法第220條第1項雖規定債務人就其故意的行爲，應負責任，但未加以詮釋，解釋上應與刑法第13條規定採同一意義。亦即債務人明知自己的行爲可發生一定的結果，並有意使其發生，或預見其發生而其發生並不違背他的本意，就是故意。

2. 過失

民法有關過失之規定，係指欠缺注意之謂。依其欠缺注意之程度，又可分爲：

（1）抽象的過失：行爲人應盡善良管理人之注意（即依交易上一般觀念，認爲有相當知識經驗及誠意之人應盡之注意）而欠缺者，即爲抽象的過失。有關抽象的過失，民法以「善良管理人之注意」一詞規定者，有第432條第1項的承租人之保管義務，及第535條受有報酬之受任人的注意義務。醫師爲病人治病，其醫療給付行爲之法律性質，一般傾向於爲委任契約或準委任契約，若是，即有民法第535條之適用，醫師爲診療行爲時，自應盡善良管理人之注意義務。

（2）具體的過失：債務人履行債務時，應與處理自己事務爲同一注意而欠缺者，爲具體的過失。例如甲每晚均將自己之機車加鎖，以防被偷，某日友人乙將機車寄放託管，並將鑰匙交與，甲疏於注意未加鎖，乙之機車因而被偷，甲即欠缺與處理自己事務爲同一之注意，應負過失責任。民法第223條規定：「應與處理自己事務爲同一注意者，如有重大過失，仍應負責。」乃規定債務人具體過失之最低限度的責任。

（3）重大過失：重大過失係指行爲人顯然欠缺普通人之注意而言，亦即稍加注意，就可避免結果之發生，竟怠於注意，以致結果發生。例如甲於承租之屋內放置汽油，竟於拜拜時在屋內燃燒金紙，引起火災，燒燬房屋是。重大過失與故意之責任，依民法第222條規定，不得預先免除，因二者之責任屬於輕責任，債務人至少亦應負此責任。

債務不履行之種類有給付不能、不完全給付、給付遲延三種，於此不介述。惟債務不履行固屬常見，然債權人受領遲延，間或有之。故民法第234條規定：「債權人對於已提出之給付，拒絕受領或不能受領者，自提出時起，負遲延責任。」旨在保護債務人之利益，因爲債務人既已依債務本旨實行提出給付，自不能任由債權人藉詞拒絕受領，衍生問題，以維護交易安全。

（八）醫療上常見各種之債

1. 僱傭

僱傭關係，爲僱用人與受僱人間之契約，依民法第482條規定，係當事人約定，一方（受僱人）於一定或不定之期限內爲他方（僱用人）服勞務，他方給付報酬之契約。換言之，僱傭契約在受僱人一方，僅止於約定爲僱用人提供一定勞務服務，在僱用人一方，亦僅約定對受僱人爲一定勞務之供給而支給報酬，故僱傭是勞務契約，也是有償契約。

（1）僱傭之成立

民法就僱傭契約如何成立？並無特別規定，自應適用契約之一般規定，亦即雙方當事人互相表示意思一致，其契約即成立，意思表示無論是明示或默示均可（民法第153條第1項）。故僱傭契約因當事人合意而成立，爲不要式契約。

A. 受僱人之權利義務

（A）義務：僱傭契約當事人間之權利義務，係基於專屬關係而成立，故受僱人爲僱用人服勞務，非經僱用人同意，不得使第三人代服勞務，如果受僱人違反此規定，僱用人得終止契約（民法第484條）。又受僱人曾明示或默示保證其有特種技能者，如無此種技能時，僱用人亦得終止契約（民法第485條）。

（B）權利：受僱人既爲僱用人服勞務，自得請求給付報酬，此爲受僱人之報酬請求權，報酬應依約定之期限給付，無約定者，依習慣。無約定亦無習慣時，其報酬分期計算者，應於每期屆滿時給付之，若報酬非分期計算者，應於勞務完畢時給付之（民法第486條）。又僱用人受領勞務遲延時，受僱人雖無庸補服勞務，仍得請求報酬，不過，受僱人因不服勞務所減省之費用，或轉向他處服勞務所得或故意怠於取得之利益，僱用人得由報酬額內扣除之（民法第487條），此項規定乃求勞務報酬之平允。

（C）賠償請求權：受僱人依僱用人之指示服勞務，如因非可歸責於受僱人之事由，致受損害，自得向僱用人請求賠償（民法第487條之1第1項）。此一賠償請求權，旨在保護受僱人之權益，故僱用人縱無過失，仍應賠償。不過，如損害之發生，別有應負責任之人，僱用人對該應負責者，有求償權（同條第2項）。

B. 僱用人之權利義務

（A）給付報酬之義務：報酬爲僱傭要件之一，故爲他人服勞務，他人不支付報酬，不能以僱傭論之。給付報酬爲僱用人義務之一，報酬應以契約定明，契約未定報酬額者，按照價目表所定給付，無價目表者，按照習慣給付。契約未定明報酬，如依情形，非受報酬即不服勞務者，視爲允與報酬（民法第483條）。至於報酬給付時期，前已介述，不另贅述。

（B）保護受僱人之義務：受僱人爲僱用人服勞務，須依僱用人之指示，因之，僱用人對受僱人負有保護之義務。受僱人服勞務，其生命、身體、健康有受危害之虞者，僱用人應按其情形爲必要之預防（民法第483條之1）。此項規定，除勞務本身外，尚包括工作場所、設備、工具等有使受僱人受危害之虞之情形者，僱用人均需善加預防，避免受僱人受危害。

（C）勞務請求權：由於僱傭契約之專屬性，其勞務請求權不得任意讓與，故僱用人非經受僱人同意，不得將其勞務請求權讓與第三人。僱用人違反時，受僱人得終止契約（民法第484條）。

（2）僱傭之消滅

A.期限屆滿：僱傭定有期限者，其僱傭關係於期限屆滿時消滅（民法第488條第1項）。

B.契約終止：僱傭未定期限，亦不能依勞務之性質或目的定其期限者，雙方當事人得隨時終止契約，但有利於受僱人之習慣者，從其習慣（同條第2項）。又當事人之一方，遇有重大事由，其僱傭契約，縱使定有期限，仍得於期限屆滿前終止。惟終止之事由，如因當事人一方之過失而生者，他方得向其請求損害賠償（民法第489條）。

（3）僱用人之責任

僱用人因自己之需要僱用受僱人為其服勞務，自應審慎選任，並對受雇人之行為盡監督能事，避免侵害他人。如受僱人因執行職務不法侵害他人之權利時，法律規定僱用人應與受僱人負連帶賠償責任（民法第188條第1項前段）。僱用人此項責任，並非為自己的侵害他人行為負責，而係因受僱人之侵權行為而負責。惟僱用人就選任受僱人及監督其職務之執行，已盡相當之注意，或雖加以相當之注意，其損害仍不免發生者，僱用人不負賠償責任（同條項後段）。所謂相當之注意，一般係謂與善良管理人之注意同義。所以，僱用人選任受僱人及對受僱人執行職務，已盡善良管理人之注意，自可主張免責。因此，僱用人主張免責時，受僱人之侵權行為，僅由其自己負損害賠償責任。然而，受僱人之經濟能力，往往欠佳，被害人很難獲得賠償，法律基於公平原則，規定被害人不能受損害賠償時，法院因其聲請，得斟酌僱用人與被害人之經濟狀況，令僱用人為全部或一部之損害賠償（民法第188條第2項），以兼顧被害人之法益。

2. 委任

由於工商業發達，各行各業分工趨於細緻，人們已不能事必躬親，委託他人代為處理事務已成常態，委任已為社會生活重要法律關係之一。所謂委任，乃當事人約定，一方委託他方處理事務，他方允爲處理之契約（民法第528條）。委託之一方爲委託人（委任人），受託之一方爲受託人（受任人）。受託人處理事務，須提供勞務，因之，委任契約亦爲勞務契約。又勞務給付之契約，不屬於法律所定其他契約之種類者，因其性質與委任契約相同，故適用關於委任之規定（民法第529條）。

（1）委任契約之成立

契約因當事人合意而成立，委任契約亦同，故委任人的要約與受任人之承諾合致，委任契約即成立。又公然表示承受委託處理事務，如對於該事務之委託，不即爲拒絕之通知時，視爲允受委託（民法第530條）。例如醫院、診所掛牌營運，有病患掛號求診，未爲拒絕通知，法律上擬制該醫院、診所允爲診療是。

（2）委任之效力

A. 受任人之權利義務

（A）處理事務權：委任他人處理事務，受任人須有處理權，若未授與處理權，其所爲之事務處理，即非適法。又所委任事務之處理，須爲法律行爲，而該法律行爲，依法應以文字爲之者，其處理權之授與，亦應以文字爲之。如授與代理權者，其代理權之授與，亦應以文字爲之（第531條）。受任人此事務處理權，係隨委任契約之成立而取得，其有代理權者亦同。受任人之權限，依委任契約之訂定，未訂定者，依其委任事務之性質加以界定。委任人得指定一項或數項事務而爲特別委任，或就一切事務而爲概括委任（民法第532條）。所謂特別委任，係指定特種事項而爲委任。受任人受特別委任時，就委任事務之處理，得爲委任人爲一切必要之行爲（民法第532條）。至於概括委任，係就一切事務予以委任之謂。受任人受概括委任，得爲委任人爲一切行爲，但以下行爲，須有特別之授權：a.不動產之出賣或設定負擔；b.不動產之租賃其期限逾二年者；c.贈與；d.和解；e.起訴；f.提付仲裁（民法第534條）。上述事項，或因不動產之價值較高，或爲無償，或關係委任人之權益甚鉅，自宜愼重其事。

（B）注意義務：受任人既承諾爲委任人處理事務，其處理事務自應依委任人之指示爲之，並與處理自己事務爲同一之注意，其受有報酬者，應以善良管理人之注意處理事務（民法第535條）。又受任人既非爲自己之利益處理委任事務，自應依委任人之指示爲之。故受任人非有急迫之情事，並可推定委任人若知有此情事亦允許變更其指示者，不得變更委任人之指示（民法第536條），此所以保護委任人之利益。委任關係，基於信任而來，委任人因信任受任人而委託受任人爲其處理事務，受任人處理委任事務，應由自己處理，始合契約本旨。第三人既非委任人所信用，受任人不宜交由第三人代爲處理事務，惟如受任人有特別原因，一時不能處理事務，堅持不得由第三人代爲處理，反使事務停頓，故如經委任人之同意，或另有習慣，或有不得已之事由時，法律規定得使第三人代爲處理（民法第537條）。此稱之爲複委任。例如醫師甲已訂於某日爲病人乙摘除膽結石，適某國發生地震，甲臨時受命帶領醫療隊前往救援，不克爲乙手術，乃央請醫師丙，代爲主持手術，並經乙之同意，此即複委任。受任人若未經委任人同意，又無不得已之事由，或無習慣，而使第三人代爲處理事務，就該第三人之行爲，與自己之行爲，負同一責任。倘其已依照上開規定，使第三人代爲處理委任事務，僅就第三人之選任，及其對第三人所爲之指示，負其責任（民法第538條）。又受任人使第三人代爲處理事務，委任人對於該第三人關於委任事務之履行，有直接請求權（民法第539條）。

（C）報告義務：受任人既受委任人之委任處理事務，自應將委任事務進行狀況，隨時報告委任人，委任關係終止時，應明確報告其顛末（民法第540條）。受任人於處理委任事務之際，所收取之金錢、物品及孳息，既因委任之故而收取，屬於委任人所有，自應交付於委任人。其以自己之名義，爲委任人取得之權利，亦應移轉於委任人（民法第541條）。另受任人爲自己的利益，使用應交付於委任人之金錢或使用應爲委任人利益而使用之金錢者，應自使用之日起，支付利息，如有損害，並應賠償（民法第542條）。受任人因處理委任事務有過失，或因逾越權限之行爲所生的損害，自應對委任人負賠償之責任（民法第544條）。此處所稱之過失，係指受任人違反前述民法第535條所規定之注意義務而言。

B. 委任人之權利義務

（A）處理事務請求權：委任關係係基於委任人與受任人間之互信，並專屬之法律關係，故委任人非經受任人之同意，不得將處理委任事務之請求權，讓與第三人（民法第543條）。

（B）償還費用義務：受任人處理委任事務所必需之費用，無代墊之義務，故委任人因受任人之請求，應預付處理委任事務之必要費用（民法第545條）。受任人因處理委任事務，所支出之必要費用，委任人自應償還，並給付自支出時起之利息。若受任人因而負擔必要債務，自得請求委任人代其清償，未至清償期者，得請求委任人提出相當擔保。倘受任人因非可歸責於自己之事由，致受損害時，得向委任人請求賠償。此項損害之發生，如有其他應負責之人時，委任人對該應負責之人，有求償權（民法第546條）。

（C）支給報酬義務：委任契約雖未訂定報酬，然依委任事務之性質，或習慣，須支給報酬者，受任人得請求委任人支給報酬（民法第547條）。又受任人應於何時請求報酬？如契約已訂有時期，從其所訂，契約未訂者，非於委任關係終止及為明確報告顛末後，不得請求。如委任關係因非可歸責於受任人之事由，於事務處理未完畢前已終止者，受任人得就其已處理之部分，請求報酬（民法第548條）。

C. 委任之消滅

（A）契約終止：委任契約不論有無報酬，或有無正當理由，當事人之任何一方，均得隨時終止。惟當事人之一方，於不利於他方之時期終止契約者，應負損害賠償責任。但因非可歸責於該當事人之事由，致不得不終止契約者，不在此限（民法第549條）。

（B）契約消滅：委任關係係根據雙方當事人之互信，若當事人之一方死亡、破產或喪失行為能力，自應歸於消滅。但契約另有訂定，或因委任事務之性質，不能消滅者，不在此限（民法第550條）。如果，上述委任關係之消滅，有害於委任人利益之虞時，受任人或其繼承人，或其法定代理人，於委任人或其繼承人，或其法定代理人，能接受委任事務前，應繼續處理其事務（第551條）。又委任關係消滅之事由，係由當事人之一方發生者，於他方知其事由，或可得而知其事由前，委任關係視爲存續（第552條），此項規定，既保護一方之利益，且可不使他方蒙受不利益，爲良善之法制。

二、民事訴訟程序簡介

（一）鄉鎮調解

醫療糾紛發生後，如能透過平和協調方式解決，當事人或其家屬既可獲得賠償，亦可減少醫療機構或醫事人員之訟累，專心爲病患服務，並可疏減訟源，應爲和諧社會所樂見。萬一私下無法達成和解，鄉鎮調解爲可尋求協助的途徑。是故，在介紹民事訴訟程序之前，先就鄉鎮調解組織及功能，簡介如下：

1. 調解委員會之設置

（1）各鄉鎮、縣轄市及直轄市、市之區公所，應設調解委員會，調解：A.民事事件；B.告訴乃論之刑事事件。

（2）調解委員會調解時，應有調解委員三人以上出席。但經兩造同意，得由調解委員一人逕行調解。

2. 調解聲請程序

（1）調解事件之管轄

A.兩造均在同一鄉、鎮、市、區居住者，由該鄉、鎮、市、區調解委員會調解。

B.兩造不在同一鄉、鎮、市、區者，民事事件由他造住、居所、營業所、事務所所在地；刑事事件由他造住、居所所在地或犯罪地之鄉、鎮、市、區調解委員會調解。

C.經兩造同意，並經接受聲請之鄉、鎮、市、區調解委員會同意者，得由該調解委員會調解。

（2）聲請程序

A. 聲請調解，由當事人向調解委員會以書面或言詞聲請。如果以言詞聲請，應製作筆錄，書面聲請者，應按他造人數提出繕本。聲請應表明調解事由及爭議情形。聲請調解之事件，若已在第一審法院辯論終結者，不得再聲請調解。

B. 第一審法院審理下列事件，認有成立調解之望者，得以裁定移付調解委員會調解：（A）民事訴訟法第403條規定於起訴前，應經法院調解之事件（共有十一款之多，第7款後段規定醫療糾紛發生爭執者，於起訴前應先聲請調解）；（B）適宜調解之刑事附帶民事訴訟事件；（C）其他適宜調解之民事事件。

3. 調解事件之進行

（1）調解委員會接受當事人之聲請或法院之移付後，應即決定調解日期，通知當事人或其代理人到場。此項調解日期，應自受理聲請或移付之日起，不得逾十五日，但當事人聲請延長者，得延長十日。

（2）調解程序原則上不公開，但當事人如約定應公開者，從其約定。

（3）當事人無正當理由，於調解期日不到場者，視爲調解不成立。但調解委員會認爲有成立調解之望者，得另定調解期日。

（4）調解成立時，調解委員會應作成調解書。調解不成立者，當事人得聲請調解委員會給予調解不成立之證明書。告訴乃論之刑事事件，經調解不成立時，鄉、鎭、市、區公所依聲請人向調解委員會提出之聲請，將調解事件移請該管檢察官偵查，並視爲於聲請調解時，已經告訴。

4. 調解書之審核

（1）鄉、鎭、市、區公所應於調解成立之日起十日內，將調解書及卷證送請移付或管轄之法院審核。

（2）調解經法院核定後，當事人就該事件不得再行起訴、告訴或自訴。經法院核定之民事調解，與民事確定判決有同一之效力；經法院核定之刑事調解，以給付金錢或其他代替物或有價證券之一定數量爲標的者，其調解書得爲執行名義。

(3) 民事事件已繫屬於法院，在判決確定前，調解成立，並經法院核定者，訴訟終結，法院不再審理。原告得於送達法院核定調解書之日起三個月內，向法院聲請退還已繳裁判費三分之二。

(4) 告訴乃論之刑事事件於偵查中或第一審法院辯論終結前，調解成立，並於調解書上記載當事人同意撤回，經法院核定者，視爲調解成立時撤回告訴或自訴。

(二) 民事訴訟程序

民事訴訟事件，如能在進入訴訟程序前，謀求當事人圓滿解決，止訟息爭，不但可免除當事人之訟累，亦可疏減訟源，減輕法院案件的負荷。因之，法律規定某些民事事件，在起訴前應經法院調解（民訴法第403條第1項），醫療糾紛發生爭執事件，於起訴前應經法院調解（同條項第7款）。經調解成立之民事事件，與訴訟上成立和解有同一之效力（同法第416條第1項），調解成立與和解成立相同，均與確定判決有同一之效力（同法第380條第1項）。故當事人若能依調解程序圓滿解決，一方可早日獲得賠償，他方則可了結椿事，省錢省事（減少訴訟費用及律師費用之支出），不失解決糾紛之良途。

民事糾紛倘無法經由鄉鎮調解或法院調解程序獲得解決，須循訴訟途徑平息紛爭，則其程序繁瑣，常須委任律師代理，曠日費時，起訴前宜多思量。茲簡介民事訴訟有關第一審程序如下：

1. 管轄

管轄是指民事事件，應由何法院來進行審判，若該法院對該事件可以進行審判，即有管轄權。管轄的種類有多種，於此，僅就自然人的土地管轄略作介紹。

爲了保護被告，防止原告濫訴，民事訴訟事件，由被告住所地之法院管轄。被告住所地之法院不能行使職權者，由其居所地之法院管轄。如果訴訟的原因事實發生於被告居所地者，亦可由其居所地的法院管轄（民訴法第1條第1項）。

訴訟之全部或一部，法院認爲無管轄權者，依原告聲請或依職權以裁定移送於有管轄權的法院（民訴法第28條第1項）。移送訴訟的裁定確定時，視爲該訴訟自始即繫屬於受移送的法院（同法第31條第1項）。但爲避免訴訟繫屬後，其事實及法律狀態變動而影響法院之管轄權，本法增訂起訴時法院有受理訴訟權限者，不因訴訟繫屬後事實及法律狀態變更而受影響（同法第31條之1第1項）。

2. 起訴程序

醫療糾紛如不能訴外和解，或經由鄉鎮調解程序獲得解決，在起訴前應經法院調解（同法第403條第1項第7款），調解程序，由該管轄法院之簡易庭法官主持（同法第406條之1第1項），調解成立與訴訟上和解有同一效力，前已述及，不再贅述。法官指定調解期日，兩造當事人均到場而調解不成時，法院得依一造當事人之聲請，按該事件應適用之訴訟程序（例如訴訟標的金額在新臺幣五十萬元以下者適用簡易程序，五十萬元以上者依通常訴訟程序審理），命即爲訴訟之辯論。但他造聲請延展期日時，法官應予許可。此種情形，視爲調解之聲請人自聲請時已經起訴（同法第419條第1、2項）。

民事訴訟事件，經法院調解不成立，當事人之一造又未聲請即爲訴訟辯論者，法院應付與當事人證明書（同法第416條第5項）。如當事人擬提起訴訟，其訴訟標的金額在新臺幣五十萬元以下者，由法院適用簡易訴訟程序審理，五十萬元以上者，依一審通常訴訟程序審理。起訴應向法院提出訴狀，訴狀應詳爲記載：A.當事人及法定代理人；B.訴訟標的及其原因事實；C.應受判決事項之聲明。訴狀由法院與言詞辯論期日之通知書一併送達於被告。被告接獲訴狀後，可提出答辯狀答辯。

3. 言詞辯論之準備

（1）提出準備書狀

爲使法院及當事人易於掌握案情全貌，使訴訟進行順暢，當事人因準備言詞辯論之必要，應向法院提出準備書狀，記載其所用之攻擊或防禦方法，及對於他造之聲明並攻擊或防禦方法之陳述。此項書狀應以繕本或影本直接通知他造（同法第265條第1項）。

A.原告準備言詞辯論之書狀，應記載：（A）請求所依據之事實及理由；（B）證明應證事實所用之證據，如有多數證據者，應全部記載；

（C）對他造主張事實及證據為承認與否之陳述，如有爭執其理由（同法第266條第1項）。

B. 被告之答辯狀應記載：（A）答辯之事實及理由；（B）證明應證事實所用證據；（C）對原告主張之事實及證據為承諾與否之陳述；如有爭執，其理由（同條第2項）。

C. 兩造當事人提出之上開書狀，應添具所用書證之影本，提出於法院，並以影本直接通知他造（同條第4項）。

D. 審判長如認言詞辯論之準備尚未充足，得定期間命當事人依準備書狀或答辯狀之記載規定，提出記載完全之準備書狀或答辯狀，並得命當事人就特定事項詳為表明或聲明所用證據（同法第268條）。旨在使當事人做完善之準備，法院能於言詞辯論期日針對兩造之爭點集中調查證據，縮短訴訟時間。當事人如未依審判長之命提出上開書狀或聲明證據，或原告於收受被告之答辯狀後未提出補充準備書狀，法院得依職權或依聲請命該當事人以書狀說明其理由，當事人未提出說明者，除係因不可歸責於當事人之事由，致不能於準備程序提出，或該事項為法院應依職權調查，或不甚延滯訴訟外，於準備程序後進行言詞辯論時，該當事人不得主張（同法第268條之2、第276條第1項）。換言之，當事人怠於提出，發生失權之效果，不可不注意。

（2）舉證責任之分配

民事訴訟因係採言詞辯論制度，法院為判決的基礎事實，須經當事人的主張，當事人未主張的事實，除法院應依職權調查者外，法院不得加以斟酌，換言之，即不得採為判決的基礎。所以，在訴訟程序中，當事人就其主張的事實，為了證明其眞實，自有提出證據證明的責任。當事人未主張的事實，法院既不得加以斟酌，當然不負舉證之責任。當事人就其應負舉證責任部分，而未盡其責者，很有可能受敗訴的判決。因之，舉證責任應如何分配於兩造當事人，至關重要，民訴法乃於第277條前段規定：「當事人主張有利於己之事實者，就其事實有舉證之責任。」以揭明舉證責任分配的原則。例如原告訴請被告給付侵權行為之損害賠償（民法第184條），原告應就被告侵權行為及所生損害之事實，負舉證責任。被告若主張其行為係為保護自己權利之自助行為（民法第151條），應就其主張的事實，負舉證責任。另如原告對於自己主張的事實，已盡證明責任後，被告對原告之主張，如抗辯其不實，並提出反對的主張，則被告對其反對的主張，即應負證明的責任。

民事訴訟為訴訟標的法律關係之事實，其舉證責任固應合理分配於兩造當事人間，惟有關訴訟成立要件之事實、當事人適格之事實等，為應由法院依職權調查之事實，當事人不須負舉證責任。又應證明之事實，若法院已可認定，自無庸再由當事人加以舉證證明，此類事實一般叫做舉證責任之例外：

A. 事實於法院已顯著或為其職務上所已知者，無庸舉證。此項事實，雖非當事人提出者，法院亦得予以斟酌，但在裁判前應令當事人就其事實有辯論之機會（民訴法第278條）。

B. 當事人主張之事實，經他造於準備書狀內或言詞辯論時，或在受命法官、受託法官前自認者，無庸舉證（同法第279條第1項）。此處所稱之受命法官係指該訴訟事件之受命法官。受託法官係指受該事件之繫屬法院囑託之他法院調查證據之法官。

C. 當事人對於他造主張之事實，於言詞辯論時不爭執者，視同自認（同法第280條第1項前段），亦無庸舉證。但當事人因他項陳述可認為爭執者，不在此限（同項後段）。又當事人對於他造主張之事實，已於相當時期受合法之通知，而於言詞辯論期日不到場，亦未提出準備書狀爭執者，亦視同自認（同條第3項前段）。

D. 法律上推定之事實無反證者，無庸舉證（同法第281條）。又法院亦得依已明瞭之事實，推定應證事實之眞僞（同法第282條）。此項由法院依據經驗法則及自由心證，推定應證事實之眞僞，自無庸舉證。

4. 判決

（1）終局判決

民事事件原告起訴後，經一審法院依訴訟程序審理，認訴訟達於可為裁判之程度者，應為終局判決（同法第381條第1項）。法院如認原告之訴有理由，則依其聲明為原告勝訴之判決。若認原告之訴無理由，應駁回原告之訴。如認其起訴一部有理由，一部無理由，則為一部勝訴，一部敗訴之判決。又當事人於言詞辯論時爲訴訟標的之捨棄或認諾者，法院應本於其捨棄或認諾爲該當事人敗訴之判決（同法第384條）。所謂捨棄，係指原告就其爲訴訟標的之主張，自己予以否定的陳述而言。認諾，則指被告對原告關於訴訟標的之主張，加以承認之謂。在訴訟上爲捨棄或認諾，應受敗訴之判決，爲法律規定之效果，當事人應特別注意。

（2）上訴

第一審法院爲終局判決後，受不利益判決之當事人，如不服原判決，應於第一審判決送達後二十日之不變期間內提起上訴，超過二十日不變期間，即喪失上訴權。上訴期間因係不變期間，法律規定不得伸長或縮短（同法第163條第1項）。故上訴人應於上訴期間內提起上訴，始屬合法。又上訴期間之遵守，以聲明上訴之上訴狀到達法院時爲準，若上訴狀於上訴期間內付郵，而到達法院時已逾上訴期間，上訴仍非合法。

上訴人上訴後，於二審法院終局判決前，得將上訴撤回。但被上訴人已爲附帶上訴者，應得其同意（同法第459條第1項）。撤回上訴者，喪失其上訴權（同條第3項），第一審法院判決，亦因上訴人之撤回上訴而確定。

參考文獻

民法總則，施啓揚著（下稱施著，84年9月版下同），頁23-39。
民法概要，鄭玉波著、黃宗樂修訂（下稱鄭著，2006年6月版下同），頁10-12。
施著，前揭書，頁65-104、193-215、230-248、377-404。
鄭著，前揭書，頁17-27、51-56、59-62、89-92、93-100、107-124、114-124、135-140、219-221、230-234、。
中華民國憲法第二章人民之權利義務。
最高法院55台上1263號、48台上736號判決。
民法債編總論，何孝元著（下稱何著，80年10月版），頁6-26、42-102、144-150。
輕鬆看民法債編，曾淑瑜著（下稱曾著，91年1月版），頁3-18、22-59、75-86、189-191、211-213。

鄭玉波譯，解法諺（一），頁65。
最高法院63年台上字第1394號判例。
最高法院42年台上字第865號判例。
最高法院56年台上字第1612號判例。
增訂民事訴訟法要論，楊建華著、鄭傑夫增訂（96年3月版）。

第五章
醫事人員應有的刑法常識

人的行爲是否觸犯刑事法律，端視其行爲是否有違法性與危險性，及其主觀上有無犯罪故意或過失。行爲如侵害公共或個人法益，且出於故意或過失，法律又有處罰該行爲的規定，即構成犯罪。醫事人員從事醫療工作，是以維護病患的健康，解除其病痛爲目的，其因執行醫療業務而故意觸犯刑事法的可能性極低。然而，疾病縱能正確診斷出病因，在治療過程常有難以預測的病情變化，稍一不慎，很可能衍生刑事責任問題。因此，醫事人員若能認識刑事法上有關規定，在執行業務時多加注意，或能防患於未然。

一、刑法法例

（一）罪刑法定原則

行爲人的行爲是否違法構成犯罪？該不該課以刑責？均須以行爲時之法律有明文規定者，始得加以處罰，此即一般所稱罪刑法定主義，或罪刑法定原則。刑法第1條前段規定：「行爲之處罰，以行爲時之法律有明文規定者，爲限。」即揭明斯旨。罪刑法定原則亦爲刑法不溯及既往原則的前提要件，行爲時法律沒有明文處罰的規定，行爲後法律始有處罰規定，依刑法第1條前段之規定不得加以處罰。

（二）刑法第10條部分名詞的解釋

1. 稱以上、以下、以內者，俱連本數或本刑計算

刑法條文稱以上者，例如最輕本刑爲三年以上有期徒刑者；稱以下者，例如犯最重本刑爲五年以下有期徒刑之罪；稱以內者，例如五年以內故意再

犯有期徒刑以上之罪者，凡此以數計算者，均連本數或本刑計算，即上舉三年、五年均在內。

2.稱重傷者，謂下列傷害

（1）毀敗或嚴重減損一目或二目之視能。

（2）毀敗或嚴重減損一耳或二耳之聽能。

（3）毀敗或嚴重減損語能、味能或嗅能。

（4）毀敗或嚴重減損一肢以上之機能。

（5）毀敗或嚴重減損生殖之機能。

（6）其他於身體或健康，有重大不治或難治之傷害。

上開（1）至（5）款，係有關生理機能重傷的規定，（6）款則爲關於機能以外身體與健康重傷的規定。（1）至（6）款所稱毀敗，係指生理機能完全喪失效用而言。所稱嚴重減損，係指生理機能有不治或難治之情形。而爲機能以外身體或健康有重大不治或難治之情形，亦爲重傷。除上述重傷之情形外，其他身體之傷害，則屬普通傷害之範圍，又實例上有：被害人左膝蓋關節組織主要之伸出迴轉機能，已經完全喪失，不能回復而殘廢，無法上下樓梯，關節屈時受阻，伸時呈無力並發抖，無法保持身體重心之平衡，自由行走，認係重傷範圍（取材自最高法院62年台上字第3454號判例），可供參考。

二、刑事責任

刑事責任，一般係指行爲人對其違法行爲，應負之刑事法上的責任。例如醫師某甲明知某乙未曾到其診所求診，亦未受傷，竟應乙之央求，開具乙髖骨骨折之不實診斷書，持向服務單位請假，甲對其違法開具診斷書之行爲，應負僞造文書之刑事責任是。

（一）責任意思

行爲人對於其所侵害法益的事實，主觀上有認識並決意實行或容認其發生，或欠缺注意，致構成犯罪，一般稱爲責任意思。上例所舉：甲明知乙未曾到其診所就醫，又無髖骨骨折的事實，如開具不實的診斷書，有違反醫師法第11條第1項規定，及觸犯刑法第215條業務上文書登載不實罪之虞，竟仍開具診斷書交付乙持以行使，自應負法律上的責任。責任意思依刑法第12條：「行爲非出於故意或過失者不罰。」「過失行爲之處罰，以有特別規定者爲限。」之規定，可分爲故意與過失，分述如下：

1. 故意

（1）直接故意

刑法第13條第1項規定：「行爲人對於構成犯罪之事實，明知並有意使其發生者，爲故意。」一般稱爲直接故意或確定故意。所謂構成犯罪之事實，係指刑罰法律所規定犯罪構成要件之事實而言。例如甲於某日上午逛某百貨公司，見攤位陳列販賣之休閒服，款式新穎，竟萌不法所有之意圖，乘店員忙於應付其他客人之際，竊取休閒服一件，放入購物袋內，匆忙離去。甲既有不付款拿走該休閒服的意思，又乘店員應付其他客人不注意的時候，偷走休閒服，其行爲合於刑法第320條第1項規定竊盜罪的構成要件，應成立竊盜罪。

（2）間接故意

刑法第13條第2項規定：「行爲人對於構成犯罪之事實，預見其發生，而其發生並不違背其本意者，以故意論。」一般稱爲間接故意或不確定故意。例如甲與乙、丙三人租居一室，因細故被乙毆傷，乙拒絕賠償醫藥費，甲懷恨在心，預購得砒霜一包，意圖毒殺乙，甲將砒霜混入瓶裝冷泡茶，置於三人共用之冰箱內。是日，丙先回住處，口渴開冰箱，飲該冷泡茶，旋毒發死亡。本例甲主觀上已知砒霜可毒死人，其將毒茶放置冰箱內，乙如飲用必毒發死亡。甲亦知在乙飲用前，丙可能取之飲用，是丙若先取飲，亦必中毒而死，此爲甲所預見，丙之死亡並不違背甲殺人之本意，甲有不確定殺人的故意，應負殺人罪責。

2. 過失

（1）無認識之過失

刑法第14條第1項規定：「行爲人雖非故意，但按其情節應注意，並能注意，而不注意者，爲過失。」一般稱爲無認識之過失。無認識過失之行爲人，對於犯罪事實之發生無預見，亦無犯罪的故意，僅因怠於注意，致發生犯罪事實。例如某甲爲大貨車司機，應知依道路交通安全規則第112條第1項第13款：夜間在照明不清之道路，將車輛停放於路邊，應顯示停車燈光或反光標誌之規定。其於夜間，將所駕駛大貨車停放於照明不清之道路路邊，竟既未注意顯示停車燈光，亦未置放反光標誌，即在車內睡覺，適有某乙駕駛機車，途經該處，因視線不良，不能及時發現大貨車之存在，而自後撞上，不治死亡。則某甲於停車時怠於注意應顯示燈光，亦未放置反光標誌，以提醒來往車輛注意，致某乙駕駛機車自後撞上，不治死亡，自應負業務上過失致人於死罪責（取材自最高法院65年台上字第3696號判例）。

（2）有認識之過失

刑法第14條第2項規定：「行爲人對於構成犯罪之事實，雖預見其能發生而確信其不發生者，以過失論。」一般稱爲有認識之過失。有認識過失與無認識過失不同點在於，前者對於構成犯罪之事實，有預見其發生，而確信不致發生，後者並無預見，僅因應注意而怠於注意，致其行爲構成犯罪。過失行爲之行爲人是懈怠其應注意之義務，主觀上並無犯罪之故意，不能與故意犯罪同論，所以，刑法第12條第2項規定：「過失行爲之處罰以有特別規定者，爲限。」即本斯理。

（二）責任能力

責任能力，一般係指行爲人對其所爲之一定行爲，有負擔刑事責任的資格。也就是說行爲人對自己的行爲，能辨別在法律上將生何種效果？刑罰法律將課以何種責任？有承擔此責任的資格，即屬有責任能力。行爲人是否有責任能力，刑法是以一定年齡及其精神狀態，或生理狀態是否健全成熟爲標準，分爲無責任能力人、減輕責任能力人、完全責任能力人三種，分述如下：

1. 無責任能力

無責任能力人之行爲，刑法規定不罰。可分爲下列二種：

（1）未滿十四歲人（刑法第18條第1項）。

（2）行爲時因精神障礙或其他心智缺陷，致不能辨識其行爲違法或欠缺依其辨識而行爲之能力之人（刑法第19條第1項）。

2. 減輕責任能力

減輕責任能力之行爲，刑法規定得減輕其刑，有下列四種：

（1）十四歲以上未滿十八歲之人（刑法第18條第2項）。

（2）滿八十歲人（刑法第18條第3項）。

（3）因精神障礙或其他心智缺陷，致其辨識行爲違法或依其辨識而行爲之能力，顯著減低之人（刑法第19條第2項）。

（4）瘖啞人（刑法第20條）。所謂瘖啞，係指出生及自幼瘖啞者而言，瘖而不啞，或啞而不瘖，均不適用此規定。

3. 完全責任能力

完全責任能力人係指滿十八歲未滿八十歲之精神狀態健全，且無心智缺陷之人，就其行爲應負完全刑事責任。

（三）阻卻違法

一般所說的阻卻違法（又稱違法阻卻原因），係指行爲人的行爲合於刑法犯罪構成要件，本屬違法，因有特殊的法定原因，不處罰其行爲。刑法規定阻卻違法之原因共有五種，分述如下：

1. 依法令之行為

刑法第21條第1項規定：「依法令之行爲，不罰。」此所稱之「法令」，係指中央法規標準法所規定之法律及各機關發布之命令而言。法律係指經立法院通過，總統公布，名爲法、律、條例或通則。各機關發布之命令，依其性質稱爲規程、規則、細則、辦法、綱要、標準或準則。

2. 依上級命令之職務上行為

刑法第21條第2項規定：「依所屬上級公務員命令之職務上行爲，不罰。」公務員有服從長官命令之義務，故其對上級公務員所發命令，予以執行屬職務上之行爲，法律乃規定此項行爲不罰。例如監獄人員依檢察官之執行指揮書對受刑人執行刑罰；警察人員依檢察官之指揮，拘提犯罪嫌疑人等等。惟刑法爲防範公務員之濫用職權，於同條第2項但書規定：「但明知命令違法者，不在此限。」藉資約束。

3. 業務上正當行為

刑法第22條規定：「業務上之正當行爲，不罰。」所謂「正當行爲」係指其行爲具有合理合法性，例如醫師爲救治車禍重傷者之生命，爲其截肢，即屬正當行爲，依上開規定不罰。

4. 正當防衛行為

刑法第23條規定：「對於現在不法之侵害，而出於防衛自己或他人權利之行爲，不罰。但防衛行爲過當者，得減輕或免除其刑。」例如甲女因乙男壓在身上強姦，不得已而咬傷乙男之舌頭，是基於排除現在不法侵害之正當防衛行爲，且未超越必要之程度，甲女之行爲依法不罰（取材自最高法院52年台上字第103號判例）。惟正當防衛僅適用於排除現在不法之侵害，若侵害尚未發生，本無侵害可言，侵害過後之行爲，則屬復仇行爲，均無正當防衛之適用。

5. 緊急避難行為

刑法第24條第1項規定：「因避免自己或他人生命、身體、自由、財產之緊急危難，而出於不得已之行爲，不罰。但避難行爲過當者，得減輕或免除其刑。」人在緊急危難時，因欲保護自己或他人，不得已侵害他人之法益，亦所不免。例如發生火災，房屋將倒塌，甲因欲先出推乙，致乙落後而死。此乃救己情切，出於不得已之行爲，甲之行爲又無過當，合於緊急避難之規定。另依同條第2項規定，關於避免自己危難之規定，於公務上或業務上有特別義務之人，不適用之。

三、正犯與共犯

（一）共同正犯

刑法第28條規定：「二人以上共同實行犯罪之行爲者，皆爲正犯。」所謂正犯，係指實行犯罪之人，若利用無刑事責任者實行犯罪之行爲，則爲間接正犯。行爲人以自己犯罪的故意，單獨實行犯罪構成要件的事實，一般稱爲單獨正犯；二人以上合謀犯罪，共同實行犯罪行爲，爲共同正犯。實例認爲共同正犯之實行犯罪行爲，雖不以參與全部犯罪行爲爲必要，但必須分擔實施犯罪的一部分行爲，始爲共同正犯（取材自最高法院46年台上字第1304號判例）。又「以自己共同犯罪之意思，參與實施犯罪構成要件以外之行爲，或以自己共同犯罪之意思，事先同謀，而由其中一部分人實施犯罪行爲者，均爲共同正犯」（大法官解釋第109號），例如甲、乙、丙三人謀議搶劫銀樓，至目的地，丙在外把風，甲、乙進入銀樓，由甲持刀挾著老闆，控制其行動，乙則搜取財物，三人得手後逃逸。丙雖在外把風，但事先與甲、乙謀議，並分擔行爲，仍應成立強盜罪之共同正犯。

（二）教唆犯

刑法第29條第1項規定：「教唆他人使之實行犯罪行爲者，爲教唆犯。」教唆犯是唆使本無犯罪意思之人，使之決意實行犯罪。教唆犯須有教唆他人犯罪之故意，因之，過失與非故意之教唆，不成立教唆犯罪。被教唆人原無犯罪之意思，因教唆者之教唆後，始決意實行犯罪，故被教唆者在實行犯罪行爲時，須有責任能力及責任意思，如教唆未滿十四歲之少年或無犯罪認識之人犯罪，則爲間接正犯而非教唆犯。例如甲唆使未滿十四歲之少年乙，搶奪夜行婦女財物，甲應成立搶奪罪之間接正犯。教唆犯之處罰，依其所教唆之罪處罰之（刑法第29條第2項），是被教唆人如犯罪既遂，教唆犯應依教唆既遂論處，若犯罪未遂，則以教唆未遂論處。

（三）幫助犯

刑法第30條第1項前段規定：「幫助他人實行犯罪行爲者，爲幫助犯。」幫助犯既係幫助他人實行犯罪行爲，則不問在他人（正犯）已決意實行犯罪之前，或實行犯罪行爲中，予以助力，使其易於完成犯罪行爲，均可成立。幫助行爲，不限於物質上之幫助，精神上的幫助亦屬之，故不論以言語或動作從旁助勢，均可成立幫助犯。幫助犯係幫助他人犯罪的意思，其與正犯之間無犯意的連絡，故正犯雖不知有幫助之情，仍可成立幫助犯（同條項後段）。幫助犯之處罰，依刑法第30條第2項規定，得按正犯之刑減輕其刑。因其係從屬於正犯，若正犯之行為不構成犯罪，幫助犯亦不成立犯罪。

四、刑罰的種類

刑法第32條規定：「刑分為主刑及從刑。」主刑可分為生命刑、自由刑、財產刑。從刑分為褫奪公權、沒收、追徵。依第33、37、38-1、38-2條規定，主刑及從刑的種類，表述如下：

<table>
<tr><td rowspan="5">主刑</td><td colspan="2">死刑</td><td>生命刑</td></tr>
<tr><td>無期徒刑</td><td>終身監禁</td><td rowspan="3">自由刑</td></tr>
<tr><td>有期徒刑</td><td>二月以上十五年以下，但遇有加減時得減至二月未滿或加至二十年</td></tr>
<tr><td>拘役</td><td>一日以上六十日未滿，但遇有加重時得加至一百二十日</td></tr>
<tr><td>罰金</td><td>新臺幣一千元以上，以百元為計算單位</td><td rowspan="3">財產刑</td></tr>
<tr><td rowspan="4">從刑</td><td colspan="2">沒收</td></tr>
<tr><td colspan="2">追徵</td></tr>
<tr><td rowspan="2">褫奪公權</td><td>終身宣告：宣告死刑或無期徒刑者，宣告褫奪公權終身</td><td rowspan="2">資格刑</td></tr>
<tr><td>有期宣告：宣告一年以上十年以下褫奪公權</td></tr>
</table>

死刑乃剝奪犯人之生命，為對刑事犯之最重處罰，故又稱為極刑。自由刑是剝奪犯人自由之刑罰，其中無期徒刑之犯人惡性重大，予以終身監禁，使與社會隔離。有期徒刑及拘役，均於一定期間內，剝奪犯人之自由，為惡性或情節較輕者，且如合於法律規定時，得准易科罰金，不執行宣告之自由刑。罰金、追徵、沒收，皆屬剝奪犯人財產之刑罰，罰金如犯人無力繳納者，可易服勞役，亦可易服社會勞動（詳於後介述）。

五、刑之易科（易刑處分）

（一）易科罰金

易科罰金制度，旨在救濟短期自由刑之流弊，性質屬易刑處分。依刑法第41條第1項前段規定：「犯最重本刑為五年以下有期徒刑以下之刑之罪，而受六個月以下有期徒刑或拘役之宣告者，得以新臺幣一千元、二千元或三千元折算一日，易科罰金。」合於此項規定，其折算標準，法院應於判決書之主文內記載明確（刑事訴訟法第309條第2款參照），究應以若干元折算有期徒刑或拘役一日，均應於判決書主文內載明。惟個別受刑人中，如有「難收矯正之效，或難以維持法秩序者」（同條第1項但書），於刑事執行程序中，檢察官得審酌情狀，而為准許或駁回受刑人易科罰金之聲請。又此項易科罰金之規定，在受刑人受數罪併罰之裁判，而其應執行之刑雖逾六月者，亦有適用（同條第8項）。例如甲犯竊盜罪處有期徒刑四月，又犯詐欺罪處有期徒刑五月，應執行有期徒刑七月，仍可諭知易科罰金。

（二）易服勞役

受罰金裁判之受刑人，依刑法第42條第1項規定，應於判決確定後二個月內完納。期滿而不完納者，強制執行。惟受刑人常有因經濟欠佳無力完納者，若任其拖延不納，亦非法之所許。故規定不能於二個月內完納者，得許期滿後一年內分期繳納，如仍未繳，於查明確無財產可供執行時，檢察官得逕予易服勞役（同條第2項）。易服勞役之折算額數以新臺幣一千元、二千元、三千元折算一日，但勞役期限不得逾一年（同條第3項）。又罰金易服勞役折算之額數，應於裁判書主文內諭知折算之標準（刑事訴訟法第309條第3款）。

（三）易服社會勞動

易科罰金，係為救濟短期自由刑之流弊所設之制度，已如前述。惟受刑人如無資力繳納罰金，仍需入監執行，當非立法之本旨。因此，刑法特增訂罰金易服勞役，除有以下情形之一者外，得以供社會勞動六小時折算一日，易服社會勞動（第42條之1第1項）：

1. 易服勞役期間逾一年。

2. 入監執行逾六個月有期徒刑併科或併執行之罰金。

3. 因身心健康之關係，執行社會勞動顯有困難。

此項社會勞動之履行期間，不得逾二年。受刑人無正當理由不履行社會勞動，情節重大，或履行期間屆滿仍未履行完畢者，執行勞役（同條第2、3項）。

其次，依刑法第41條第1項得易科罰金之規定（請參照（一）之介述），而未聲請易科罰金者，得以提供社會勞動六小時折算一日，易服社會勞動。又受六個月以下有期徒刑或拘役之宣告，不符易科罰金之規定者，得以同一折算標準，易服社會勞動。上述得易服社會勞動之履行期間，不得逾一年（第41條第2、3、5項）。惟如因身心健康之關係，執行顯有困難者，或易服社會勞動，難收矯正之效或難以維持法秩序者，則不得易服社會勞動（同條第4項）。

六、緩刑

緩刑俗稱寄罪，是爲避免短期自由刑之害。受短期自由刑宣告之犯人，大都是初犯或輕微犯罪，惡性不深，如將之拘束於罪犯聚集的監獄，近黑難期成白，耳濡目染，傳染惡習，將難收改過遷善的效果。因之，法律乃規定在一定條件下，暫緩其宣告刑之執行，如於緩刑期間內，表現良好，未撤銷緩刑，其刑之宣告即爲無效，實爲鼓勵初罹法網者改過向上之良制。

（一）緩刑之要件

依刑法第74條第1項規定，宣告緩刑須具備下列要件：

1. 受二年以下有期徒刑、拘役或罰金之宣告。

2. 未曾因故意犯罪受有期徒刑以上刑之宣告，或前因故意犯罪受有期徒刑以上刑之宣告，執行完畢或赦免後，五年以內未曾因故意犯罪受有期徒刑以上刑之宣告者。所謂前因故意犯罪受有期徒刑以上刑之宣告，係指被告前因故意犯罪受刑之宣告，其判決已確定者而言，若因過失犯罪，係一時怠於注意致干刑章，惡性輕微，其後偶發犯罪，如合於緩刑之條件，亦可獲宣告緩刑之寬典。

3. 須認以暫不執行爲適當。

符合上述條件，仍須由審判之法官，審酌案情，認被告所受宣告之刑，暫時不執行爲適當，本其職權裁量，並非所有具備上述條件者，均須宣告緩刑。又法官宣告緩刑，得斟酌情形，命被告爲下列各款事項：（1）向被害人道歉；（2）立悔過書；（3）向被害人支付相當數額之財產或非財產上之損害賠償；（4）向公庫支付一定之金額；（5）向指定之政府機關、政府機構、行政法人、社區或其他符合公益目的之機構或團體，提供四十小時以上二百四十小時以下之義務勞務（另三款不贅介）。法官審理案件之被告，合於緩刑條件，認其所受宣告之刑以暫時不執行爲適當，而宣告緩刑者，應於判決主文內載明緩刑之期間（二年以上五年以下），並得諭知於緩刑期間付保護管束。命被告爲上開各款所列事項，亦應附記於判決書內。第3、4款之命令得爲民事強制執行名義。

（二）緩刑之撤銷

1.應撤銷緩刑宣告

緩刑旨在鼓勵受緩刑人改過自新，其若不知悔改，於緩刑期間內故意犯罪；或緩刑前因故意犯他罪，而在緩刑期內受不得易科罰金之有期徒刑以上刑之宣告確定者，足見受緩刑人品行不佳，難期其改過遷善。檢察官應於判決確定後六月以內，聲請法院撤銷緩刑之宣告（刑法第75條）。

2. 得撤銷緩刑宣告

受緩刑人於緩刑前因故意犯他罪；或緩刑期內因故意犯他罪，而在緩刑期內受六個月以下有期徒刑、拘役或罰金之宣告確定，或緩刑期內因過失更犯罪，在緩刑期內受有期徒刑之宣告確定，或違反法官前開負擔之命令，情節重大，足認原宣告緩刑難收其預期效果，而有執行刑罰之必要者，除違反法官負擔命令情節重大之案件，應由檢察官於緩刑期內，聲請法院撤銷其緩刑之宣告外，其餘撤銷緩刑宣告之案件，檢察官於判決確定後六月內，聲請法院撤銷緩刑之宣告（刑法第75條之1）。過失犯係因行為人一時疏失或怠於注意之犯罪，惡性較輕，惟緩刑期內，因過失犯罪其情節較重，受有期徒刑之宣告確定者，實有未能澈底悔悟自新之表徵，仍有由法院斟酌決定有無撤銷緩刑之必要，受緩刑人於緩刑期內應特別注意此項規定。

3. 緩刑之效力

依刑法第76條規定：「緩刑期滿，而緩刑之宣告未經撤銷者，其刑之宣告失其效力。但依第75條第2項、第75條之1第2項撤銷緩刑宣告者，不在此限。」所謂緩刑期滿，係指自宣告緩刑之案件判決確定日起，至所宣告之緩刑期間屆滿日止而言。如期滿緩刑之宣告未經撤銷者，其所宣告之刑自始失效，即與未宣告一樣。惟如緩刑經法院裁定撤銷，縱撤銷緩刑之裁定在緩刑期滿後，其原宣告之刑，並不失其效力。

七、醫療業務易犯的刑事責任

（一）業務上文書登載不實罪

刑法第215條規定：「從事業務之人，明知為不實之事項，而登載於其業務上作成之文書，足以生損害於公眾或他人者，處三年以下有期徒刑、拘役或一萬五千元以下罰金。」條文所稱業務，係指事實上執行之業務而言，亦即個人基於其社會地位繼續反覆所執行之事務（最高法院43年台上字第826號判例、71年台上字第1550號判例參照）。因此，從事該業務之人，就其業務上作成的文書，係屬有權製作行為，原無偽造的問題，惟如其明知為不實之事實，而故意登載於業務上作成之文書，則對於公共信用之法益，有生損害之虞，換言之，其不實之登載，有使社會上一般人誤信其內容為眞實之危險。例如律師代人撰狀，謊稱對造律師在外宣傳，謂有同鄉在上訴法院任事，可以情面推翻原案等語，係從事律師業務之人，明知為不實之事項，而登載於其業務上作成之文書，且於對造律師之名譽等，並非不足以生損害，自應構成刑法第215條之罪（司法院院解字第2394號參照）。足見捏造業務上作成文書之內容，而足以損害公眾或他人，即構成犯罪。他如醫師開立不實之死亡證明書，病歷記載不實，亦構成本罪，實例如下：

1. 甲爲職業醫師，明知醫師非親自檢驗屍體，不得交付死亡證明書。緣有呂君於85年2月8日因病死亡，其孫乙委託葬儀業者丁辦理後事，丁與甲有業務配合關係，乃介紹乙與甲認識，乙與岳母丙爲謀奪呂君遺產，以領保險爲由，央求甲配合延後開立死亡日期，甲明知呂君係85年2月8日死亡，爲圖得四千元酬勞，竟與乙、丙基於共同犯意聯絡，由甲製作呂君係於同年3月8日死亡之死亡證明書，交付乙持向戶政事務所辦理呂君死亡登記，丙再持戶籍謄本等文件，辦理呂君所有土地之移轉登記，足生損害呂君之其他繼承人及戶政、地政機關。經法院判處甲共同（行使）業務上文書登載不實罪，有期徒刑六月，得易科罰金（取材自臺灣臺北地方法院91年易字第932號判決）。
2. 甲爲某市立醫院神經外科醫師，乙爲主治醫師。緣有邱君於94年1月10日凌晨，酒後毆打其四歲女兒邱小妹，致頭部鈍挫傷、急性硬腦膜下腔出血而昏迷，經警送至該院救治，由急診室主治醫師丙診治，判斷邱小妹係腦傷，昏迷指數爲七分，即施行救命術，安排進行CT及X光檢查，並聯繫甲，要求會診，丙告以邱小妹疑有顱內出血，需要會診。甲以該院無多餘外科加護病房爲由，囑丙先爲邱小妹插管。凌晨二時二十分，邱小妹做完頭部及CT檢查時，昏迷指數降至最低值三分，病情危急，丙隨即判讀CT影像，診斷爲右側硬腦膜下腔出血，須緊急手術清除，於二十五分再次聯繫甲，旋告以邱小妹須開刀，甲當時未在該院以電腦PACS系統觀看邱小妹之CT影像，卻向丙稱該院神經外科加護病房已滿床，建議邱小妹轉院。經該院多方聯繫，最後邱小妹被轉送至臺中縣童綜合醫院治療。同日上午，甲與乙獲知邱小妹已轉送童綜合醫院，方以電腦PACS系統觀看邱小妹之CT影像。二人明知甲未依規定於邱小妹在該院急診時，就會診過程記載於病歷，竟基於共同犯意聯絡，由甲於1月11日晚間七時許，在其辦公室觀看前開CT影像後，於會診記錄上爲不實登載，表示邱小妹於該院就診時，彼等以電腦PACS系統瀏覽CT影像方式進行會診，而虛捏其會診時檢查後狀況、CT影像之記載，並於會診記錄上簽名，足以生損害於邱小妹及該院。經法院論甲、乙共同犯業務上文書登載不實罪，各處有期徒刑四月，均得易科罰金（取材自臺灣臺北地方法院94年醫訴字第5號判決）。

（二）利用權勢性交或猥褻罪

刑法第228條第1項規定：「對於因親屬、監護、教養、教育、訓練、救濟、醫療、公務、業務或其他相類關係受自己監督、扶助、照護之人，利用權勢或機會爲性交者，處六月以上五年以下有期徒刑。」第2項規定：「因前項情形而爲猥褻之行爲者，處三年以下有期徒刑。」第3項規定：「第1項之未遂犯罰。」本條第1項是對於受自己監督、扶助、照護之人，利用權勢或機會爲性交行爲之犯罪。基於上列特種關係，而有權監督、扶助、照護者，如利用權勢或機會，對其所監督、扶助、照護之人爲侵入性之性交行爲，對方處於權勢之下，常難抗拒，犯罪較易，故法律特加以規範。所謂醫療關係，係指醫師與病患之關係。稱性交者，謂非基於正當目的所爲，而以性器或以性器以外之其他身體部位或器物進入他人之性器、肛門（或口腔）或使之接合之行爲（刑法第10條第5項參照）。第2項係利用權勢猥褻罪，除其行爲爲猥褻行爲外，其餘均與利用權勢性交罪同。第3項係對已著手實行第1項之行爲而不遂者之處罰規定。

（三）過失致死罪

刑法第276條規定：「因過失致人於死者，處五年以下有期徒刑、拘役或五十萬元以下罰金。」所謂過失致人於死，係指行爲人本無犯罪之故意，僅因對犯罪事實之發生，疏於注意或對於構成犯罪之事實，雖預見其能發生而確信其不發生，致生死亡結果而言。我國刑法關於過失致死罪，原規定爲普通過失與業務上過失二種，民國108年5月10日立法合併爲過失致人於死罪。惟司法實務上原對業務上過失致死罪相關判決，仍具有參考價值，爰引列如下：

1. 上訴人充當醫生，於決定施用手術之際，對於病人某乙之心肺各部有無病狀，未予嚴密檢查，率爲施行全身麻醉，致某乙體力不支，僅五十五分鐘氣絕身死，自不能免除業務上過失致人於死之罪責（最高法院25年上字第6925號判例）。
2. 上訴人身任看護，對於蒸氣爐之帶有危險性，又爲其所素知，乃竟將蒸氣爐逼近病榻，逕往他處，致酒精燃燒沸水噴出，將病人某甲燒燙身死，自應論以業務上之過失致人於死罪刑（最高法院27年上字第162號判例）。

3. 上訴人行醫多年，雖無醫師資格，亦未領有行醫執照，欠缺醫師之形式條件，然其既以此爲業，仍不得謂其替人治病非其業務，其因替人治病，誤爲注射盤尼西林一針，隨即倒地不省人事而死亡，自難解免刑法第276條第2項因業務上之過失致人於死之罪責（最高法院43年台上字第826號判例）。

（四）過失傷害罪

刑法第284條規定：「因過失傷害人者，處一年以下有期徒刑、拘役或十萬元以下罰金；致重傷者，處三年以下有期徒刑、拘役或三十萬元以下罰金。」本條所稱之過失，其意義與過失致死之說明同，不再贅述。又所謂「重傷」，請參照本章一、（二）、2之說明。過失傷害，係屬輕微犯罪，依同法第287條規定須告訴乃論，併此敘明。

（五）意圖營利加工墮胎罪

意圖營利，受懷胎婦女之囑託或得其承諾，而使之墮胎者，處六月以上五年以下有期徒刑，得併科1萬5千元以下罰金（刑法第290條第1項）。因而致婦女於死者，處三年以上十年以下有期徒刑，得併科1萬5千元以下罰金；致重傷者，處一年以上七年以下有期徒刑，得併科1萬5千元以下罰金（同條第2項）。本條第1項係營利墮胎罪，所謂意圖營利，係指行爲人有營利之意圖爲已足，不以實際得利爲要件。「受懷胎婦女之囑託」，乃指應娠婦爲墮胎之要求。「得懷胎婦女之承諾」，即娠婦被動爲墮胎之要求而承諾。行爲人只須有營利之意圖，而參與墮胎，不論爲醫師、藥劑師、助產士或藥商，均構成犯罪。惟醫師係中央衛生主管機關指定可爲人工流產者，其行爲又合於優生保健法第9條所規定之情形者，當無本條項之適用。本條第2項爲加重結果犯，如娠婦因墮胎而致死或重傷，加重其處罰。

（六）洩漏業務上知悉之他人秘密罪

刑法第316條規定：「醫師、藥師、藥商、助產士、心理師、宗教師、律師、辯護人、公證人、會計師或其業務上佐理人，或曾任此等職務之人，無故洩漏因業務知悉或持有之他人秘密者，處一年以下有期徒刑、拘役或五萬元以下罰金。」本罪犯罪主體，須具有條文所列舉身分之人，換言之，具有此特定身分之人，無故洩漏因業務知悉或持有之他人秘密而構成犯罪。具有此特定身分之人，知悉或持有他人之秘密，原負有保守職業秘密之義務，若無故（無正當理由）洩漏，不但違背其義務，亦妨害他人之秘密，將造成他人之困擾。上列特定身分之醫師，係指爲病患診療，開給處方之人，中醫師、牙醫師均包括在內；藥師即藥劑師，指依醫師所開立處方調劑之人；業務上佐理人，在醫療業務而言，係指佐理醫師執行業務相關人員，例如護理師、護士、醫事放射師、物理治療師等。又條文所謂曾任此等職務之人，係指曾基於上開身分執行業務之人，於行爲時已不具有上開特定身分之人。另在醫師法第23條、藥師法第14條、護理人員法第28條、助產人員法第31條等，均規定醫事人員有保守業務秘密之義務，並此敘明。

八、刑事訴訟程序簡介

刑事訴訟係以實現國家刑罰權爲目的之司法程序。國家爲實行刑罰權，特制定刑事訴訟法，以規範訴訟程序之進行，包括案件之偵查、公訴之實行、審判及裁判確定後刑之執行。主要角色爲法官（負責審判及相關事務）、檢察官（負責犯罪之偵查、追訴及刑之執行）、被告（犯罪嫌疑人）、自訴人（自訴案件）。除被告及自訴人外，法官、檢察官之執行職務，法律皆詳定其職權及程序，自能克盡其職責，不待贅述。惟被告大都缺乏法律知識，實難與同屬當事人之法律專家——檢察官相抗衡，法律爲保障被告之權益，乃賦予若干權利，茲擇其重要者介述，至於法官、檢察官之職權及應行之程序，除於介述時須併論述外，皆予省略。

（一）偵查

刑事訴訟法（下稱刑訴法）第3條規定：「本法稱當事人者，謂檢察官、自訴人及被告。」檢察官之爲當事人，係指在公訴案件而言，因公訴案件，係由檢察官負責偵查，提起公訴，案件起訴後，法院審理時，檢察官代表國家實行公訴，故法律規定其爲當事人。但檢察官之偵查犯罪及執行刑罰權，則爲檢察機關之成員，此際，不能指其爲當事人。

1. 偵查之開始

檢察官因告訴、告發、自首或其他情事知有犯罪嫌疑者，應即開始偵查（刑訴法第228條第1項），此即偵查之開始。

（1）告訴

告訴係犯罪被害人對犯罪嫌疑人，向有偵查權之機關表示訴究之意思，故原則由犯罪之被害人提出告訴（同法第232條）。被害人之法定代理人或配偶，得爲獨立告訴。被害人已死亡者，得由其配偶、直系血親、三親等內之旁系血親、二親等內之姻親或家長、家屬提出告訴。但告訴乃論之罪，不得與被害人明示之意思相反（同法第233條）。告訴，得委任代理人提起，但檢察官或司法警察官認爲必要時，得命本人到場（同法第236條之1第1項）。告訴乃論之罪，其告訴應自得爲告訴之人知悉犯人之時起六個月內提出（同法第237條第1項）。所謂告訴乃論，係指被告之犯罪行爲，刑法規定須告訴乃論之罪。例如傷害罪，依刑法第287條規定，須告訴乃論。告訴乃論之罪，告訴人於第一審言詞辯論終結前，得撤回告訴。撤回告訴之人，不得再行告訴（同法第238條）。如有告訴權人爲數人，因其告訴權本得分別行使，數人共同提出告訴時，其中一人撤回告訴，對於其他有告訴權人之告訴，不生影響。又告訴乃論之罪，對於共犯之一人告訴或撤回告訴，其效力及於其他共犯，但犯刑法第239條之通姦罪，對於配偶撤回告訴者，其效力不及於相姦人（同法第239條），另依刑法第245條第2項規定，犯通姦罪，如配偶縱容或宥恕者，不得告訴，故如有告訴權人對於共犯中一人宥恕，對於其他共犯，亦不得告訴。

（2）告發

係知有犯罪嫌疑，而向檢察官、司法警察官舉發犯罪。不問何人只要知有犯罪嫌疑者，均得告發（同法第240條）。公務員因執行職務知有犯罪嫌疑者，應爲告發（同法第241條）。無論告發或告訴，應以書狀或言詞向檢察官或司法警察官提起。爲便利言詞告發或告訴，得設置申告鈴，即所謂「按鈴申告」。

（3）自首

係指犯罪嫌疑人，在其犯罪未被發覺前，自行或委託他人向檢察機關或警察機關申告其犯罪事實，而受法律之裁判而言。自首應向檢察官或司法警察官陳明其犯罪事實，並應以書狀或言詞申告（同法第244條）。

2. 偵查不公開原則

檢察官因告訴、告發、自首或其他情事知有犯罪嫌疑，即應開始偵查，此時尚難推定犯罪嫌疑人之犯行，須調查證據，查明眞實，若任意公開或揭露偵查內容，將損及犯罪嫌疑人之聲譽、利益，故法律規定偵查不公開（同法第245條第1項）。偵查不公開，除檢察官開偵查庭時，禁止訴訟關係人以外之人旁聽外，參與偵查程序之人（如檢察事務官、司法警察官、司法警察等）、告訴代理人、辯護人或其他於偵查程序依法執行職務之人員（如法醫、通譯等），不得將偵查中因執行職務所知悉之事項公開揭露（同條第3項），如無故洩漏偵查程序中所知悉之事項，可能觸犯刑法第132條第1項洩露國防以外之秘密罪、第316條之洩露業務上知悉之他人秘密罪。

3. 被告之緘默權

檢察官偵查中訊問被告，依法應先告知下列事項：

（1）犯罪嫌疑及所犯所有罪名。罪名經告知後，認爲應變更者，應再告知。

（2）得保持緘默，無須違背自己之意思而爲陳述。

（3）得選任辯護人。

（4）得請求調查有利之證據。

被告於偵查中擁有上開緘默、選任辯護人、聲請調查有利之證據等權利外，檢察官於訊問時，應與以辯明犯罪嫌疑之機會，如有辯明，應就其始末連續陳述；其陳述有利之事實者，應命其指出證明之方法（同法第95、96條），以保障被告之陳述自由。又爲發現事實，檢察官於訊問證人、鑑定人時，如被告在場，其得親自詰問，詰問有不當者，檢察官得加以禁止。檢察官若預料證人、鑑定人於審判時不能訊問者，應命犯罪嫌疑人在場。但恐證人、鑑定人於被告前不能自由陳述者，不在此限（同法第248條）。

4. 起訴

檢察官依偵查所得之證據，足認被告有犯罪嫌疑者，應提起公訴（同法第251條）。按被告未經審判證明有罪確定前，推定其爲無罪（同法第154條第1項），此即無罪推定原則。又犯罪事實應依證據認定，無證據不得認定犯罪事實（同條第2項）。因之，檢察官依其偵查所得認被告有犯罪嫌疑，必須有相當證據證明。若其未能發現相當證據，或證據不足以證明被告犯罪，即予提起公訴，難謂已盡舉證之責任。

提起公訴，應由檢察官向管轄法院提出起訴書爲之。起訴時，應將卷宗及證物一併送交法院（同法第264條）。檢察官起訴之效力，不及於所指被告以外之人。其就犯罪事實一部起訴者，效力及於全部（同法第266、267條）。故起訴書應載明被告之姓名、性別、年齡、職業、住所或其他足資辨別之特徵，並應記載犯罪事實及證據、所犯法條。

5. 緩起訴

檢察官依偵查所得事證，認被告所犯爲死刑、無期徒刑或最輕本刑三年以上有期徒刑以外之罪，參酌刑法第57條所列事項（即科刑輕重應審酌事項），及公共利益之維護，認以緩起訴爲適當者，得定一年以上三年以下之緩起訴期間爲緩起訴處分，其期間自緩起訴處分確定之日起算（同法第253條之1第1項）。緩起訴是在有效運用司法資源，塡補被害人之損害、有利被告或犯罪嫌疑人之再社會化及犯罪之特別預防等目的。因之，檢察官爲緩起訴處分，得命被告於一定期間內遵守或履行一定之條件或事項，所謂一定期間，係指不得逾緩起訴期間。茲擇其重要者介述於下：

（1）向被害人道歉。

（2）立悔過書。

（3）向被害人支付相當數額之財產或非財產上之損害賠償。

（4）向公庫支付一定金額，並得由該管檢察署依規定提撥一定比率補助相關公益團體或地方自治團體。

（5）向該管檢察署指定之政府機關、政府機構、行政法人、社區或其他符合公益目的之機構或團體提供四十小時以上二百四十小時以下之義務勞務。

檢察官命被告遵守或履行上開事項，應得被告之同意，（3）、（4）二款並得爲民事強制執行名義（同法第253條之2第1、2項）。

緩起訴處分，旨在鼓勵被告自新向上，故被告於緩起訴期間內，有下列情形之一者，足證其無後悔改過之意，檢察官得依職權或依告訴人之聲請撤銷原處分，繼續偵查或起訴：

（1）於期間內故意更犯有期徒刑以上刑之罪，經檢察官提起公訴者。

（2）緩起訴前，因故意犯他罪，而在緩起訴期間內受有期徒刑以上刑之宣告者。

（3）違背前述檢察官命被告應遵守之條件或履行事項者。

檢察官撤銷緩起訴之處分時，被告已就檢察官命其履行事項爲部分履行者，不得請求返還或賠償（同法第253條之3第2項）。

（二）自訴

自訴係犯罪被害人不經檢察官之偵查程序，直接向法院訴追被告之刑事責任。所謂犯罪之被害人以因犯罪而直接被害之人爲限。自訴人須有行爲能力，但無行爲能力或限制行爲能力或死亡者，得由其法定代理人、直系血親或配偶提起自訴（同法第319條第1項）。自訴人與檢察官、被告同爲刑事訴訟法之當事人（同法第3條），就其自訴之事實，有舉證之責任，若由無相當法律知識之被害人自行提起自訴，無法爲適當之陳述或舉證，極易敗訴，基於訴訟平等及保障人權，法律規定應委任律師提起自訴（同法第37條第2項、第319條第2項）。因之，公訴案件檢察官於審判期日所得爲之訴訟行爲，於自訴程序由自訴代理人之律師爲之，惟法院認爲必要時，得命自訴人本人到場（同法第37條第1項）。又犯罪事實之一部提起自訴者，他部雖不得自訴亦以得提起自訴論。但不得提起自訴部分係較重之罪，或其第一審屬於高等法院管轄，或對於直系尊親屬或配偶，則不得提起自訴（同法第319條第3項）。

自訴人提起自訴，應向法院提出自訴狀，自訴狀之記載方法與檢察官之起訴書相同（同法第320條）。同一案件經檢察官依前述規定開始偵查者，不得再行自訴，惟告訴乃論之罪之直接被害人，於偵查終結前，仍得提出自訴

（同法第323條第1項）。又同一案件經提起自訴者，則不得再行告訴（同法第324條）。告訴乃論之罪，自訴人於第一審辯論終結前，得撤回其自訴，撤回自訴之人，不得再行自訴或告訴（同法第325條第1項、第4項）。

提起自訴之被害人犯罪，與自訴事實直接相關，而被告爲其被害人者，被告得於第一審辯論終結前，提起反訴。反訴，準用自訴之規定（同法第338、339條）。

（三）審判

案件經檢察官提起公訴或自訴人提起自訴後，即繫屬於法院。法院分三級，即地方法院、高等法院、最高法院，一般簡稱爲一審、二審、三審。茲所謂繫屬法院，指一審法院而言。一審法院受理案件，基於直接、公開審理原則，訴訟之辯論及裁判之宣示除有妨害國家安全、公共秩序或善良風俗之虞時外，審理案件，均應公開法庭開庭（法院組織法第86條）。檢察官、自訴人、被告皆爲當事人，前已提及。因刑事案件自訴所占比率不高，審判程序有關自訴部分略不介紹。又法院開啓審判程序，不論由合議庭或受命法官行準備程序，均應傳喚被告或其代理人，通知檢察官、辯護人。審判程序之進行法令均設有規定，爰僅就與被告權義有關者，簡要介述。

1. 有關期日之規定

（1）爲使被告充分準備訴訟資料，法院第一次審判期日之傳票，至遲應於七日前送達，刑法第61條所列各罪之案件至遲應於五日前送達（同法第272條）。法院如未踐行此項程序，而爲缺席判決，其訴訟程序即有瑕疵（最高法院78年台非字第181號判例參照）。

（2）法院得於第一次審判期日前，傳喚被告或其代理人，並通知檢察官、辯護人、輔佐人到庭，舉行準備程序（同法第273條第1項）。準備程序旨在確定法院審判範圍及被告防禦權之行使，並使法院瞭解案件如符合簡式審判程式（同法第273條之1第1項規定）或簡易程序（同法第449條第2項規定）規定時，得盡早適用，避免耗費不必要之審判程序。另當事人於準備程序中，經由起訴及答辯意旨之提出，亦能使案件及證據重要爭點浮現，有助於案情之釐清。被告於準備程序得聲請調查證據，對證據能力亦得陳述意見。

（3）被告、檢察官、辯護人得於審判期日前提出證據，聲請法院調取證物或命他造提出證物（同法第274、275條）。

（4）審判期日被告不到庭者，原則上法院不得審判。惟法院准許被告用代理人之案件，得由代理人到庭。另法院認為應科拘役、罰金或應諭知免刑或無罪之案件，被告若經合法傳喚無正當理由不到庭者，則得不待其陳述逕行判決（同法第281、306條）。

（5）審判期日法院應傳喚被告到庭，被告到庭後，非經審判長許可，不得退庭。審判長因命被告在庭，得為相當處分（同法第283條），蓋審判長於法庭之開閉及審理訴訟，有指揮權（法院組織法第88條），被告如未經許可，欲逕自離開法庭，審判長得命人看管或其他適當之處分。

（6）被告所犯係最輕本刑為三年以上或屬於高等法院管轄第一審案件（如內亂、外患及妨害國交罪之案件），或被告因智能障礙無法為完全之陳述，而未經選任辯護人者，法院應指定公設辯護人或律師為其辯護（同法第31條第1項），若此類案件被告未選任辯護人，法院亦未指定辯護人，或選任辯護人未到庭，法院不得審判（同法第284條）。

（7）審判期日於檢察官陳述起訴要旨後，審判長應告知被告有緘默權及辯明犯罪嫌疑機會等事項（與（一）、3所述檢察官應告知被告之事項同）。此程序踐行後，審判長應調查證據。蓋被告未經審判證明有罪確定前，推定其為無罪，而犯罪事實應依證據認定之，無證據不能認定犯罪事實（同法第154條）。故檢察官須盡舉證責任外，法院亦應於審判期日依聲請或職權調查證據，以明被告是否犯罪。

2. 有關證據調查之規定

（1）被告自白之證據能力

被告之自白，非出於強暴、脅迫、利誘、詐欺、疲勞訊問、違法羈押或其他不正之方法，且與事實相符者，得為證據（同法第156條第1項）。惟被告之自白如以上述強暴、脅迫、疲勞訊問、違法羈押等不正方法取得，自難採為犯罪之證據。是被告陳述其自白非出於任意，而係出於不正方法者，法院應先於其他事證而爲調查。該自白如係經檢察官提出者，法院應命其就自白之出於自由意志，指出證明方法（同條第3項），亦即檢察官應就自白任意性之爭執負舉證責任。

（2）被告之緘默權

被告未經自白，又無證據，不得僅因其拒絕陳述或保持緘默，而推斷其罪行（同條第4項）。故法院於審判期日或準備程序訊問被告時，如被告拒絕陳述或答辯，應調查其他證據，不得僅以被告保持緘默，即指爲理屈詞窮而推斷其爲有罪。

（3）對證據陳述意見

A.公眾周知之事實、事實於法院已顯著，或爲其職務上所已知者無庸舉證（同法第157、158條）。此項無庸舉證之事實，法院應予當事人就其事實有陳述意見之機會（同法第158條之1）。若無庸舉證事實，任由法院逕行認定，極易引起爭議，故應予當事人陳述意見之機會，以杜爭議。

B.被告以外之人於審判外之言詞或書面陳述，原不得作爲證據，惟經當事人於審判程序同意作爲證據，法院審酌該言詞陳述或書面陳述作成時之情況，認爲適當者，亦得爲證據。又當事人、代理人或辯護人之有上開不得爲證據之情形，而未於言詞辯論終結前聲明異議者，視爲同意作爲證據（同法第159條第1項、第159條之5）。

C.當事人、代理人、辯護人或輔佐人應就調查證據之範圍、次序及方法提出意見。法院應依所提意見而爲裁定，必要時因彼等之聲請變更，變更前所決定調查證據之範圍、次序和方法（同法第161條之2）。

D.法院爲發現眞實，得依職權調查證據。但於公平正義之維護或對被告之利益有重大關係事項，法院應依職權調查。法院爲此項調查證據前，應予當事人、代理人、辯護人或輔佐人陳述意見之機會（同法第163條第2、3項）。

E.審判長每調查證據完畢，應詢問當事人有無意見（同法第288條之1第1項）。故被告如對審判長調查之證據有意見時應當場陳述意見，供審判長審酌。

3. 被告之舉證責任

（1）被告得就被訴事實指出有利之證明方法（同法第161條之1）。刑事被告因無爲不利於己陳述之義務，亦不負舉證責任，惟被告有防禦自己的權利。故規定被告得就其被訴事實，主動向法院指出有利證明方法之權利，以維護其訴訟權益。

（2）被告或代理人、辯護人、輔佐人得聲請調查證據，並得於調查證據時，詢問證人、鑑定人（同法第163條第1項）。

（3）審判長應將證物提示當事人、代理人、辯護人或輔佐人，使其辨認（同法第164條第1項）。刑事訴訟以直接審理爲原則，其訴訟資料，必須經調查程序，顯示於審判庭，始得採爲判決之基礎。故審判長應於審判期日，將證物提示被告等當事人，使其辨認。又卷宗內之筆錄及其他文書可爲證據者，審判長應向當事人、代理人、辯護人宣讀或告以要旨，使明其內容（同法第164條第2項）。

4. 交互詰問

交互詰問制度設計之主要目的，在辯明證人、鑑定人供述證據或鑑定資料之眞僞，以發現實體之眞實。而刑事訴訟案件，其審判程序之進行，本當事人進行主義之精神，應由當事人扮演積極主動之角色，以當事人間之攻擊、防禦爲主軸，因此，有關證人、鑑定人詰問之次序、方法、限制、內容，即爲審判程序之最核心部分。然交互詰問頗富訴訟技術性及法律判斷性，通常被告均缺乏法律常識，如參與交互詰問程序自較辛苦，因之，若能由學有專長之律師協力進行，訴訟程序自能順暢運作而無停滯之虞。交互詰問其程序至爲煩瑣，僅擇其要者介述如下：

（1）主詰問

當事人、代理人、辯護人及輔佐人聲請傳喚之證人、鑑定人，於審判期日到庭者，先由聲請傳喚之當事人、代理人或辯護人爲主詰問。主詰問應就待證事項及相關事項進行詰問。又爲辯明證人、鑑定人陳述之證明力，得就必要之事項爲主詰問。主詰問原則上不得爲誘導詰問，但例外情形（從略）不在此限（同法第166條第1項、第2項第1款、第166條之1）。

（2）反詰問

主詰問後，次由他造之當事人、代理人或辯護人爲詰問。例如證人係由被告聲請傳喚，證人到庭作證，由被告爲主詰問，次由檢察官爲反詰問。反詰問應就主詰問所顯現之事項及其相關事項爲辯明證人、鑑定人之陳述證明力所必要之事項進行詰問。施行反詰問於必要時，得爲誘導詰問（同法第166條第2項第2款、第166條之2）。又進行反詰問時，就支持自己主張之新事項，經審判長許可，得爲詰問。依此所爲之詰問，就該新事項視爲主詰問（同法第166條之3）。反詰問之範圍，本應依上述規定爲限，惟同一證人、鑑定人亦可能知悉、支持進行反詰問者主張之事項，爲發現眞實，若經審判長許可，宜使行反詰問者，就支持自己主張之新事項爲詰問，此種詰問，性質上爲主詰問，故他造當事人、代理人、辯護人對該新事項則取得反詰問權。

（3）覆主詰問

主詰問、反詰問後，再由爲主詰問者所行之詰問，稱爲覆主詰問。覆主詰問應就反詰問所顯現之事項及其相關事項爲詰問。施行覆主詰問，依主詰問之方式爲之。行覆主詰問時，就支持自己主張之新事項，經審判長許可，得爲詰問，此項詰問就該新事項視爲主詰問，此時他造得爲反詰問（同法第166條第2項第3款、第166條之4）。

（4）覆反詰問

覆主詰問後，再由他造當事人、代理人或辯護人施行詰問，稱爲覆反詰問。覆反詰問，應就辯明覆主詰問所顯現證據證明力必要之事項爲詰問。此項限制，乃避免詰問事項不當擴張，消費法庭時間，使案件不致延滯。施行覆反詰問，依反詰問之方式進行詰問（同法第166條之5）。

（5）職權傳喚證人、鑑定人之詰問

法院依職權傳喚之證人或鑑定人，經審判長訊問後，當事人、代理人或辯護人得施行詰問，其詰問次序由審判長決定。依規定法院爲發現眞實，得依職權調查證據。因此，於法院依職權傳喚證人、鑑定人時，所欲證明者爲何項待證事實，自以審判長最爲明瞭，應由審判長先爲訊問。而當事人、代理人或辯護人於審判長訊問後，接續爲詰問，其次序則由審判長決定（同法第166條之6）。

（6）對詰問之聲明異議

當事人、代理人或辯護人就證人、鑑定人之詰問及回答，得以違背法令或不當爲由，聲明異議（同法第167條之1）。詰問制度之設計，其主要目的，在於發現實體的眞實，爲使訴訟程序合法、妥適，當事人、代理人或辯護人，對於他造向證人、鑑定人所爲之結問及證人、鑑定人對於他造當事人等詰問之回答，均得聲明異議，以防不當或違法之詰問及證人、鑑定人恣意之回答，影響審判之公平、公正或誤導事實。而所謂聲明異議，係針對證人、鑑定人詰問、回答之行爲、內容或方式聲明異議。因此，聲明異議，應就各個行爲，立即以簡要理由爲之。審判長對於此項異議，應立即處分。他造當事人、代理人或辯護人，得於審判長處分前，就該異議陳述意見。證人、鑑定人於當事人等聲明異議後，審判長處分前，應停止陳述（同法第167條之2）。俾訴訟能有秩序進行，避免損及異議人之權益。審判長認異議有遲誤時機、意圖延滯訴訟或其他不合法之情形者，應以處分駁回異議（同法第167條之3前段），認異議無理由者，應以無理由駁回異議（同法第167條之4）。審判長認異議有理由者，應視其情形，立即分別中止、撤回、撤銷、變更或其他必要之處分（同法第167條之5）。

5. 辯論終結

刑事案件，審判長調查證據完畢後，應行言詞辯論。辯論畢，審判長應予當事人（檢察官、被告）就科刑範圍表示意見（同法第289條）。被告被訴犯罪事實有無之認定，與應如何科刑，均同等重要，影響被告之權益甚鉅。故法律規定，當事人與辯護人就事實及法律辯論後；審判長應予當事人就科刑範圍表示意見之機會，使量刑更爲妥適，以昭信服。又審判長於宣示辯論終結前，最後應詢問被告有無陳述（同法第290條）。案件經審判長諭知辯論終結，其判決應自辯論終結之日起十四日內宣示（同法第311條）。當事人如對法院之判決不服，應於判決送達後十日內提起上訴，但判決宣示後送達前之上訴，亦有效力（同法第349條）。提起上訴，應以上訴書狀提出於原審法院，並應按他造當事人之人數提出繕本（同法第350條）。另上訴期間爲不變期間，其計算係以書狀到達法院之日爲準，若以郵遞書狀者，應以書狀到達法院之日，爲提出於法院之日，而非以投郵日視爲提出於法院之日，此常爲當事人所疏忽。

（四）附帶民事訴訟

附帶民事訴訟係因犯罪而受損害之人，於刑事訴訟程序，對於被告及依民法負損害賠償責任之人，提起附帶民事訴訟請求回復其損害。是附帶民事訴訟之提起，以刑事訴訟程序之存在爲前提，旨在利用刑事訴訟程序調查所得訴訟資料，以達訴訟經濟之目的。

1. 附帶民事訴訟之當事人

因犯罪受損害之人，於刑事訴訟程序得提起附帶民事訴訟，對於被告及依民法負賠償責任之人，請求回復其損害（同法第487條第1項）。依此規定，附帶民事訴訟之原告爲因犯罪而受損害之人，被告爲刑事訴訟之被告及依民法負賠償責任之人。介述如下：

（1）附帶民事訴訟之原告

所謂因犯罪受損害之人，不以刑事案件之直接被害人爲限，間接被害人亦包括在內：

A. 直接被害人：只要因刑事訴訟被告之犯罪行爲，而致其身體、自由、名譽或財產等權益，受有損害之人均得提起附帶民事訴訟。

B. 間接被害人：因刑事訴訟被告之犯罪行爲，間接受有形或無形損害之人，依民法規定對被告有損害賠償請求權者，均得提起附帶民事訴訟。例如被害人之父、母、子、女及配偶；對於支出醫療及增加生活上需要之費用或殯葬費之人（民法第192條第1項）。被害人對於第三人負有法定扶養義務者（民法第192條第2項），該第三人等是。

（2）附帶民事訴訟之被告

附帶民事訴訟之被告，除刑事訴訟之被告外，只要因該被告之犯罪行爲而依法律規定應負賠償責任之人，均可列爲附帶民事訴訟之被告：

A. 刑事訴訟之被告：刑事訴訟被告，包括共同正犯、幫助犯、教唆犯在內。

B. 依法律規定負損害賠償責任之人：舉凡依法律規定，對於刑事訴訟之犯罪行爲，負損害賠償責任之人，均得爲附帶民事訴訟之被告。依民法第188條第1項規定：「受僱人因執行職務，不法侵害他人之權利者，由僱用人與行爲人連帶負損害賠償責任。」因此，如某醫療機構之醫事人員乙，於爲病人甲執行醫療行爲時，過失致甲死亡，甲之配偶，得於該醫事人員業務過失致死案件之刑事訴訟，對乙及該醫療機構提起附帶民事訴訟。

2. 附帶民事訴訟之請求範圍

附帶民事訴訟請求之範圍，依民法之規定（同法第487條第2項）。民法有關不法侵害他人權利之損害賠償規定，簡列如下：

（1）因故意或過失，不法侵害他人之權利者，負損害賠償責任（民法第184條第1項）、違反保護他人之法律，致生損害於他人者，負賠償責任（同條第2項前段）。司法實例認醫療法第1條、第56條、第63條第1項、第64條第1項、第81條，醫師法第12條之1、第28條第1項等規定，爲保護他人之法律。

（2）不法侵害他人致死者，對於支出醫療及增加生活上需要之費用或殯葬費之人，亦應負損害賠償責任。被害人對於第三人負有法定扶養義務者，加害人對於該第三人亦應負損害賠償責任（民法第192條第1、2項）。

（3）不法侵害他人之身體或健康者，對於被害人因此喪失或減少勞動能力，或增加生活上之需要時，應負損害賠償責任（民法第193條第1項）。

（4）不法侵害他人致死者，被害人之父、母、子、女及配偶，雖非財產上之損害，亦得請求賠償相當之金額（民法第194條）。

3. 提起附帶民事訴訟之期間

提起附帶民事訴訟，應於刑事訴訟起訴後第二審辯論終結前提起。但在第一審辯論終結後提起上訴前，不得提起（同法第488條）。是刑事案件經檢察官起訴後，不論係屬於第一審或第二審，均得提起附帶民事訴訟。惟第一審辯論終結後，提起上訴前，或第二審辯論終結後，則不得提起。

4. 提起附帶民事訴訟之程式

（1）提起附帶民事訴訟，應以訴狀提出於法院。此訴狀準用民事訴訟法之規定（同法第492條）。

（2）附帶民事訴訟之原告，於刑事訴訟審判期日到庭時，得以言詞提起附帶民事訴訟。

5. 附帶民事訴訟之審理程序

（1）附帶民事訴訟之審理，應於審理刑事訴訟後進行審理。但審判長如認爲適當者，亦得同時調查（同法第496條）。

（2）審判長就刑事訴訟所調查之證據，視爲就附帶民事訴訟亦經調查。爲此項調查時，附帶民事訴訟當事人或代理人得陳述意見（同法第499條）。

（3）附帶民事訴訟之判決，應以刑事訴訟判決所認定之事實爲據。但本於捨棄而爲判決者，不在此限（同法第500條）。因依民訴法第384條規定：「當事人於言詞辯論時爲訴訟標的之捨棄或認諾者，應本於其捨棄或認諾爲該當事人敗訴之判決。」故附帶民事訴訟之當事人於審理時爲訴訟標的捨棄之陳述，依法應受敗訴之判決，自無須以刑事訴訟判決認定之事實爲據。

6. 附帶民事訴訟之裁判

（1）附帶民事訴訟，應與刑事訴訟同時判決（同法第501條）。

（2）附帶民事訴訟除法院實體判決外，如刑事訴訟諭知無罪、免訴或不受理之判決者，應以判決駁回原告之訴。但經原告聲請時，應將附帶民事訴訟移送管轄法院之民事庭。案件如移送民事庭，應繳納裁判費用（同法第503條第1、3項）。

（3）附帶民事訴訟，法院認確係繁雜，非經長久時日不能終結其審判者，得以合議裁定移送該法院之民事庭。此項移送民事庭之案件，免納裁判費（同法第504條第1項前段、第2項）。

（4）一審附帶民事訴訟所爲之判決，除有（2）所述情形，非對刑事訴訟之判決有上訴時，不得上訴外，當事人均得上訴。

參考文獻

刑法專題研究增修五版，柯慶賢著，頁1-23、38-44、182-194、252-295、320-335、492-513。

刑法總論增訂四版，謝瑞智著，頁31-36、113-136、143-180、298-305、337-368、393-397、399-407。

醫事過失犯罪專論增訂一版，蔡振修著，頁80-118。

刑法分則實用，陳煥生、劉秉鈞著，頁244-245、272-274、366-369、394-395、436-439。

刑事訴訟法論，林國賢、李春福著（95年初版）。

刑事訴訟法概論，林俊益著（96年6版1刷）。

刑事訴訟法概要，蔡墩銘著（94年3月增訂1刷）。

PART

2

醫療糾紛司法案例簡析

醫療法於93年4月增訂第82條規定：「醫療業務之施行，應善盡醫療上必要之注意。」、「醫療機構及其醫事人員因執行業務致生損害於病人，以故意或過失為限，負損害賠償責任。」排除無過失責任之適用，化解醫療行為是否適用消費者保護法之爭議。此項保障醫病雙方權益的法律施行後，醫療糾紛似未見減少，其原因固有待探討。然他山之石，可以攻錯，醫事人員若能借鏡過去的事例，引以為鑑，或有助防範類似事故的發生。爰選錄民事、刑事案例若干則，供讀者參考。所選錄案例，有部分尚未定讞，惟判決所闡示之法律見解，極具參考價值，因予引錄；附此敘明。

一、民事案例選錄

（一）最高法院97年度臺上字第2735號判決

1. 案情摘要

甲於88年6月間，因錄取私立輔仁大學法律研究所，乃依該校入學之要求，於同年9月18日向被上訴人乙之○○醫院繳交體檢費用四百元，接受被上訴人包括胸部X光檢驗等項目在內之健康檢查。同年10月間，被上訴人所寄發之健康檢查報告書，表示甲胸部健康狀況爲「正常」，肺臟理學檢查亦「無明顯異常」。惟於89年3月間，甲再至臺北縣立三重醫院健康檢查時，該院於89年3月20日告知胸部X光片顯示，甲左肺下方有一明顯大區域之圓型白色陰影，確認已罹患肺腺癌第三B期，經甲向被上訴人調取系爭健檢時所拍攝之胸部X光片，發現肉眼即可清晰看出肺部之異常腫瘤，因被上訴人之疏失致未發現，未盡其醫療專業義務，仍以書面告知正常，使甲錯失六個月治療機會，致使存活率由67%降至5%，被上訴人應負侵權行爲及債務不履行之損害賠償責任，爰請求賠償其損害。第一審判決甲一部勝訴、一部敗訴，乙不服上訴，第二審撤銷改判乙勝訴，甲不服提起上訴，經三審撤銷發回。

2. 判決理由摘要

按醫療行爲係指凡以治療、矯正或預防人體疾病、傷害、殘缺爲目的，所爲之診察、診斷及治療；或基於診察、診斷結果，以治療爲目的，所爲之處方、用藥、施術或處置等行爲的全部或一部之總稱，迭經行政院衛生福利部函釋在案。健康檢查既以預防人體疾病、傷害、殘缺爲目的，所爲之診察、診斷行爲，自屬醫療行爲。查兩造間成立有償、提供健康檢查之契約關係，爲原審所認定；稽諸93年間修正前醫療法第58條（修正後第81條）規定：「醫療機構診治病人時應向病人或其家屬告知其病情、治療方針及預後情形」，則於醫療機構對於健檢人施行診察、診斷等醫療業務時，要非不應向健檢人或其家屬告知其健檢情形。原審遽謂：醫療法第58條規定是用於醫療機構對求診病人進行診斷，非無可議。次按健康檢查之契約爲醫療契約，屬勞務性契約，其受有報酬者，性質上即類似有償之委任關係，依民法第529條及第535條後段規定，醫療機構應負善良管理人之注意義務，自應依當時醫療水準，對健檢人或病患履行診察、診斷或治療之義務。被上訴人是否應以善良管理人之注意盡其告知義務，原審未遑詳查究明，遽爲上訴人不利之認定，自嫌速斷。

3. 本案爭點簡析

（1）健康檢查是否屬醫療行爲？最高法院參照行政院衛生福利部函釋，認健康檢查係屬醫療行爲。

（2）健康檢查既屬醫療行爲，則甲與乙成立之健康檢查契約，爲醫療契約，甲已繳交費用，乙受有報酬，依民法第529條及第535條後段規定〔有關委任契約，請參照第四章、一、（六）、7之介述〕，自應盡善良管理人之注意義務，就健康檢查契約所約定檢查項目，履行檢查、診察、診斷之義務，並依修正前醫療法第58條（修正後第81條）規定，將檢查及診斷結果告知甲，乙未正確診斷，致甲不知已罹患肺腺癌而延誤治療。

（本編醫療機構名稱及人名均是化名）

（二）臺灣高等法院95年度醫上易字第1號判決

1. 案情摘要

乙於94年1月4日因感冒不適至上訴人甲醫院住院治療，因甲醫院提供之編號E○○18-2號病床側面欄杆卡榫脫落，致乙於同月8日上午10時許出院前夕，由該病床摔落地面，受有頭部外傷、腦震盪後遺症，所支出醫療費用、看護費用、交通費用及精神等損害，自得請求甲醫院賠償。爰依民法第227條、第188條第1項、第184條第2項、第195條第1項，請求甲醫院賠償其損害。一審判決乙一部勝訴、一部敗訴。甲醫院對敗訴部分聲明不服，提起上訴。乙對其敗訴部分，亦聲明不服，提起附帶上訴，二審駁回兩造上訴確定。

2. 判決理由摘要

按「……在債務不履行，債務人所以應負損害賠償責任，係以有可歸責事由存在爲要件。故債權人苟證明債之關係存在，債務人因債務不履行（給付不能、給付遲延或不完全給付）而受損害，即得請求債務人負債務不履行責任，如債務人抗辯損害之發生為不可歸責於債務人事由所致，即應由其負舉證責任，如未能舉證證明，自不能免責」（最高法院29年上字第1139號判例意旨參照）。又醫療法第1條及第56條均屬民法第184條第2項規定「保護他人之法律」，而甲醫院未提供安全無虞之病床予乙使用，即該當民法第184條第2項之規定，並應推定有過失，應負損害賠償之責。查兩造間已成立住院醫療契約，而甲醫院提供之病床不足以防止乙自病床跌落之危險，於契約關係上，自應負責。如甲醫院抗辯損害之發生為不可歸責時，自應由其負舉證責任。惟甲醫院未舉證證明該醫院有不可歸責之事由。則甲醫院對醫院內之系爭病床卡榫未以螺絲固定，不足以固定護欄及承重致使乙摔落地面，自屬可歸責於該醫院，是甲醫院對乙所受之損害，自應負賠償責任。

3. 本案爭點簡析

（1）債務不履行，如可歸責於債務人之事由，致債權人受有損害，債務人即須負賠償責任。

（2）醫療法第1條及第56條為保護他人之法律，該法第56條規定：「醫療機構應依其提供服務之性質，具備適當之醫療場所及安全設施。」甲醫院與乙成立住院醫療契約，依上開規定，應提供安全之病床，供乙住院之用，其所提供之病床卡榫未以螺絲固定，致乙摔落地面受傷，依民法第184條第2項前段：「違反保護他人之法律，致生損害於他人者，負賠償責任。」之規定，推定甲醫院有過失〔有關違反保護他人之法律，請參照第一章、六、（十七）及第四章、一、（六）、4、（1）之介述〕，應賠償乙所受之損害。

（三）臺灣高等法院94年度醫上更（一）字第3號判決

1. 案情摘要

甲起訴主張其於85年12月17日在上訴人臺北市○○醫院○○院區進行子宮摘除手術，因該醫院僱用之麻醉醫師丙即上訴人於手術前疏於問診，且麻醉時不當使用長效性肌肉鬆弛劑，於插管失敗，發現甲缺氧後復未即時做氣切急救措施，導致甲腦部缺氧，成為植物人，迄今仍昏迷不醒，上訴人丙應負侵權行為損害賠償責任；上訴人臺北市○○醫院為其僱用人，應負連帶責任。因依民法第184條第1項、第188條第1項、第193條第1項、第195條第1項規定，請求上訴人丙、臺北市○○醫院應連帶賠償甲薪資損害、退休金差額、醫藥費、看護費、看護用具費用及精神慰撫金，並加計法定遲延利息。

（本件丙、○○醫院不服判決上訴，經三審以上訴違背法律上之程序駁回確定）

2. 判決理由摘要

（1）甲於85年12月17日上午11時20分許，因患有子宮肌瘤在○○醫院欲接受子宮肌瘤摘除手術，手術之前一天，甲已住進○○醫院，手術當時之醫療小組成員：手術醫師爲阮○○、黃○○，助理手術醫師爲董○○，麻醉醫師爲上訴人丙，護士爲黃○○、尹○○、丁○○。於手術時，上訴人丙對甲做手術前之問診及檢查後，判斷甲可以接受麻醉，即由麻醉護士丁○○爲甲裝上血壓監視器、心電圖監視器、血氧濃度監視器，再供給五分鐘之純氧，後丁○○發現供氧困難，告知丙，即由丙對甲進行喉部插管均告失敗，嗣甲血壓降低、心跳減慢，除對甲進行急救，最後由耳鼻喉科主任黃○○醫師做氣管切開手術，然因拖延氣管切開時間，甲因缺氧性腦病變，呈現植物人狀態，而原本預定進行之子宮肌瘤手術並未進行。

（2）上訴人丙有無延誤判斷氣切之時間？

A.按人體之腦部若缺氧時間過久，即會造成腦部缺氧性病變，產生難以回復之損害，故任何之醫療行爲，自當注意此一危險性，而需採取預防及必要之醫療措施。另麻醉醫師對病患進行麻醉行爲時，除使病人達到手術時所需之麻醉程度外，尙須注意使病患能維持供氧狀態，使其生命現象得以維持，因病患係由一能自主呼吸的狀態，因爲醫師本身之麻醉行爲，使病患無法自主呼吸，以取得足夠之氧氣，若麻醉醫師無法掌握病患之供氧狀態，甚至面臨危急情況時，未能把握時間，做緊急應變措施，則病患之安全將無法獲得保護。故麻醉醫師在面臨病患插管失敗時，其必須判斷是否可以面罩正壓呼吸，維持病人的生命徵象而定，如果可以，即可用其他方式再嘗試插管，如更換不同之喉頭鏡等，如果上述方法失敗，亦可將病人催醒再行研究如何處理。若無法維持通氣，則必須立刻用其他方式緊急建立呼吸道，以確保生命跡象，可考慮之方式有：（A）喉頭罩；（B）綜合管；（C）經氣管噴射通氣；（D）外科氣管切開手術等情，此有醫審會第1次鑑定之鑑定書可參。換言之，使病患能維持通氣，確保其生命現象，應係麻醉醫師必須注意之醫療義務，至於插管失敗後，再嘗試插管或進行緊急氣切，均係爲達此注意義務之方法。而非在於嘗試對病患進行喉部插管幾次，才可進行氣切。

B. 丙於刑事法院審理時已陳稱：「本件用了3號喉頭鏡勾會厭軟骨，第一次用直管進去，因無法進入，就拔出來再把管子折彎，再放入喉部進去，這算是一次插管，……第二次用4號喉頭鏡片，直接用曲管進去，還是沒有效果」等語明確。又以同一號喉頭鏡而有數次插管之嘗試，可認爲屬「多次插管」，亦有醫審會第二次鑑定書可稽。足認丙應係先使用3號喉頭鏡勾會厭軟骨，第一次用直管進去，因無法進入，就拔出來再將管子折彎，再插入喉部，嗣再使用4號喉頭鏡片，直接用曲管進去，亦即其先使用3號喉頭鏡插管二次，均無法成功後，再更換4號喉頭鏡進入，而仍無成效。

C. 再查丙做第一次插管後，甲心臟之儀器已顯示心跳比平常慢，丙有做心外按摩，心跳有回來，再做第二次插管後，心跳又慢下來，丙再做心外按摩，但心跳沒有回來，此時即請其他科室來幫忙急救，在其他人到之後，丙又做第三次插管，麻醉醫師黃○○也有幫忙按摩，發現無效，再請黃○○醫師做氣切手術等語，亦經證人阮○○醫師在刑事法院審理時證述明確。另證人丁○○即當日之麻醉護士於刑事法院亦證稱：「先給五分鐘純氧，給藥時亦同時給氧，五分鐘後用肌肉鬆弛劑，過二分鐘後發現氧氣不太容易進去，就請丙醫師過來，丙就用3號喉頭鏡挑起……此時血氧濃度機發出警告聲響，表示低於90，然後丙醫師再換4號喉頭鏡插管」等語明確，則丙係在甲之血氧濃度下降至90以下，心跳緩慢之際，仍嘗試以4號喉頭鏡替甲爲第3次插管之行爲應可認定。

D. 再依醫審會第二次鑑定書鑑定意見：「血氧度降到90以下，病患沒有呼吸動作，再做氣切手術，時間上是否太遲，端看在血氧下降後多久執行氣切手術。依據所附資料，被告（即丙）在第二次插管後，發現血氧監視器發出聲響，即通知耳鼻喉醫師做氣切，合乎程序上並無延誤，但從病人的後果來看，時間上是太遲」，而其所謂「合乎程序上並無延誤，但從病人的後果來看，時間上是太遲」，依醫審會第四次鑑定書鑑定意見：「……兩者並無矛盾，前一句是指處理的過程，是依據困難插管的標準步驟去進行，延誤是指錯誤。但在插管失敗後，到進行下一次氣管插管期間，應該維持一定的肺部通氣量。但由於病人的會厭軟骨過長蓋住氣道入口（依據麻醉醫師陳述），麻醉醫師未能維持足夠的通氣量，導致病人的缺氧時間過久，後來雖請耳鼻喉科醫師緊急氣切，仍造成病人成爲植物人之不幸，所以才說，從病人的後果來看，時間上是太遲」。是甲在上訴人丙以3號喉頭鏡爲二次插管行爲後，當時以面罩供給氧氣已有困難，血氧濃度機發出警告聲響，表示低於90，此時甲已陷入無法通氣，無法插管之情況，丙即應考慮採取緊急之方式以建立呼吸道，惟丙係再經換4號喉頭鏡插管無效，再經口、鼻人工氣道無效，最後才請黃○○醫師進行氣切，顯爲時已晚，而上開醫審會第二次鑑定書及醫審會第四次鑑定書亦認從病人之後果觀之，通知氣切之時確實太遲，故上訴人丙於發現插管困難後，未立即爲氣切之決定，猶在嘗試第三次插管及做無用之經口人工氣道、經鼻人工氣道急救，在判斷氣切之時間上顯有延誤，實可認定，其有過失至明。

（3）上訴人臺北市○○醫院對於上訴人丙之行爲，應否負連帶賠償責任？

A. 按因故意或過失，不法侵害他人之權利者，負損害賠償責；又受僱人因執行職務，不法侵害他人之權利者，由僱用人與行爲人連帶負損害賠償責任；又不法侵害他人之身體或健康者，對於被害人因此喪失或減少勞動能力或增加生活上之需要時，應負損害賠償責任；又不法侵害他人之身體、健康者，被害人雖非財產上損害，亦得請求相當之金額，民法第184條第1項前段、第188條第1項、第193條第1項、第195條第1項分別定有明文。

B. 經查丙當時爲臺北市○○醫院○○院區之麻醉科醫師，其於爲甲進行手術前之麻醉職務行爲時，面對甲無法通氣及無法插管之危急狀況時，對判斷氣切行爲之時間過遲，致甲成爲植物人，丙自應就此部分之過失負損害賠償責任。臺北市○○醫院既爲丙之僱用人，對於受僱人因執行醫療業務具有過失，並因而造成甲身體受有損害，其對於丙之過失行為，雖辯稱上訴人丙係一合格麻醉專科醫師，領有行政院衛生福利部所發之執照，並受聘○大醫院麻醉師四年，已有完整之麻醉師臨床醫療經驗，其已就其選任及監督受僱人盡相當之注意云云。惟按使用主對於被用人執行業務本負有監督之責，此項責任，並不因被用人在被選之前，已否得衛生主管機關之准許而有差異，蓋衛生主管機關之准許，係僅就其技術之認定，而其人之詳慎或疏忽，仍屬使用主之監督範圍，使用主漫不加察，竟任此性情疏忽之人執此業務，是亦顯有過失，由此過失而生之侵權行為，當然不能免責（最高法院18年上字第2041號判例意旨參照）；又按法律上所謂僱用主必須注意之趣旨，係預防受僱人執行業務發生危害之意，故注意範圍，除受僱人之技術是否純熟外，尚須就其人之性格是否謹慎精細亦加注意（最高法院20年上字第568號判例意旨參照），足證臺北市○○醫院雖就丙之學經歷及技術於選任時加以注意，但尚須就丙之性格是否謹慎精細加以細查監督始能免責，而臺北市○○醫院就上開說明並未能舉證證明其已就選任上訴人丙及監督其職務有何可免責之情事，則其對於上訴人丙之過失侵權行為，亦應連帶負賠償責任甚明。

3. 本案爭點簡析

（1）甲接受子宮肌瘤摘除手術前，由丙進行麻醉行為時，發現供氧困難，即由丙對甲進行喉部插管均告失敗，丙雖進行急救，但因延誤氣管切開時間，甲因缺氧性腦病變，呈現植物人狀態。

（2）丙為甲進行麻醉行為時，對甲無法通氣及無法插管之危急狀況時，判斷氣切行為之時間過遲，致甲成為植物人，自應就此之過失負損害賠償責任。

（3）因故意或過失，不法侵害他人之權利者，負損害賠償責任（民法第184條第1項前段）；又受僱人因執行職務，不法侵害他人之權利者，由僱用人與行為人連帶負損害賠償責任（民法第188條第1項），臺北市○○醫院既為丙之僱用人，其未能舉證證明其已就選任丙及監督其職務有何可免責之情事，則其對於丙之過失侵權行爲，依上開說明，應連帶負賠償責任。

（四）最高法院92年度臺上字第2695號判決

1. 案情摘要

甲於84年6月26日下午三時十五分許發生車禍撞及頭部，被送往乙醫院救治，乙之受僱人丙爲當日急診室值班醫師，丁爲急診室護士，該二人於當日下午四時二十分已知悉甲處於病危狀態，如不立即進行開刀手術，將有死亡危險，丙卻不爲適當之醫治行爲且隱瞞病危病情，丁亦未將甲病危之情形告知，逕將甲推入病房。另乙之特約醫師孫○○於下午四時三十分已接獲乙之通知，竟遲至下午六時三十分始到院；因彼等三人之疏忽任由甲病況惡化，又遲誤轉院、開刀時間，造成甲呈無意識之「植物人」狀態，無法自理生活，甲乃依民法第188條第1項前段規定，請求乙應與其受僱人丙、丁、孫○○等人對甲負連帶賠償責任，法院判決乙敗訴乙提起上訴，經三審駁回確定。

2. 判決理由摘錄

甲於84年6月16日下午三時四十分，因車禍頭部受傷被送至乙醫院急診室救治，於四時三十分進行電腦斷層掃描，再將甲送往病房等候，俟乙之特約醫師孫○○趕至醫院，審視甲之電腦斷層掃描結果報告，對甲之家屬說明病情後，甲之家屬經思慮結果，雖於同日下午七時三十分許將甲轉至臺大醫院進行手術，惟甲仍呈無意識之植物人狀態，無法自理生活，須賴他人長期照顧等情，爲兩造所不爭執，堪認爲眞實。依上訴人提出之急診病患流程表、甲之病歷資料及臺大醫院函附之甲病歷資料、手術紀錄等件所示：甲於上訴人乙醫院接受頭部斷層掃描攝影，顯示腦血腫爲4×2公分，下午五時十分送至病房時，已呈現意識欠清之昏迷狀態，上訴人仍給予降腦壓藥及止血藥。遷延至下午六時許腦神經外科特約醫師孫○○（即主治醫師）到院，始向家屬解釋病情，已歷時約二小時三十分，終至轉往臺大醫院檢查時，腦血腫擴大爲15×20×5公分。而上訴人之受僱人於爲甲實施電腦斷層攝影檢查後，在未確定是否爲甲手術取出血塊前，逕自使用可能致使血腫擴大之降腦壓藥，核與兩造不爭之蔡靖彥等編著「常用藥品手冊」、譚杜光編著「實用藥物治療手冊」所載：對於急性硬腦膜外血腫病人，應先處理出血，確認無再出血之虞前，不可使用前開降腦壓藥不符，足見上訴人僱用之醫師錯誤用藥與甲之腦血腫擴大有相當因果關係，甲爲植物人，該受僱人難辭過失之責。次按醫院、診所因限於設備及專長，無法確定病人之病因或提供完整治療時，應建議病人轉診，違反者應處兩千元以上一萬元以下罰鍰，並得責令限期改善，醫療法第50條第1項前段、第70條第1項（修正後爲第73條第1項前段、第102條）分別定有明文，此爲保護他人法律之規定。本件上訴人醫院固有外科之設置及手術檯三臺之設備，並有外科醫師四位人員在職，惟無腦神經外科專業醫師駐院，須向外以特約方式約聘來院主治，既爲上訴人所自承，則其因發生車禍之急診患者，自無法即時提供完整、迅速之治療服務，此由甲於下午三時四十分入院迄孫○○醫師六時許抵院期間，歷時二小時二十分之久益明。乃上訴人竟未告知甲家屬或友人應立刻轉院，仍逕予留置，終致甲因時間延誤腦血腫擴大而成爲植物人，實已違反上開醫療法之規定，應推定其有過失是甲依民法第188條規定〔有關僱用人之責任，請參照第四章、一、（六）、6、（3）之介述〕，甲請求上訴人賠償損害，於法有據。

3. 本案爭點簡析

（1）本案乙之受僱人丙和丁，於甲接受頭部斷層掃描攝影，顯示腦血腫，當時丙爲主治醫師，似未依醫師法第12條之1規定：「醫師診治病人時，應向病人或其家屬告知其病情、治療方針、處置、用藥、預後情形及可能之不良反應。」將甲之病情告知其家屬。

（2）甲經上開檢查結果，已確認腦血腫，於未處理出血，確認無再出血之虞前，不可使用降腦壓藥，丙竟疏未注意及此，使用該藥，致甲之腦血腫擴大。

（3）上訴人乙醫院雖有外科之設置，惟無腦神經外科醫師駐院，甲入院後，乙固通知特約腦神經外科孫○○醫師，但其延遲二小時多始到院。甲係腦部受創，乙既無法及時提供完整、迅速之治療服務，竟未依醫療法第73條第1項前段：「醫院、診所因限於人員、設備及專長能力，無法確定病人之病因或提供完整治療時，應建議病人轉診。」之規定，告知甲之家屬立刻轉院，猶將甲留置，終致甲因時間延誤，腦血腫擴大，喪失治癒機會。

（五）臺灣高等法院90年度上字第491號判決

1. 案情摘要

本件被害人李○○爲戊之配偶，甲、乙之父，李○○於86年7月4日起因右側周邊性面神經痲痺已兩週左右，至丁之中醫師診所就醫，並於7月4日、9日、14日、16日、18日、21日、23日分別接受針灸治療：取穴在臉上和雙小腿足三里、上巨、虛、側三里及下三里穴等，每次留針達90分鐘，丙未取得合法醫師資格，丙、丁共同爲針灸行爲，25日李○○再次就診針刺小腿時，感到刺痛、灼熱和腫脹，並發現小腿肚立刻腫起來，僵硬不能走路。醫師表示痛腫爲得氣之一般感覺，可能爲「氣聚」現象，數日內可癒，其後又於7月28日、30日及8月1日接受同部位針刺及更改部分藥方和解穴。李○○雖然表示小腿痛脹有緩解情形，但7月25日起因小腿肚持續腫痛僵硬感不良於行而請病假一週，8月2日近中午時，李○○在友人造訪下，呈現坐立不安，暈厥和呼吸困難情形，緊急送至三軍總醫院急診室，人雖清醒，表示喘不過氣來，且有血壓下降，心跳緩慢情形，初臆斷爲急性心肌梗塞或急性肺栓塞症，送加護病房後因心律不整急救無效死亡。其動脈血氣體分析含氧降低、胸部X光，表示考慮性栓塞、心電圖亦呈現典型肺栓塞表徵s1Q3T3、和右心室過勞徵象，因此，該院臆斷爲急性肺栓塞。經行政院衛生福利部審議委員會鑑定結果爲：7月25日醫師應察覺李○○小腿肚針刺後發腫脹係深靜脈栓塞症候，而囑死者臥床休息，不應再度針刺小腿，以預防致死性肺栓塞的發生，惟醫師仍爲李○○連續針刺已腫脹小腿，導致小腿深部靜脈栓塞沿血行上達肺動脈，造成急性肺栓塞而突發死亡。因此，丙、丁之過失行爲致李○○死亡，上訴人戊、甲、乙等自得請求其等賠償喪葬費，扶養費等之損害。本件一審判決上訴人等敗訴，二審改判上訴人等勝訴。

2. 判決理由摘要

查因故意或過失，不法侵害他人之權利者，負損害賠償責任。違反保護他人之法律，推定其有過失。數人共同不法侵害他人之權利者，連帶負損害賠償責任。分別爲民法第184條第1項前段、第185條前段及修正前第184條第

2項所明定。按醫療行爲影響人之生命、身體及健康，事涉極專門知識與技術，因此，必須由具有合法醫師資格之人，始得實施醫療行爲，違反此一規定者，除在刑法上應受刑事處罰（醫師法第28條第1項參照）外，在民法上，亦應認爲係違反保護他人之法律之行爲。本件上訴人戊、甲、乙主張被上訴人丙未取得醫師執照，卻對於李○○爲針灸行爲之事實，爲被上訴人丁及被上訴人丙所承認。雖丁及丙以丙施針時係在丁指導之下，且丙已取得大陸之醫師執照置辯。然丙爲李○○施針時，並非在急迫情形下或偏遠地區，其亦非國內醫學院、校之畢業生或實習生，故丙之施針行爲，並無醫師法第11條或第28條得合法爲之或不予處罰之情形（違反醫師法罪業經判刑確定），從而其行爲已違反保護他人之法律，應可認定。李○○既於7月25日接受針灸後即出現刺痛、灼熱和腫脹之情形，則丁於李○○回診時，自應注意是否爲深部靜脈血栓之徵兆，並採取預防措施，豈料丁於李○○回診三次，均未採應有措施或建議轉院治療，顯有過失。行政院衛生福利部醫事審議委員會鑑定，亦同此認定。再者，丙之施針先係由丁之指示爲之，因李○○感覺灼熱才由丁親自施針之事實，爲被上訴人所不爭，是丁與丙之行爲在客觀上已有共同關聯，應合併評價。丁與丙既因其共同違反法律之過失行爲，致李○○死亡，依上開民法規定，自應負共同侵權行爲之責任。從而戊、甲、乙等主張依侵權行爲法律關係請求丁、丙連帶賠償其損害，即屬有據。

3. 本案爭點簡析

（1）未合法取得醫師資格，不得執行醫療業務（醫師法第28條前段參照），丙未合法取得我國醫師資格，不得在國內執行醫療行爲。丙又無合於醫師法第28條但書所列情形，亦不得在丁指導下執行醫療行爲。

（2）醫師法爲保護他人之法律，爲司法實務所持見解。丙既未合法取得醫師資格，竟與丁共同爲李○○施針灸之醫療行爲，已違反醫師法規定，依修正前民法第184條第2項（修正後爲同條項前段）規定，推定有過失。且丙、丁爲李○○施行針灸，未注意李○○之病情變化，致延誤醫治，李○○因罹患急性肺栓塞死亡，應負共同侵權行爲責任，甲、乙、戊自得請求丙、丁連帶賠償所受之損害。

（六）臺灣高等法院90年度重上更（一）字第48號判決

1. 案情摘要

甲於82年5月3日至S醫院門診，經證實懷孕，因甲係高齡產婦（41歲），恐生下身心障礙兒童，乃慎選醫院，特地自住處遠至S醫院做產前檢查，由S醫院於82年7月12日，做羊膜穿刺篩檢術，而與S醫院成立有償之醫療契約，S醫院原應負善良管理人之注意義務，將抽取之羊水送至行政院衛生福利部評鑑合格之羊水中心進行檢驗。詎該醫院婦產科主任乙，竟僅命由能力不足之檢驗員丙，單獨做羊水分析及染色體判讀工作，致因過失造成錯誤之檢驗結果，甲在誤認胎兒係正常之情況下，未施行人工流產手術，因而產下患有唐氏症、無肛症、動脈導管閉鎖不全，爲多重重度障礙之男嬰張○○，須負擔龐大之醫療費用、特殊教育費用、人力照顧費用、生活費用，受有財產及非財產上之損害。S醫院之羊水分析處理流程既有重大瑕疵，顯已違反善良管理人應盡之注意義務，自應負債務不履行之損害賠償責任。而乙、丙之行爲妨害甲之「墮胎自由權」及「生育決定權」，渠等與S醫院屬共同侵權行爲，亦應連帶負損害賠償責任。

（本件一審判決甲一部勝訴一部敗訴，甲與S醫院不服上訴，二審撤銷改判，兩造均上訴，三審駁回上訴確定）

2. 判決理由摘要

（1）按在產前遺傳診斷中，羊膜穿刺篩檢術中之羊水分析是十分複雜及高深之技術，並非一般婦產科醫師均有能力操作，故羊膜穿刺篩檢術中抽取羊水檢體部分可由婦產科醫院診所執行，但羊水分析部分須先由技術人員負責檢視送到實驗室之羊水檢體，經仔細核對後，在無菌工作檯下，完成細胞培養的建立，嗣觀察羊水細胞在培養皿下細胞分裂之情況，當有足夠分裂活性細胞時，開始進行細胞收成及染色體染色及分析，此乃一項精密之檢驗，需要一整體完善的作業過程，最後由對細胞遺傳學及染色體分析有專門研究者進行解讀，故行政院衛生福利部爲推廣優生保健服務，發揮預防醫學之精神，以避免先天性缺陷兒之產生，鼓勵三十四歲以上之婦女懷孕時應做產前遺傳診斷，並特別將羊膜穿刺篩檢術中羊膜穿刺抽取羊水檢體部分及羊水分析部分分別以觀，而認羊膜穿刺抽取羊水檢體部分在一般婦產科醫院診所均可進行，然羊水分析部分則需至行政院衛生福利部評鑑合格之羊水檢驗中心爲之。固然目前並無相關規定規範醫療院所不得進行羊膜穿刺篩檢術中之抽取羊水檢體及羊水之分析，然未經行政院衛生福利部評鑑合格而設有羊水分析中心之醫療院所，於進行羊膜穿刺抽取羊水檢體及羊水分析時，自應以其專業知識、專業訓練、專業設備，善盡與經行政院衛生福利部評鑑合格之醫療院所相同之注意義務。本件S醫院未曾向行政院衛生福利部申請評鑑設立羊水分析中心，然仍對前往該醫院就診之孕婦實施羊膜穿刺篩檢術，抽取羊水並做羊水分析，爲S醫院所不否認，而甲前往S醫院就診應認甲與S醫院間成立有償之醫療契約，依民法第535條後段之規定，S醫院應負善良管理人之注意義務，是甲主張S醫院應負不完全給付之債務不履行責任，端視S醫院有無違反其善良管理人之注意義務，未依債之本旨爲給付，而具可歸責之事由。經查：A. S醫院實施羊膜穿刺篩檢術係由婦產科醫師抽取羊水，交由該院於婦產科設置之「不孕症及試管嬰兒研究室」的實習技術員丙，由其培養、固定、染色並判讀，並由其將判讀結果登錄於登記簿上，以便實施羊膜穿刺篩檢術之孕婦及婦產科醫師之查詢。而丙並未具備檢驗師資格，其從事染色體分析之工作經驗，僅係於省立○○醫院任職期間擔任「助理」，且工作未滿一年即到S醫院擔任「實習技術員」，丙並無行政院衛生福利部公布之「產前遺傳診斷——臨床細胞遺傳學檢驗單位評估要點」規定有關檢驗單位工作人員學經歷之資格，其自無單獨從事羊水之染色體培養、分析及判讀之能力。B. S醫院，任由未具專業背景之丙從事羊水分析之精密工作，並且於檢體培養之過程中，未做染色體顯微鏡檢查、個案染色體顯帶法報告、二氧化碳保溫操作實況登記、染色體檢查結果之報表，且未於分析之結果確定後，出具正式之報告，僅由醫師或產婦以電話詢問被上訴人丙，並於病歷表上略作記載代之，是S醫院就其對甲所實施之羊膜穿刺篩檢術及羊水分析，尙難認已盡其善良管理人之注意義務，且丙因未受專業訓練，誤讀甲之羊水分析結果，並且未如合格羊水中心隨時記錄染色體培養期間之各種數據，亦未對於分析之結果予以詳細記載出具報告，並以錯誤之檢驗結果告知甲，使甲無法爲優生保健之目的，依優生保健法第9條規定，施行人工流產，致甲產下患有唐氏症等多重重度殘障之張○○，自難認S醫院已爲合於債務本旨之給付。

（2）按所謂不完全給付即債務人雖爲給付，而給付之內容並不符合債務本旨，違反信義及衡平原則，以致債權人遭受損害而言，而「債務人之代理人或使用人關於債之履行有故意或過失時，債務人應與自己之故意或過失負同一責任。」民法第224條前段亦定有明文。本件上訴人甲懷孕，因念其本身係屬高齡產婦，爲避免生出先天性缺陷兒，乃至S醫院實施羊膜穿刺篩檢術，甲及S醫院間即成立醫療契約，S醫院雖非行政院衛生福利部評鑑合格之羊水中心，然如仍具備相同之設備、專業人員，目前並無法令禁止其從事羊膜穿刺篩檢術，依其與上訴人甲間之醫療契約，S醫院仍負有提供相當於經行政院衛生福利部評鑑合格之羊水中心相同醫療水準之羊膜穿刺篩檢之義務，甲則有給付報酬之義務，此一契約其性質上應屬近似委任之非典型契約，且係有償，就醫療業務之高度專業性而言，應認S醫院應盡善良管理人之注意義務。今S醫院任用未具專業背景之丙從事複雜之羊膜穿刺染色體分析，且其羊膜穿刺篩檢術及羊水分析之過程，與現時之醫療水準及民衆期待之醫療品質有相當之差距，S醫院就與甲間，有關系爭醫療契約之履行其給付之方法確有瑕疵，且就目前醫學之水準、醫療行爲之類型、內容、設備、專門性等因素綜合考量，S醫院並未盡善良管理人之注意義務，致未受專業訓練之丙對甲羊水分析之結果判斷錯誤，並將此一錯誤結果通知甲，使甲於接受其錯誤之檢驗結果後，未即爲適當之優生保健處置，生出患有唐氏症候群、無肛症、動脈導管閉鎖不全具有多重重度殘障之男嬰張○○，甲因此而需負擔龐大之醫療費用、人力照顧費用及特殊教育費用，丙在S醫院就此一契約履行上係居於使用人之地位，依民法第224條前段之規定，S醫院就丙之故意過失負同一責任，是S醫院就其債務履行輔助人給付方法之瑕疵，導致給付之內容不符合債務之本旨，致甲受有損害，應負不完全給付之債務不履行責任，甲基於契約關係，主張S醫院因不完全給付而需賠償其所受之損害，即屬有據。

（3）次按刑法墮胎罪所保護之客體固為在婦女體內成長之胎兒，該婦女依優生保健法第9條所得施行之人工流產，僅屬於刑法墮胎罪之阻卻違法事由。但民法上侵權行為之被害客體為權利或利益，只要係權利或利益，即得為侵權行為之被害客體，此與刑法墮胎罪之保護客體為何，及其違法阻卻事由是否存在，實屬二事。查婦女已妊娠，於具備優生保健法第11條第2項所定：「懷孕婦女施行產前檢查，醫師如發現有胎兒不正常者，應將實情告知本人或其配偶；認為有施行人工流產之必要時，應勸其施行人工流產。」之「醫師發現有胎兒不正常」要件時，法律即課醫師以「應將實情告知懷孕婦女本人或其配偶，認為有施行人工流產之必要時，應勸其施行人工流產」之義務，於此情形，就另一方面而言，應是給予婦女選擇之權利（自由），即婦女對其體內未成獨立生命又患有法規所賦予婦女得中止妊娠之先天性疾病之不健康胎兒，有選擇除去之權利，倘因醫院及相關人員之疏忽，未發現已符合此一情況之事實，並及時告知懷胎婦女，使其依優生保健法第9條第1項，自願施行人工流產，致婦女繼續妊娠，最後生下不正常嬰兒，自屬侵害婦女對本身得決定施行人工流產之權利。本件被上訴人S醫院婦產科設置檢驗室，以作為羊水檢體培養、分析、判讀之單位，而被上訴人乙為S醫院婦產科主任，被上訴人丙為檢驗室技術員，均為S醫院之受僱人，是乙對其所屬檢驗室羊水檢體培養、分析、判讀及丙之工作，自負有監督指導之責任，其明知羊水檢體培養、分析、判讀，屬於產前遺傳診斷，需具有專門訓練之人員，始能從事相關羊水檢體培養、分析、判讀，丙無單獨從事羊水之染色體培養、分析及判讀之能力，乙竟任由其單獨為之，而依其情形又非不能注意，竟疏於注意，致生本件錯誤之結果，自難辭其過失責任，是甲主張乙、丙、S醫院因檢驗之疏失，致其未施行人工流產生下重度殘障之男嬰，侵害其權利，符合共同侵權行為之要件等語，非無可取。

（4）再按優生保健法第9條第1項第4款規定，懷孕婦女經診斷或證明有醫學上理由，足以認定胎兒有畸型發育之虞者，得依其自願，施行人工流產；又所稱足以認定胎兒有畸型發育之虞之醫學上理由，其認定胎兒有畸形發育之虞之範圍，關於胎兒者，由下列產前診斷方法，可確知胎兒為畸形者。A.羊膜腔穿刺術：（A）羊水生化檢查，發現開放性神經管缺損、先天代謝異常疾病等；（B）羊水細胞培養後，經鑑定，發現有染色體或基因異常者，如唐氏症、黏多醣貯積症等。B.超音波診斷術：如水腦症、無腦症、脊柱裂、尾骨腫瘤、裂腹畸形等。C.胎兒內視鏡術：發現胎兒外貌畸形，難以矯治者。D.子宮內胎兒血液取樣檢查術：如血紅素病變、血友病、子宮內胎兒感染等。E.絨毛取樣術；取樣細胞經鑑定有染色體或基因異常者，如唐氏症、重型海洋性貧血、黏多醣貯積症等。再懷孕婦女施行產前檢查，醫師如發現有胎兒不正常者，應將實情告知本人或其配偶，認為有施行人工流產之必要時，應勸其施行人工流產。優生保健法施行細則第12條，優生保健法第11條第2項，亦分別定有明文。本件甲在S醫院，經主治醫師行羊膜腔穿刺術：由該醫院婦產科自設之檢驗室作羊水生化檢查，及羊水細胞培養、鑑定，本應發現染色體或基因異常，如唐氏症等，豈料S醫院僱用非專業之丙為技術員，其婦產科主任乙又疏於監督指導，致甲之羊水細胞培養、鑑定判讀，未發現染色體或基因異常，而告知其主治醫師及甲檢驗結果「正常」，致甲無從自由選擇「施行人工流產」，而產下患有唐氏症等多重重度障礙之男嬰張○○，造成上訴人無可補救之損害，S醫院應負債務不履行，並與被上訴人乙、丙負共同侵權行為之賠償責任。

3. 本案爭點簡析

（1）甲係高齡產婦，S醫院竟未依衛生福利部規定，僱用未具技術員資格之丙負責羊水細胞培養、鑑定判讀等工作，未發現染色體或基因異常，使甲誤認所懷胎兒為正常，產下多重重度殘障之男嬰張○○，須負擔龐大之醫療、特殊教育、人力照顧、生活等費用，遭受重大損害，S醫院應負不完全給付之債務不履行責任。

（2）S醫院與甲○○間既成立醫療契約，又屬有償契約，自應盡善良管理人之注意義務，其竟僱用未具技術員資格之丙從事羊膜穿刺篩檢等工作，製作不正確之報告，因致甲遭受重大損害，則其輔助人（使用人）履行債務之過失，S醫院應與自己之過失負同一責任。

（3）乙是S醫院婦產科主任，對該科自設之檢驗室有監督指導之責任，其竟任由丙單獨從事羊膜穿刺篩檢等工作，致產生錯誤之結果，甲因而遭受損害，乙與丙均爲S醫院受僱用人，其等執行職務過失侵害甲之權利，S醫院應與之負連帶損害賠償責任。

（七）臺灣高等法院89年度上字第404號判決

1. 案情摘要

朱○○爲上訴人丙之夫、上訴人乙、甲之父，於86年7月4日上午因左胸痛、肩膀痛及上腹部痛，至C醫院神經內科就醫，丁係C醫院之受僱醫師，本應注意到朱○○左胸部疼痛，血壓下降，係有心臟疾病之虞，竟疏未給予心臟聽診檢查，更未囑其接受心電圖等檢查及住院作進一步之觀察治療，只開立對心臟毫無用處之止痛藥，致使朱○○於同年月6日在家中因心臟疾病死亡。丙受支出醫療費用、殯葬費，連同精神慰撫金之損害；乙受有扶養費、精神慰撫金之損害；甲受有扶養費、精神慰撫金之損害，均應由丁與其僱用人C醫院連帶賠償，本件一審判決丙等敗訴，丙等不服提出上訴，二審撤銷改判丙等勝訴。

2. 法院判決理由摘要

（1）兩造不爭之事實

A.丙之夫即乙、甲之父朱○○於86年6月28日感冒，自家服用紅黴素，於同年7月3日至C醫院看胃腸科，次日即7月4日上午復至C醫院看神經內科就診，護理人員量血壓爲97/57mmHg、脈搏77下，經醫師丁診療結果爲肌膜炎（肌肉酸痛），給予止痛藥、骨骼肌鬆劑、鎮靜劑及消化劑服用。

B.同年月6日下午七時許，丙返家發現朱○○情況不對，通知救護車送至C醫院，到醫院之前，朱○○已無生命跡象。

C.C醫院門診紀錄單列有表示病人主訴之「S」、表示醫師檢查病患情形之「○」、表示醫師根據前述二者所得之臆斷之「A」及表示醫師根據第1、2項所得臆斷而認爲應採取之進一步檢查及治療計畫之「P」四個欄位以供醫師記載，丁未於S及○欄內爲任何記載。

D.朱○○屍體解剖鑑定死因爲呼吸道感染，造成淋巴球性心肌炎，致心臟衰竭猝死與服用藥物無因果關係，其心臟四個心房、室前後壁均有心肌炎，心臟未發現有明顯冠狀動脈硬化性阻塞，心肌有瀰漫性出血及壞死，感染病程三天以上，心臟之病變發生時間，應在死前三天至四天之間。

（2）按醫師執行業務，應製作病歷，記載病人病名、診斷及治療情形；病歷內容應清晰、詳實、完整；醫院、診所診治病人時，得依需要，並經病人或其配偶、親屬之同意，商洽病人原診治醫院、診所，提供病歷摘要及各種檢查報告；病歷摘要應載明主訴、檢查結果、診斷、治療經過、注意事項、出院後醫囑或建議事項，醫師法第12條、醫療法第48條第2項前段、第51條（修正後第67條第1、2項，第74條）、醫療法施行細則第48條（修正後第52條第1項）分別定有明文。病歷內容應比病歷摘要詳實、完整，則醫師製作之病歷尤應詳實載明病人主訴、檢查結果、醫師診斷及診療情形。而醫師對病患治療時，牽涉醫療專業及病患個人隱私，通常不容第三人在場聞見，因而於醫療事故紛爭，醫師是否已盡善良管理人注意義務爲病患治療，常須藉助病歷記載而爲判讀。醫師於醫療事故訟爭事件，有提出記載完整病歷義務，如醫師未能提出病歷或所提出病歷記載不完整，其情形與無正當理由不從提出文書之命相同，法院得審酌情形認他造關於該文書之主張或依該文書應證之事實爲眞實。

（3）次按如病患主訴有胸痛，且血壓偏低，一般應轉診到急診或有血行動力學監測單位做進一步評估，以排除是否有危急生命徵象之病情，以穩住病患血壓爲要，在臨床上須配合心電圖檢查或心肌酵素的變化，來幫助確定或排除可能心臟方面的疾病；病患主訴肩部不舒服，伴隨血壓偏低，在考慮可能是其他病情所引起血壓偏低之病患，心電圖檢查，應該是極重要檢查，若心電圖變化，應立即轉診到急診或心臟內科門診，做進一步會診安排等情，已經○○醫學大學鑑定屬實。而依C醫院規定，病患至神經內科或心臟內科就診前，應測量血壓，至腸胃科就診時，則未硬性規定要測量血壓，經該醫院護理長蕭○○證述在卷，足見就神經內科或心臟內科病患而言，血壓質爲治療時重要參考資料。丁醫師雖辯稱神經內科之病人包括中風病人，病人擔心血壓過高，所以測量血壓成爲神經內科例行程序云云。惟丁醫師爲神經內科醫師，其病患即包括中風病人，對於病患血壓値變化應特別注意，不可能視測量血壓僅爲例行程序，丁醫師未進一步對朱○○爲理學檢查或將朱○○轉診至急診或有血行動力學監測單位施以心電圖檢查爲進一步評估，僅給予止痛劑、骨骼肌鬆劑、鎭定劑及消化劑服用，難認已盡醫師應注意義務，朱○○因未受心電圖檢查等理學檢查，而未能發現已經存在之心肌炎症狀並受治療，終因心肌炎於同年7月6日死亡，其死因與丁醫師醫療行爲疏失有相當因果關係。

（4）丙等之被繼承人朱○○於86年7月3日已有心肌炎徵象，於同年月4日至C醫院神經內科求診，由丁醫師看診，丁醫師疏未注意朱○○主訴胸痛症狀及血壓相較往常已經偏低事實，未對朱○○爲心電圖檢查，亦未建議轉診或其他有血行動力學監測單位進一步評估，僅開立肌膜炎藥物供朱○○服用，朱○○因未進一步檢查，未能發現已經存在之心肌炎予以及時治療，終因心肌炎導致心臟衰竭死亡，丁醫師醫療行爲自有過失，且此過失與朱○○死亡有相當因果關係，C醫院爲丁醫師僱用人，上訴人得依侵權行爲法則請求被上訴人C醫院與丁醫師負連帶賠償損害。

3. 本案爭點簡析

（1）本件丁醫師忽視朱○○胸痛及血壓偏低之症狀，未進一步檢查或囑其轉診，因而未發現朱○○罹患心肌炎，喪失治癒機會。

（2）丁醫師爲朱○○診查時，未於門診記錄單記載病人主訴、檢查病患情形，違反行爲時醫療法第48條第2項前段：「病歷內容應清晰、誠實、完整」之規定。而醫療法是保護他人之法律，如違反有關規定，致生損害於病人，須負賠償責任。

（3）丁醫師之醫療行爲過失，與朱○○死亡有相當因果關係。C醫院爲丁之僱用人，應與丁連帶賠償甲、乙、丙之損失。

（八）最高法院86年度臺上字第56號判決

1. 案情摘要

甲因懷孕，於82年11月26日，至上訴人乙主持，設於臺北市○○路○段59號之○婦產科診所檢查。乙將雙胞正常活胎誤診爲單生異常死胎，甲因此同意進行人工流產手術。嗣因仍有懷孕跡象，乃於同年12月28日至臺安醫院施行超音波檢查，發現體內仍有雙胞胎兒存在，懷孕約11週。甲即於同日前往乙之婦產科診所要求解釋，豈料乙竟以檢查爲由，未經甲及其配偶鄭○○同意，書立手術同意書，擅自進行第二次人工流產手術。手術後甲臉色蒼白，進食、排便不正常，無法站立行走，乙仍疏於注意，未以診斷性腹腔鏡等方法處理，亦未轉診大醫院治療，致使症狀惡化。同年月30日，甲前往蕭婦產科醫院檢查後，轉診臺大醫院急診，經剖腹探查，發現子宮內仍有妊娠12週之雙胞胎，並有子宮穿孔、併發小腸三處穿孔及腹膜炎等現象，經施行右子宮角切除，部分小腸切除並吻合手術及盲腸切除等手術，住院三十二天，至83年1月31日始出院。甲因乙之過失，支出臺安醫院及臺大醫院醫療費用，工資損失，及非財產上損害等，請求乙賠償其損害。法院判決乙敗訴，乙不服上訴經三審駁回確定。

2. 判決理由摘要

甲於82年11月26日前往上訴人乙開設之婦產科診所檢查時，乙於病歷上記載「從82年10月2日到82年11月26日爲八週」，「無胎心跳、無胎動」等字樣，並診斷爲死胎，而於同年月29日爲甲實施墮胎手術，但甲於同年12月28日經臺安醫院檢查，竟是正常懷孕雙胞胎，足證乙已有誤診。且醫院實施手術時，應取得病人或其配偶、親屬或關係人之同意，簽具手術同意書及麻醉同意書；在簽具之前，醫師應向其本人或其配偶、親屬或關係人，說明手術原因，手術成功率或可能發生之併發症及危險，在其同意下始得爲之，醫療法第46條第1項前段（修正後第63條第1項）定有明文。醫院爲病人施行手術後，如有再度爲病人施行手術之必要除有醫療法第46條第1項但書規定情況緊急之情形外，應仍受同條規定之限制，於取得病人或其配偶、親屬或關係人之同意並簽具同意書始得爲之；所謂「但情況緊急，不在此限」，乃指病人病情緊急，而病人之配偶、親屬或關係人必不在場，亦無法取得病人本身之同意，須立即實施手術，否則將立即危及病人生命安全之情況而言。本件第二次手術時，乙既未向當時神識清醒之甲，或陪伴在旁之配偶鄭○○說明手術之原因、手術成功率或可能發生之併發症及危險，復未於各該人等簽立同意書後爲之，顯然違反此等保護他人之法律，依民法第184條第2項規定，應推定爲有過失。

3. 本案爭點簡析

（1）甲正常懷孕雙胞胎，乙竟誤診斷爲死胎。

（2）乙爲甲行施行人工流產手術後，仍有懷孕跡象，甲再至乙之醫院檢查，乙未善盡其診治之義務，又未依醫療法第63條第1項前段：「醫療機構實施手術，應向病人或法定代理人、配偶、親屬或關係人說明手術原因、手術成功率或可能發生之併發症及危險，並經其同意，簽具同意書及麻醉同意書，始得爲之。」之規定，經甲或其配偶同意，擅自施行第二次人工流產手術，致甲因而受有損害。

（3）醫療法爲保護他人（病人）之法律，則其有關保護病人之規定，醫療機構及其醫事人員均須遵守，違之者，即屬違反保護他人之法律，其行爲依民法第184條第2項規定推定爲有過失。

（九）臺灣高等法院102年度醫上字第7號判決

1. 案情摘要

甲主張：其於98年11月間至Y牙醫診所由上訴人乙看診，乙於未做牙床檢查亦未告知植牙風險情形下，即於其下顎右下方第一個大臼齒脫落處裝置植牙螺絲，兩週後因其右上方第二大臼齒疼痛前往該診所看診，乙表示該牙已破裂需拔除，惟拔除後其牙齦一直不舒服。98年12月底，其鼻子右邊及旁邊顏面開始麻痺，乙表示非植牙所造成，其乃至中壢○○醫院及桃園○○醫院看診，99年1月間其復因右頸肌膜炎至中壢○○醫院及全○福診所看診，然病情均未見好轉。99年2月間乙表示要幫其植裝牙齒，其因上揭病症尚未痊癒不敢植牙。同年3月間其病情日趨嚴重，及至同年4月間，乙將植牙螺絲拔出後，其病情始較緩和。其因乙上開植牙不當及植牙螺絲太晚拔出，導致其受有肩頸神經炎、顏面神經炎、右手臂肌膜炎、右耳旁發炎、右頸肌膜炎、右下第二大臼齒齒髓炎、急性或慢性十二指腸潰、食道炎、急性上呼吸道感染、下顎右側第一大臼齒缺牙區殘餘牙根埋伏併慢性發炎、植牙螺絲過長壓迫舌骨致右邊舌骨破裂等病症（下稱系爭病症），先後至中壢○○醫院、桃園ＯＯ醫院、吳○○診所、○○聯合診所、林口長庚紀念醫院、范○○診所、北醫附設醫院、臺北榮民總醫院等十幾個醫療院所接受200餘次之治療，不僅支出醫療費用及交通費，身體、精神上更痛苦萬分，爰依侵權行爲法律關係，請求乙賠償其損害。一審爲甲一部勝訴、一部敗訴之判決。甲、乙均不服提起上訴，二審駁回二造上訴；甲得提起上訴，乙不得上訴。

2. 判決理由摘要

（1）甲於98年11月19日至Y牙醫診所由乙就甲下顎右方第一大臼齒爲植牙評估，於同年月28日裝入植牙螺絲，於99年3月31日經乙取出上開植入甲牙齒之植體。甲另於98年12月22日至Y牙醫診所由乙就甲右上方犬齒至第一大臼齒頰側之牙齒，用玻璃離子塡補，並於同年月30日拔除右上第二大臼齒。甲主張因乙未作牙床檢查亦未告知植牙風險下，即爲其裝置植牙螺絲，其因乙植牙不當及植牙螺絲太晚拔出，導致系爭病症，四處求醫，而受有醫療費用、交通費用及精神慰撫金之損害。

（2）乙爲甲裝置植牙螺絲及拔出螺絲之處置，有否失當致甲受有系爭病症之損害？又甲裝置植牙植體後，因出現不適應症，四處就醫未見改善，是否係乙治療失當所致？

經查：原審依職權向相關醫療機構函查結果，均無從認定乙爲甲裝置植牙螺絲及拔出螺絲之處置，有何失當，更無從證明甲所指其系爭病症係因乙爲其裝置植牙螺絲及拔出螺絲之醫療行爲所致。則甲主張因乙爲其裝置植牙螺絲及拔出螺絲之處置失當，致其受有系爭病症之情，尙屬無據。

（3）甲主張：乙於進行植牙手術前，違反告知及說明義務，亦應負侵權行爲損害賠償責任，惟爲乙所否認，經查：

A.按醫療機構實施手術，應向病人或其法定代理人、配偶、親屬或關係人說明手術原因、手術成功率或可能發生之併發症及危險，並經其同意，簽具手術同意書及麻醉同意書，始得爲之。但情況緊急者，不在此限，醫療法第63條第1項定有明文。上開規定旨在經由危險之說明，使患者得以知悉手術及麻醉行爲之危險性而自由決定是否接受，以減少醫療糾紛。又醫師告知義務範圍與界線，應考量病患醫療目的而有所不同，如治療有必要且迫切性，病患需立即進行醫療處置者，則醫師對於罕見或極端之併發症並無告知義務。並非一概課予醫師對病患需爲詳盡、無缺漏之說明義務。牙科治療行爲並非均須依醫療法第63條規定簽立手術同意書。「人工牙根植入術」治療，須依醫療法第63條規定辦理簽具手術同意書，係於99年12月23日方由行政院衛生福利部以衛署醫字第0000000000號函要求各醫療機構辦理。本件乙爲甲施行植牙手術之時間爲98年11月間，尙無該函示規定，固無需病患簽具手術同意書，然醫療法第81條規定：「醫療機構診治病人時，應向病人或其法定代理人、配偶、親屬或關係人告知其病情、治療方針、處置、用藥、預後情形及可能之不良反應。」因此人工牙根植入術雖發生在上開函釋之前，無該函釋之適用，仍應依醫療法第81條規定辦理，有衛生福利部102年11月15日衛部醫字第0000000000號函可參。準此，本件乙於爲甲施行植牙手術時，固無需要求甲簽具手術同意書，然依醫療法第81條規定，乙仍負有告知及說明義務。經依法院調查之證據顯示：無從證明乙曾就植牙之失敗率、植入植體失敗須取出時，周圍骨質有可能產生特別堅硬之新骨形成及取出植牙之骨缺口在癒合中有可能產生變化等生理現象，予以告知、說明。依北醫附設醫院劉○○醫師所述：骨骼組織經手術後，會在術後一段時間陸續進行變化，該等骨骼組織變化普遍見於齒槽骨之各種手術，並非特殊或異常之變化，可見該等骨骼組織變化並非罕見或極端之併發症。而缺牙之治療並非僅有植牙一途，植牙係較先進之牙齒醫療科技，與一般接假牙或戴假牙不同，具有較不可預測之風險以及結果的不確定性，常於植牙醫療流程中發生逾越患者所預期之不適與困擾，於完成植牙後產生磨合不良、固著不佳甚或其他不堪困擾之情形，屢有所聞。是醫師如依其專業知識所能獲知之全部訊息，得出符合一般醫學知識之判斷，而於植牙前善盡評估告知植牙失敗率、告知後遺症、可能造成之風險等植牙之具體情形，讓病患對其是否接受植牙一途，能有充分之瞭解與判斷，方堪認乙業已盡告知及說明義務。

B.關於病患有接受醫療資訊說明與告知之權利，醫療法設有醫療機構及醫師之說明義務規定，屬最基本的醫療常規。說明、告知義務之未踐行，將影響病患是否接受該醫療行為之決定。乙僅透過X光拍攝結果之解讀以及當場之看診等評估甲之情況適合植牙，告以甲「適合植牙」進而安排植牙之療程，其餘有關植牙之失敗率、後遺症、可能造成之風險等具體情形，於甲發生不適應症前，乙並未為事前詳為告知，使甲難有充分之瞭解與判斷，以決定是否接受植牙之醫療行為。是甲主張乙違反告知及說明義務，應負侵權行為損害賠償責任，核屬有據。

（4）按因故意或過失，不法侵害他人之權利者，負損害賠償責任。故意以背於善良風俗之方法，加損害於他人者亦同。不法侵害他人之身體或健康者，對於被害人因此喪失或減少勞動能力或增加生活上之需要時，應負損害賠償責任。不法侵害他人之身體、健康、名譽、自由、信用、隱私、貞操，或不法侵害其他人格法益而情節重大者，被害人雖非財產上之損害，亦得請求賠償相當之金額，民法第184條第1項、第193條第1項、第195條第1項分別定有明文。乙既違反告知及說明義務，應負侵權行為損害賠償責任，甲自得請求其賠償損害。

3. 本案爭點簡析

醫療法第81條規定「醫療機構診治病人時，應向病人或其法定代理人、配偶、親屬或關係人告知其病情、治療方針、處置、用藥、預後情形及可能之不良反應」。本件乙於為甲植牙前，未踐行此說明、告知義務，致甲對植牙可能發生之失敗率、後遺症及可能造成之風險，獲得充分之瞭解，資以判斷是否接受植牙之醫療行為，顯已違反上開規定，自應負侵權行為損害賠償責任。

（十）臺灣高等法院103年度醫上字第34號判決

1. 案情摘要

甲主張：其於100年11月15日在乙診所進行腹部抽脂手術（下稱系爭手術），乙於系爭手術前僅提出手術同意書要求其填寫，並未詢問其病史，亦未告知應注意事項。其主動告知罹患高血壓、並曾接受心臟支架手術。嗣於系爭手術中，其因休克而緊急轉送仁愛醫院診治，經診斷爲抽脂後腹壁血腫併休克，仁愛醫院並對家屬發出病危通知單，雖其幸被救回，但迄今虛弱，常感體力不支、精神無法集中、嗜睡及免疫力降低，因乙之侵權行爲而受有損害。爰依民法第184條第1項前段、第193條第1項、第195條第1項前段規定，請求乙賠償其損害。（本件一審判決甲一部勝訴、一部敗訴，甲不服上訴，二審就甲敗訴部分廢棄，爲甲勝訴之判決，乙則未對一審判決提起上訴。）

2. 判決理由摘要

（1）甲至乙診所求診，乙是否未詳細問診、瞭解甲是否有服用抗凝血藥物，即施行系爭手術，造成甲受有損害？

A.按血小板的主要功能爲止血，但血管硬化後，血管內皮的小損傷，易造成血小板逐漸堆積，導致血管阻塞。因此抑制血小板的活性，可減少血管阻塞的機會。缺血性腦中風病人若有心房纖維顫動或人工心臟瓣膜，則建議口服抗凝血劑，以抑制抗凝血因子的合成，達到抗凝血作用。經查甲罹患高膽固醇症、慢性缺血性心臟病、本態性高血壓，曾因急性冠心症於奇美醫院柳營分院接受心導管治療、經皮冠狀動脈擴張術治療後，至今持續服用預防血栓藥物Bokey、降低心肌梗塞與中風風險藥物Lipitor、預防狹心症藥物Imdur，均爲抗血小板或抗凝血劑類藥物。則依上說明，甲既長期服用抗血小板或抗凝血劑類相關藥物以預防血管阻塞，則乙於實施系爭腹部抽脂手術前，即有義務詢問甲是否服用抗血小板或抗凝血劑類藥物，並有義務告知甲應停止服用上開藥物，以免於手術中出血時，血小板無法有效止血，而造成甲之生命危險。

B.甲於100年11月15日在乙診所進行系爭腹部抽脂手術，甲於術中因出血造成腹壁血腫併休克，經轉送仁愛醫院急診並治療。本件經臺北榮民總醫院鑑定結果，認爲依乙診所病歷記載，甲曾接受心導管治療，但該病歷未詳載甲是否服用抗血小板或抗凝血劑類藥物、或已停用該等藥物。若甲服用該等藥物，而在沒有事先停用下進行抽脂手術，在未有效止血情形下，可能引起相當程度失血，加上抽脂過程中流失水分，可能導致休克。又甲有心臟疾病病史，進行侵入性手術有一定風險。手術後引起之休克，依仁愛醫院病歷紀錄判斷，爲術後出血所造成等語。則據此足證乙於系爭手術前明知甲曾接受心導管治療，卻未詳細問診、亦未瞭解甲是否有服用抗凝血藥物，即貿然施行手術，致甲於手術中因失血造成休克，經緊急轉送仁愛醫院診治，並一度發出病危通知單，使甲之身體健康受傷害。且乙對於甲所主張之上開事實，已於相當時期受合法之通知，而於言詞辯論期日不到場，亦未提出準備書狀作何爭執，則依民事訴訟法第280條第3項準用第1項規定，視同自認。故甲之主張，即屬有據。

（2）按因故意或過失，不法侵害他人之權利者，負損害賠償責任；不法侵害他人之身體或健康者，對於被害人因此喪失或減少勞動能力或增加生活上之需要時，應負損害賠償責任；不法侵害他人之身體、健康、名譽、自由、信用、隱私、貞操，或不法侵害其他人格法益而情節重大者，被害人雖非財產上之損害，亦得請求賠償相當之金額，民法第184條第1項前段、第193條第1項、第195條第1項前段分別定有明文。經查乙因過失未詳細問診、亦未瞭解甲是否有服用抗凝血藥物，即貿然施行系爭手術，致甲於術中因出血造成腹壁血腫併休克而受有損害，自應依上開規定負賠償責任。

則甲依民法第184條第1項前段、第195條第1項前段規定，請求乙應給付甲慰撫金，爲屬正當，應予准許。

3. 本案爭點簡析

（1）乙爲甲手術前，已知甲曾接受心導管治療，卻未詢問甲是否有服用抗凝血藥物，即貿然爲甲施行手術，致甲於手術中因出血造成腹壁血腫休克，自有過失。

（2）乙未盡問診之義務，致甲因乙之過失遭受損害，依民法第184條第1項前段規定，應負賠償責任。

二、刑事案例選錄

（一）臺灣高等法院97年度醫上更（一）字第3號判決

1. 案情摘要

被告乙係設於臺北縣K醫院院長，爲從事醫療業務之人。因K醫院有從事爲病患戒除毒癮之醫療服務，適有阮某因施用第一級毒品海洛因而染有毒癮，於91年4月10日晚上十時許，因毒癮造成全身無力，乃由其女友丙陪同至K醫院急診，經由乙親自對阮某問診後，告知阮某之情況是毒癮戒斷症狀發作，並詢問是否願意住院治療，但因阮某、丙不希望住院，故僅由乙開立處方提供藥物與阮某服用。其後於91年5月8日晚上十時許，阮某又因毒癮戒斷症狀發作，經由丙及其他二位友人陪同至K醫院急診，亦由乙看診，經丙向乙表明阮某要住院戒毒，阮某於乙問診時亦告知乙，其是施用俗稱「四號」之海洛因毒品後，乙隨即安排阮某自當日起在K醫院住院接受毒癮治療。而乙爲職業醫師，應注意阮某係施用海洛因毒品而有毒癮戒斷症狀之病人，而海洛因類藥物戒斷病患，於停止用藥後約六小時會開始產生症狀，嘔吐及腸胃道不適之症狀爲常見的臨床表徵之一，除了以藥物治療戒斷症狀外，並應適時評估病患，以進一步安排必要之檢查與治療，而戒斷病患如產生神智不清或昏迷，極可能是已產生併發症所導致，除應注意對病患呼吸道、呼吸及心臟循環功能做必要之維持與保護外，並應及早積極評估病情或轉診其他醫院接受進一步之評估與治療，且有施用海洛因毒癮之人會引起肺水腫及抑制中樞神經系統而增加吸入性肺炎之機率甚高，而依其專業知識及當時狀況又無不能注意之情事，竟疏未注意及此，自阮某住院後，僅對阮某進行內容爲打營養點滴、給氧氣、抽痰、導尿及使用約束帶等名爲「支持療法」之治療方式，並未適時評估阮某之身體狀況並進行必要之檢查，對阮某於住院期間發生之躁動不安、胃腸不適、神智不清、血壓不穩定、呼吸困難及嘔吐等現象，均未採取必要之檢查及評估，以避免阮某是否有因施用海洛因所致之肺水腫、吸入性肺炎或其他足以引起死亡之併發症，卻逕認爲上述病情僅爲施用海洛因之戒斷現象，僅於91年5月10日予以簡略之「keep ABC」中使用監視器及供給氧氣，以致未對阮某之肺水腫、吸入性肺炎之症狀積極予以評估與治療，或轉診其他醫院接受救治，而耽誤急救時機。嗣於同年月11日上午11時許，因阮某已出現嚴重呼吸困難、嘔吐等症狀，乙始發覺有異而進行急救，並於下午一時二十分許轉送林口長庚醫院急救，但因研判病情危急而於途中折返K醫院，惟阮某仍於當日下午二時十分許，因吸入性肺炎及肺水腫造成心肺循環衰竭致死。

2. 判決理由

（1）按刑法過失之概念，係由「預見可能性」與「注意義務之違反」所組成。亦即行爲人先有預見危險之義務，預見危險後，採取安全措施或捨棄危險行爲的義務。是如行爲人有預見危險之可能性，該危險具有避免可能性，而未依一般醫療水準，採取適當之安全措施，即製造了不容許風險的行爲自應予以歸責。又醫師從事管理人之生命、健康之業務，在診斷階段，須具有一定水準之學問及技術能力，避免誤診或因警覺性不足，而忽略併發症狀中一部分之問題，於治療階段，有依常規診療之義務，對預見可能之危險性，不能不同時採取迴避危險之措施，此即迴避結果之注意義務，申言之，須以積極行爲防止危險之發生或擴大，並設法排除或減少已經發生之危險，否則，不能謂爲已盡迴避醫療危險之義務。

（2）預見可能性方面：使用嗎啡會引起肺水腫及抑制中樞神經系統而增加吸入性肺炎之機會。被告於原審審理中供承：被害人是靜脈注射毒品，所以發生吸入性肺炎的機率是正常人的十五倍等語，顯見被告對有海洛因毒癮之人，有發生吸入性肺炎之併發症之可能性甚高一節，亦知之甚詳。是被告身爲職業醫師，對阮某於住院期間所發生之上開症狀，已可預見其因施用海洛因可能產生肺水腫、吸入性肺炎，自應及早評估病情進行防範或轉診其他醫院接受進一步之評估與治療，同時注意對病患呼吸道、呼吸及心臟循環功能做必要之維持與保護。又依行政院衛生福利部醫事審議鑑定委員會鑑定意見：海洛因急性中毒導致之肺水腫，該項表徵都是在中毒初期（中毒後數小時）即發生，所以，除非病人於91年5月8日住院後，仍有繼續使用過量海洛因，否則其肺水腫應該無法歸因於海洛因之直接原因。其餘鑑定機關則未分析施用海洛因與肺水腫在時間上之關聯性，自以行政院衛生福利部醫事審議鑑定委員會鑑定意見為可採。從而，本件可排除係因被害人施用海洛因直接引發肺水腫或吸入性肺炎之可能性，被告所採醫療措施是否符合醫療常規而得預防肺水腫或吸入性肺炎之發生，攸關重要。

（3）「注意義務之違反」方面：本件被告於警詢中自承：阮某於住院期間，身體有出現躁動不安、胃腸不適、神智不清、血壓不穩及呼吸困難等戒斷症狀且明知施用海洛因成癮者，產生肺水腫、吸入性肺炎等併發症之機率甚高，則被告於診療之際，自應注意防範上開併發症狀之發生。另依行政院衛生福利部醫事審議委員會鑑定意見，病患如神智不清或昏迷、呼吸困難及血壓過低時，因海洛因戒斷時不應產生此種症狀，因此，應評估是否治療藥物已過量或病患已產生呼吸、循環、電解質之問題或其他併發症。應監測病患血壓、心跳、體溫，並聽診心臟、肺部及進行神經學檢查，並安排必要之實驗室檢查，如動脈血液氣體分析、肺部X光、電解質、血球記數等檢查，及給予必要之治療。本件，依證人丙證述，阮某於91年5月9日有意識但不會說話，於91年5月10日已神智不清，但依醫囑單所載，被告於此二日均僅注射維生素輸液等，作「支持性療法」，至91年5月10日始記載「keep ABC」，及使用「心電圖監視器（附血氧飽合度監視器）、抽痰監視器及供給氧氣」等措施，但並無記錄顯示曾進行必要之理學檢查（如呼吸道之詳細檢查）、安排其他實驗室檢查（如動脈血液氣體分析、胸部X光），或進行必要之保護呼吸道等措施，致91年5月10日上午，阮某病情急轉直下，終不治死亡。嗣經解剖，發現係因肺水腫、吸入性肺炎造成心肺循環衰竭而死亡。足見阮某之死亡並非係因施用海洛因毒品所直接導致，而係因海洛因毒癮後，住院期間所產生之肺水腫、吸入性肺炎等併發症所致，而被告對於阮某因施用海洛因所產生之肺水腫、吸入性肺炎等病症，於阮某在K醫院住院接受毒癮治療期間，僅第三天發現有嘔吐時，進行簡單之「keep ABC」，及使用「心電圖監視器」檢查，而未及早發現肺水腫、吸入性肺炎等併發症，而採取其他必要之評估與治療，或及時轉診他院接受治療或急救，自有過失。行政院衛生福利部醫事審議鑑定委員會、彰化基督教醫院精神科鑑定意見，亦同此認定。又阮某係因肺水腫、吸入性肺炎造成心肺循環衰竭而死亡，被告之上開過失行爲與阮某之死亡間，即有相當因果關係。

（4）綜上所述，本件事證已臻明確，被告業務過失致人於死之犯行，洵堪認定。

（本件被告不服一審判處其罪刑上訴，因合於減刑條件，民事部分又已和解，二審撤銷改判，被告不服上訴，三審以上訴違背法律上之程序予以駁回確定）

（二）最高法院94年度臺上字第2676號判決

1.案情摘要

本件原判決以自訴意旨略稱：上訴人即自訴人之妻郭婦於85年9月4日至8日間，在N市立醫院接受心導管檢查，因被告丁未經告知郭婦及其家屬實施心導管檢查之危險性即實施，致郭婦因心導管檢查之併發症而死亡；又丁於對郭婦實施心導管檢查後，在郭婦之鼠蹊部傷口各壓置每包二公斤之砂袋各一個，因砂袋過重且沒有及時拿開，導致郭婦股動脈栓塞並引發急性心肌梗塞而死亡；而被告丙未及時將郭婦右腳切除，且未及時將郭婦送入加護病房，導致郭婦病情持續惡化而死亡；被告戊值班時未親自巡視病房，而以電話指示護士施予郭婦舌下硝化甘油含片解緩症狀，違反醫師法第11條：「醫師非親自診察，不得施行治療、開給方劑、或交付診斷書」之規定；被告甲值班時，於家屬要求值班醫師診察時未到病房來診察，違反醫師法第11條：「醫師非親自診察，不得施行治療、開給方劑、或交付診斷書」之規定，因認丁、丙、戊、甲四人涉有刑法第276條第2項業務過失致死之罪嫌；經審理結果，認被告等之犯罪均不能證明，因而維持第一審諭知被告等均無罪之判決，駁回上訴人在第二審之上訴。上訴人不服提起上訴，三審發回更審。

2. 判決理由摘要

惟查：（1）爲促進醫療事業之健全發展，合理分布醫療資源，提高醫療品質，保障病人權益，增進國民健康，乃有醫療法之制定，醫療法第46條第1項規定（修正後第63條第1項）：「醫院實施手術時，應取得病人或其配偶、親屬或關係人之同意，簽具手術同意書及麻醉同意書；在簽具之前，醫師應向其本人或配偶、親屬或關係人說明手術原因、手術成功率或可能發生之併發症及危險，在其同意下，始得爲之，但如情況緊急，不在此限」；其立法本旨係以醫療乃爲高度專業及危險之行爲，直接涉及病人之身體健康或生命，病人本人或其家屬通常須賴醫師之說明，方得明瞭醫療行爲之必要、風險及效果，故醫師爲醫療行爲時，應詳細對病人本人或其親屬盡相當之說明，經病人或其家屬同意後爲之，以保障病人身體自主權；上開醫師應盡之說明義務，除過於專業或細部療法外，至少應包含：A.診斷病名、病況、預後及不接受治療之後果。B.建議治療方案及其他可能之替代治療方案暨其利弊。C.治療風險、常發生之併發症及副作用暨雖不常發生，但可能發生嚴重後果之風險。D.治療之成功率（死亡率）。E.醫院之設備及醫師之專業能力等事項；亦即在一般情形下，如曾說明，病人即有拒絕醫療之可能時，即有說明之義務；於此，醫師若未盡上開說明之義務，除有正當理由外，難謂已盡注意之義務；又上開說明之義務，以實質上已予說明爲必要，若僅令病人或其家屬在印有說明事項之同意書上，貿然簽名，尙難認已盡說明之義務。本件上訴人即被害人郭婦之夫乙主張丁爲郭婦實施心導管檢查之前，並未告知此次醫療行爲之風險、術後併發症等事項，乙於原審供稱：「手術同意書是護士拿給我簽的，丁醫師沒有告訴我要做心導管」；雖原判決於理由欄說明：「扣案病歷中附有85年9月3日『心導管檢查說明書』一紙，其上詳載心導管檢查可能導致之合併症，自訴人且在其上見證人欄內簽名，此爲自訴人所肯認，故被告丁指稱之前有先行告知一節，應係屬實可以採信，自訴人所指述檢查之前未經告知云云，自不符實情」；原審91年5月15日審判筆錄所載向上訴人提示之「手術同意書」，即係原判決上開所稱之「心導管檢查說明書」，若係由護士交予郭婦及上訴人簽名，雖其上載有應告知事項之內容，然能否即謂主治醫師丁已盡告知義務？又依卷內資料，郭婦及上訴人均未受高深教育，於簽署時是否瞭解其內容？原判決未深入審究，遽以上訴人已在心導管檢查說明書上之見證人欄簽名，即謂丁先前已有告知，尙嫌率斷。

（2）醫師法第11條第1項前段規定：「醫師非親自診察，不得施以治療、開給方劑或交付診斷書」；旨在強制醫師親自到場診察，以免對病人病情誤判而造成錯誤治療或延宕正確治療時機，尤以高危險性之病人，其病情瞬息萬變，遇病情有所變化，醫師自有親自到場診察之注意義務及作爲義務，依正確之診察，給予妥適之處分治療，以保障醫、病雙方權益，因此，該規定能否限定解釋爲醫師曾爲病人診察，自認瞭解病情，病人之病情若有變化，亦可依以前診察之認知，省略再次診察之手續，逕指示醫師以外之醫療人員，例如護士逕爲治療？非無疑竇，又護士所受訓練，偏重護理而非醫療，縱使經驗豐富之護士，亦不能取代醫師之診察。上訴人向護士表明郭婦病情有所變化、情況危急，被告等接護士之口頭報告後，雖指示護士給予藥物治療，雖其治療尚稱持續，然被告等僅據護士報告病情變化，未親自診察，即指示護士給予藥物治療，是否適當？有無違反醫師法第11條第1項前段規定之醫師親自診察義務？原判決均未深究，自有違誤。

（三）臺灣高等法院92年度矚上訴字第1號判決

1. 案情摘要

（1）戊係A醫護管理專科學校畢業，具一般護理人員之資格；甲係B醫護管理專科學校畢業，並經在財團法人C紀念醫院受訓取得麻醉護士資格，二人均具有護理或麻醉之專業知識。甲、戊分別自91年5月1日、7月1日起，受僱於臺北縣T婦幼醫院（下稱T醫院），擔任麻醉護士、嬰兒房護士職務，分別爲從事麻醉、護理業務之人。甲於91年5月1日至T醫院任職後，因見T醫院並無得用於全身麻醉及急救插管之ATRACURIUM BESYLATE（中文名稱：亞庫凱林注射劑），爲備不時之需，竟自行聯絡H公司之業務員陳某，由陳某於同年5月2日，先行提供一盒亞庫凱林注射劑作爲試用品（保存期限至91年8月止，每瓶容量爲5c.c.，十瓶裝），供其使用。因該藥物須冷藏保存，而T醫院五樓開刀房中並無冷藏設備，甲爲貪圖取用之便利，明知該藥劑具危險性，竟逕行將該亞庫凱林注射劑冷藏保存在嬰兒房之冰箱內，雖利用原亞培包裝藥物之保麗龍盒蓋背面，書寫「麻醉科ATRACURIUM小心」之警示標語，然該警示標語並未固定豎立在亞庫凱林注射劑紙盒上，經嬰兒房護士多次移動冰箱內物品後，該保麗龍警示板或字跡向下，或遭其他物品掩蓋，已全然失其警示功能。甲明知上開藥品具危險性且加註警示標語，但既將之存放在開放式之冰箱內，且與冰箱內之疫苗、母奶等物置放一處，即應加以時刻注意檢視，而依當時情況，並無不能注意之情事，詎其竟未經常加以查看，任令該藥物形同毫無警示標語般放置在嬰兒房冰箱內，未曾使用。嗣該批注射劑於91年8月間保存期限屆至後，仍未丟棄，而繼續存放在嬰兒房冰箱內，任令此危險之狀態繼續存在。

（2）戊自91年7月1日起，任職於T醫院擔任嬰兒房護士，負責新生兒照護及疫苗注射之工作。於91年11月29日上午八時三十分許，在T醫院五樓嬰兒房內，受小兒科陳醫師指示爲七名新生兒施打B型肝炎疫苗（HBV），每名劑量1c.c.。而戊身爲嬰兒房之護士，原應對所施打之疫苗名稱有正確之認識，詎其打開冰箱取藥時，竟未仔細找尋冰箱內所存放之B型肝炎疫苗，徒以外包裝之印象隨手取出上開甲放置之亞庫凱林注射劑，復未確實讀取藥瓶上之標籤辨識名稱，即逕行抽取藥劑。於抽取第一瓶藥劑完畢後，發現一瓶藥罐僅能抽取五支針筒（亞庫凱林注射劑一瓶5c.c.），與平日一瓶B型肝炎疫苗或爲1c.c.小瓶裝，或爲10c.c.大瓶裝，可抽取一支或十支針筒之情形不符，懷疑有異；戊明知當時小兒科陳醫師正在嬰兒房內巡房，依當時之情形，本應確認藥瓶之標籤，並立即請教在場之陳醫師，而依當時之情況，並無不能之情事，詎竟不爲之，僅隨口詢問在旁已下班之鄭護士，何以當日疫苗僅能抽取五劑，鄭護士未加查看，即信口答稱或係更換包裝。戊聞言，未加注意，繼續開啓另一瓶肌肉鬆弛劑，再抽取兩支針筒後，將七支針筒一併拿至嬰兒房中，接續爲：A.羅○○、壬○○之女羅○惠，B.嚴○○、嚴○○之女嚴○○，C.劉○○、謝○○之女謝○○，D.丁○○、陳○○之子陳○○，E.庚○○、林○○之女林○○，F.林○○、劉○○之女劉○○，G.乙○○之女洪○○（對洪○○業務過失傷害部分，業於偵查中撤回告訴，未據起訴）等七名新生兒注射。七名新生兒經注射此肌肉鬆弛劑後，旋產生呼吸衰竭之狀況，經在場各醫護人員察覺有異，實施急救，並緊急送往財團法人亞東紀念醫院、臺北市立和平醫院及臺北醫學大學附設醫院搶救，羅○惠仍於91年11月29日上午十二時十五分，因呼吸衰竭及休克不治死亡；並致嚴○○受有呼吸停止及室管膜下囊腫之傷害，謝○○受有呼吸衰竭之傷害，陳○○受有心肺衰竭之傷害，林○○受有心肺衰竭、上消化道出血、急性腎衰竭之傷害，劉○○受有心肺衰竭之傷害。

2. 判決理由摘要

（1）被告戊部分

經查：

A.被告戊於上揭時、地，將亞庫凱林肌肉鬆弛劑注射在被害人羅○○、嚴○○、謝○○、陳○○、林○○、劉○○等六名新生兒（另洪○○部分撤回告訴）身上之行為，業據被告戊於偵查中、原審及本院審理時供承不諱。又檢察官將被害人嚴○○、謝○○、陳○○、林○○、劉○○及洪○○等人之血液送請法務部法醫研究所鑑驗，經該所以「氣相層析質譜儀法」及「毒藥物廣篩鑑析儀（REMEDI）」檢測，發現上開血液內均含有肌肉鬆弛劑ATRACURIUM成分，但未發現含安非他命類、鎮靜安眠藥及其他常見毒藥物成分，亦有該所法醫毒字第0910004353號函在卷可稽。被告戊之自白與事實相符，堪予採信。

B.被告戊係A醫護管理專科學校畢業，受有護理之專業教育，並經我國專門職業及技術人員高等暨普通考試及格，自受僱於T醫院後，自91年7月30日起至10月3日止，多次接受新進人員訓練，內容包括要確實熟悉嬰兒房常用之針劑、藥物用途及使用方法、預防注射疫苗種類保存方法、疫苗注射時間、預約時間、注射方式及衛教內容，熟練小兒科預防注射護理技術等節，均為其所自承，並有T醫院訓練進度表附卷可按。被告戊對於嬰兒房照護之專業知識、技能及常規，自不能諉為不知，尤未可以醫院實際上未按訓練進度表確實執行訓練，及因輪值日班為嬰兒注射B型肝炎疫苗之機會不多而卸責。又為新生兒實施疫苗注射前，需a.確認正確的病人、b.確認正確的藥物，指從藥櫃內取出藥物時、衡量藥量時、把剩餘之藥放回藥櫃時均需確認藥物標籤，至少讀藥瓶標籤三次、c.正確的劑量、d.正確的給藥時間以及e.正確的給藥方法（俗稱為「三讀五對」原則），此為護理人員之標準技術，亦有國立臺北護理學院北護護字第0920001470號函在卷可參。被告戊對此自應知之甚詳，並據以為執行護理業務之準繩。

C.證人即T醫院小兒科陳醫師、嬰兒房劉護士於原審審理時分別證稱：

「初生兒出生三、五天後，若沒有異常，就可以注射B型肝炎疫苗。一般而言，護士應該要會依照醫囑單獨立判斷施打的藥跟劑量，我工作的期間，T醫院使用的B型肝炎疫苗都沒有更換包裝。B型肝炎疫苗的名稱是寫『安在時B型肝炎』，英文爲ENGERIX-B，這是商品名稱，不同廠牌的商品會有不同商品的名稱，但我不認爲這樣會影響護士的判斷。我們在醫囑單都只寫『HBV』，戊在注射時，我也在嬰兒房查看其他的小孩」、「我是91年3月1日開始任職，在我當護士期間，B型肝炎疫苗只有大小罐的變更，包裝沒有變，都是一樣的，小瓶是黃色蓋子，大瓶是紅色蓋子，每天平均有五到七個嬰兒要打B型肝炎疫苗。我的職前訓練，是梁護理長指定的，施打疫苗的部分，是先講疫苗何時打，並到冰箱看疫苗放在哪裡，要打的時候，要給其他資深護士看，看要施打的部位，施打疫苗有書面注意事項，有親自操作給我們看，之前帶我的人是帶我到冰箱看，拿出疫苗給我看」等語。足認施打B型肝炎疫苗，係T醫院嬰兒房護士經常執行之業務，且該院所使用之B型肝炎疫苗包裝均未更改過。被告戊迄案發時，在T醫院嬰兒房已任職約五個月之久，對於使用之B型肝炎疫苗商品名稱，自應熟記並有辨識能力。且注射行爲乃醫療輔助行爲，自得在醫師之指示下爲之。而所稱「指示」，得由醫師視情況自行斟酌指示方式或醫囑爲之。被告戊爲具合法資格之護士，於執行注射疫苗業務時，仍需獨立進行三讀五對流程，並非醫師應於醫囑單上，將商品名稱逐字拼音，供護士核對，而護士僅需機械性地進行注射手續而已。且被害人羅○○等新生兒應於91年11月29日施打B型肝炎疫苗乙節，均有載明「B肝第一劑」之醫囑單附卷可憑，此明確之中文醫囑較一般醫院僅載「HBV」英文簡寫更爲明確。

D.案發當天，由值大夜班鄭護士點交冰箱內物品時，冰箱內確存放十二瓶小支B型肝炎疫苗乙節，業據證人鄭護士證述明確，並有扣案點班本明載其存量數目可稽。且亞庫凱林注射劑容量爲5c.c.、外包裝爲白底紫字標籤，英文標示爲ATRACURIUM　BESYLATE；而B型肝炎疫苗容量則爲1c.c.、外包裝爲白底藍色條紋標籤，英文標示爲ENGERIX－B，二者之外觀及標示，均迥然不同，亦有拍攝藥瓶之照片二幀及檢察官勘驗筆錄在卷可參。被告戊復坦承曾爲嬰兒注射B型肝炎疫苗，倘善盡注意義務，確實核對藥瓶標示，當不致將亞庫凱林注射劑，誤爲B型肝炎疫苗。被告戊竟違反注意義務，未仔細讀取藥瓶標籤，僅憑包裝瓶大小之不確定印象，排除冰箱中外觀大小明顯不同之免疫球蛋白後，逕行拿取所認較有可能爲B型肝炎疫苗之小型藥瓶，致將冰箱內藥瓶容量、標籤顏色、英文字母均迥然相異之亞庫凱林注射劑，誤爲B型肝炎疫苗而取用；且於以五支針筒抽取第一罐藥瓶完畢，發現疫苗劑量與平常情形不同，雖心生懷疑，卻未讀取標籤，且明知彼時小兒科陳醫師適在嬰兒房內巡房，並無不能向醫師確認之情形，竟未請教在場之醫師，僅隨口詢問在旁已下班之鄭護士。乃鄭護士並未親自檢示藥瓶，僅信口答稱可能更換包裝一情，亦爲被告戊所陳無訛。被告戊捨由己獨立判斷而不爲，復未請示在場之小兒科陳醫師，僅以未親自檢視藥瓶之鄭護士所隨口回答，作爲逕行施打藥劑之基礎，顯已違反一般醫護人員所應注意之義務甚明。

（2）被告甲部分

A.訊據被告甲，固坦承於上揭時、地，將亞庫凱林注射劑放置在嬰兒房冰箱之事實不諱，惟矢口否認有被訴過失之犯行，辯稱：被告戊擔任嬰兒房護士，應能獨立判斷亞庫凱林注射劑與B型肝炎疫苗之不同，其縱有過失，亦與嬰兒之死、傷結果間，並無相當因果關係云云。

B.查：

（A）亞庫凱林注射劑乃一種神經肌肉阻斷劑，可作爲手術全身麻醉或加護病房鎮靜時之輔助劑，功用係鬆弛骨骼肌，幫助氣管插管，及與人工呼吸器之協調，有仿單標籤附卷可參；又該藥劑使用於小孩達0.18c.c.時會致死，亦經證人即臺北縣衛生局醫政課長蘇醫師於偵查中結證明確。被告甲身爲麻醉護士，就亞庫凱林注射劑對於嬰兒顯具有高度危險性之藥理，應知之甚稔，竟將該具高度危險性之亞庫凱林注射劑，放置在嬰兒房冰箱內，被告戊誤取注射，導致嬰兒死、傷，所不可想像其不存在之條件。被告甲放置該亞庫凱林注射劑之行爲，與被告戊之誤取、注射行為，兩者間具有原因、結果之關係，首堪認定。

（B）藥品之採購、保存，應依醫院之規定為之，前揭注射劑係被告甲主動要求藥商送交試用，並非報請T醫院依正常程序採購乙節，業據證人陳某於偵查中證述無訛。又嬰兒房之冰箱僅提供嬰兒房護士業務上使用，亦據證人即T醫院梁護理長、徐院長分別證述在卷，並有「冰箱使用規則」一份附於嬰兒房作業手冊中可證。而嬰兒房所使用之冰箱不得任意放置物品，以免污染其內存放之疫苗、母奶，應為受過專業訓練之護理人員所具備之基本常識，本不待院方管理階層作特別規定，自不因被告甲係在開刀房工作，鮮少進入嬰兒房而得諉為不知。

（C）亞庫凱林注射劑並非嬰兒房護士所熟悉之藥物，被告甲亦自承僅學過麻醉者始知該藥等語。被告甲擅將亞庫凱林注射劑放入嬰兒房冰箱時，應認知並能夠認知到其行為之危險性，竟未捨棄該危險行為，復未提高注意並為足夠之安全措施，僅簡單書寫警告文字於保麗龍板上，顯見其輕忽怠慢。被告甲應該並能認知將亞庫凱林注射劑放在嬰兒房冰箱，係製造危險之行為，卻未捨棄該行為，復未提高注意義務，豎立清楚之警告標示，並經常前往嬰兒房冰箱檢視標示是否存在，甚且於藥劑過期之後，猶未將之丟棄。被告甲違反麻醉護士應有之注意義務，應堪認定。

（3）因果關係之認定

A.按因果關係乃指行為與結果間必要之原因與結果之連鎖關係；又刑法上之過失，其過失行為與結果間，在客觀上有「相當因果關係」始得成立。所謂「相當因果關係」，係指依經驗法則，綜合行為當時所存在之一切事實，為客觀之事後審查，認為在一般情形下，有此環境、有此行為之同一條件，均可發生同一之結果者，則該條件即為發生結果之相當條件，行為與結果即有相當之因果關係。反之，若在一般情形下，有此同一條件存在，而依客觀之審查，認為不必皆發生此結果者，則該條件與結果不相當，不過為偶然之事實而已，則其行為與結果間即無相當因果關係（最高法院76年臺上字第192號判例意旨參照）。

B.被告甲之選任辯護人辯護意旨雖以：本案藥劑放置冰箱之時間長達七個月，期間未曾發生任何問題，顯見被告甲之過失，已因同案被告戊之介入行爲而中斷，與本案並無相當因果關係云云。惟查：（A）被告甲自91年5月2日將亞庫凱林注射劑放入嬰兒房冰箱時起，即造成此一高度危險之環境，被告甲原負有避免危害發生之絕對義務，包括即時取走藥品以解除該危險狀態，或豎立確實之警示標語，並維持該警示繼續有效存在等行爲，而非期待他人之介入，以解除此危險狀態。換言之，被告甲自91年5月2日擅自放置亞庫凱林注射劑後，於危險狀態未解除前，均負有注意義務，不因在七個月內未曾發生憾事，即謂因果關係已因被告戊之行爲而中斷；（B）亞庫凱林注射劑係麻醉用藥，適用於全身麻醉或緊急插管急救使用，並非一般嬰兒房護士所熟悉之藥物。而以經驗法則判斷，將亞庫凱林注射劑置放於嬰兒房護士業務專用，供暫時存放B型肝炎疫苗、母奶之冰箱內，又未豎立明顯有效之警示標誌，在通常情形下，可能導致施打疫苗之嬰兒房護士，在預期嬰兒房冰箱內皆應爲B型肝炎疫苗或其他嬰兒用藥，而誤取藥劑；又注射1c.c.肌肉鬆弛劑於新生兒身上之行爲，依據經驗法則作客觀判斷，可認定在通常情況下，均足以造成嬰兒死亡或傷害之結果。被告甲、戊二人之業務過失行爲相互結合，與被害人羅○○之死亡及嚴○○等人之傷害結果間，均具有相當因果關係，至爲灼然。

（本件一審判處甲、戊罪刑，甲、戊不服上訴，二審駁回上訴）

（四）臺灣高等法院91年度上更（一）字第796號判決

1. 案情摘要

甲爲執業醫師，在臺北縣○○鄉開設D診所，爲從事業務之人。87年7月13日十四時許，段某因全身酸痛、吃不下飯、咳嗽、嘔吐等症狀前往該診所求診，由甲爲其看診。甲於量得段某有血壓偏低（74/46mmHG）之異常，應注意對此異常情形之原因，進行必要之檢查或處置，依當時情形，又無不能注意之情形，其竟疏於注意，僅診斷段某上呼吸道感染，而予上呼吸道感染之症狀治療，並施打肌肉針劑Piroxin及Sinkern後即讓段某拿藥回家休息，對段某血壓偏低之異常原因，未詳加檢查。同日近十八時許，段某仍有噁心想吐及冒冷汗等不適，而再到該診所就診。甲應注意段某數小時前經其施打針劑，服藥之後，病情並未緩解，且新增冒冷汗之症狀，於段某之實際病因應予必要及詳細檢查診斷，如限於其設備及專長，而無法確定病人之病因或提供完整之治療時，亦應建議病人轉診。惟甲對此仍疏於注意，僅予5%葡萄糖液500ml混合Vena/amp及Methycobal（Vit.13-12）/Amp及C- alcium gluconate 2ml靜脈注射。於靜脈點滴注射時，段某曾有呼吸困難，甲給予氧氣罩呼吸治療，仍未注意段某是否另有其他病因。同日十九時十五分許，段某上廁所，約十九時三十分許，在廁所內倒地不起，神志喪失，甲對之進行急救，並囑護士打電話叫救護車。王護士打電話至○○救護車中心，該中心同意出車，惟遲遲未到，至同日二十時十餘分許，另打電話向臺北縣警察局消防隊求救，該消防隊救護車於二十時二十六分到達D診所，四十八分送至萬芳醫院時，段某已無生命跡象而死亡。

2. 判決理由摘要

（1）本件被告醫療過程，是否違反醫療常規及有無疏失，經送請行政院衛生福利部醫事審議委員會鑑定結果：「一、依此病患之症狀，甲醫師診斷爲上呼吸道感染，應屬合理，惟第一次就診時，曾發現病患之血壓偏低（74/46mmHG），甲醫師未能針對此一情形進行必要之檢查或處置，僅給予上呼吸道感染之症狀治療，即讓病患返家，實有違反現行醫療常規之處。又病患第二次就診時，未見病歷上有任何身體理學之檢查，甲醫師僅給予靜脈點滴注射，再有診斷草率之處。……三、綜上所述，病患之死因爲病毒性心肌炎，死亡率很高，縱然即早診斷及治療，是否即可避免死亡，雖屬未定，但對一位中年病患就診時，血壓偏低的情形下，未詳加檢查及觀察，實有疏失之處。」認被告醫療過程有違醫療常規、診斷草率及有疏失之處。有行政院衛生福利部衛署醫字第88018088號書函及所附鑑定書在卷可按。本院前審再將被告辯解及對被害人病毒性心肌炎致死與被告醫療及急救措施如有不當，是否有因果關係，再送行政院衛生福利部醫事審議委員會鑑定。該委員會鑑定意見：「病毒性心肌炎之診斷的確很難光憑症狀或身體檢查來確定，本案病人判斷的重點，應在於臨床表現爲休克之現象，必須針對其血壓偏低的原因詳加檢查及密切追蹤。在初步處置後，應再追蹤血壓及臨床症狀，倘若未能改善，則建議病人迅速轉診治療。因此，病人在第二次回診時，甲醫師理應再詳細記錄血壓及心跳，否則實有因注意而未注意之處」，此亦有行政院衛生福利部衛署醫字第89023741號函及所附鑑定書存卷可查。明確認定被告就段某之第二次診治，有應注意而未注意之疏失。

（2）按診所因限於設備及專長，無法確定病人之病因或提供完整治療時，應建議病人轉診，醫療法第50條第1項（修正後爲第73條第1項）前段規定甚明。被告於第一次診治被害人時，僅爲之量血壓，未爲其他檢查，其診斷前之檢查已嫌不足。而測量血壓之結果，有偏低之異常，被告竟未查究其偏低原因，且被害人口述有噁心想吐之症狀，其原因爲何，亦未詳查，即率予診斷爲上呼吸道感染，未能注意除了上呼吸道感染外，是否有其他疾病，其僅據被害人之口述，針對部分症狀爲治療，對於被害人潛在重大之病因並未詳爲診斷。尤以被告診治被害人數小時之後，被害人因症狀未緩解，再度痛苦求診，被告竟未作任何檢查即予診治，顯然未盡其應確定病人病因之義務。縱依其診所之設備及被告專長，無法正確診斷病毒性心肌炎，既然病因不明，應建議病人轉診，竟捨此不爲，草率將被害人留置在其設備不全診所予以針劑治療，延誤被害人轉診之時間及機會，其又未有不能注意之情形，顯然被告在診斷（第二次診斷）前未經檢查（按診斷前應檢查病人，並將檢查結果記載於病歷摘要上，爲醫療法（修正前）施行細則第48條規定病歷摘要應記載之事項）對於異常之症狀，予以輕忽，致未確定其病因，又延誤病人轉診時機之過失。被告就被害人之第二次診治，既有此項應注意而未注意之疏失，其醫療過失與被害人之死亡，自有相當因果關係。

（3）被告於診斷前之檢查，對於被害人異常之低血壓及噁心想吐、冒冷汗等症狀，未予詳確查明其病因或盡其轉診之義務。如能對被害人詳加檢查，以確定其病因，或雖依其設備能力未能確定其病因，然既有可疑病因存在，如適時轉診到設備齊全之大醫院檢查，被害人或有生機而不致死亡。益證其過失與被害人之死亡原因有密切之因果關係。

（五）臺灣高等法院90年度上訴字第3468號判決

1. 案情摘要

甲係新竹市G婦產科診所醫師（亦爲該診所負責人），爲從事醫療業務之人；乙（業經一審判處有期徒刑十月，緩刑五年確定）係領有合格執照之痲醉護士，平日支援新竹縣市各醫院、診所爲病患實施痲醉注射，亦爲從事業務之人。87年6月29日下午七時三十分許，適有由甲實施定期產前檢查之孕婦劉婦，因出現落紅、不規則宮縮及子宮頸擴張二公分等症狀至甲診所看診，並於診所內待產。同日晚上十時十分許，因胎兒監視器出現胎兒心跳過速現象，甲乃建議改以剖腹生產，並經劉婦之夫乙同意後，甲旋即通知痲醉護士乙到場爲劉婦實施痲醉注射，以利進行手術。此時甲於指示乙爲劉婦痲醉注射時，本應注意乙取藥時，應親自核對藥劑容器之標籤外觀，或口頭詢問乙，以確認準備注射之藥劑確實無誤。而乙在甲指示下，爲劉婦實施痲醉注射，亦應注意取藥時，須核對藥劑容器之標籤外觀，以確認注射之藥劑是否正確，以避免危險發生，且依二人專業智識、能力及當時狀況，並無不能注意之情事。二人竟均疏於注意，甲於乙取藥時，疏未注意親自核對藥劑容器之標籤外觀，或口頭詢問乙確認準備之藥劑無誤；而乙於準備藥劑時，亦疏未注意核對藥劑容器之標籤外觀。致於同日晚上十一時四十分許，乙在手術房內抽取藥劑時，將止血劑（Transamin）誤爲痲醉劑（Marcaine），並將誤裝之止血劑打入劉婦腰椎內，劉婦旋即感到身體癢並出現紅疹，並有抽筋情形。甲即指示乙施打抗組織胺藥物（vena-B6），並電詢痲醉專科醫師陳○麟，二人於通話中，乙再度確認藥劑後，始發現錯打止血劑之事，立即告知甲。甲隨即電請陳○麟醫師到場協助。同日晚上十一時五十二分許，甲將劉婦載往臺北榮民總醫院急救。惟劉婦因急性腦水腫合併腦疝形成，經急救無效，於翌日凌晨四時二十分許不治死亡；體內之胎兒亦腹死胎中。一審判處甲罪刑，甲不服上訴。

2. 判決理由摘要

按痲醉係屬醫師法第28條第1項所稱之醫療業務行爲（見行政院衛生福利部衛署醫字第88064265號函）；此項醫療業務行爲原則上取得合法醫師資格者始得爲之，雖例外在醫療機構於醫師指示下之護士亦得爲之（醫師法第28

條第1項規定參照），惟在醫師指示護士為醫療業務行為情況下，醫師對依其指示而為醫療業務行為之護士，本當負有指揮、監督之責。再麻醉手術實施前之取藥行為，係屬醫療輔助行為。醫師指示有適當訓練及經驗之合格護士準備麻醉藥物時，尚須親自核對藥劑容器之標籤外觀，或口頭詢問護士，確認準備注射之藥劑無誤，以避免危險發生。甲為領有合格執照之婦產科專科醫師，應注意於指示麻醉護士乙為孕婦劉婦實施麻醉注射、取藥時，須親自核對藥劑容器之標籤外觀，及口頭詢問乙確認準備之藥劑是否正確，且依被告智識、能力及當時狀況，並無不能注意之情事，甲竟疏未注意，致未能及時發覺乙將止血劑（Transamin）誤為麻醉劑（Marcaine），並將誤裝之止血劑注射入劉婦腰椎內，使劉婦因急性腦水腫合併腦疝形成，經急救無效不治死亡，體內胎兒亦腹死胎中，甲顯有過失，行政院衛生福利部醫事審議委員會亦同此認定，有行政院衛生福利部衛署醫字第88055674號函暨所附之醫事審議委員會第88079號鑑定書、衛署醫字第0890024440號函暨所附之醫事審議委員會第89184號鑑定、衛署醫字第0900046673號函暨所附之醫事審議委員會第90080號鑑定書各一件在卷可憑。而劉婦係因腰椎麻醉錯打止血劑，致急性腦水腫合併腦疝形成，急救不治死亡，足見乙誤用藥劑，及甲於指示乙取藥時，未確認藥劑無誤等之過失行為，與劉婦死亡間，具有相當因果關係。甲於指示護士乙取藥時，未親自核對藥劑之容器外觀，或口頭詢問乙準備藥劑是否無誤，致乙誤用藥劑，甲顯有未盡監督責任之過失，自不得因乙係專業護士，即認甲並無過失。

（本件二審維持一審判決，駁回甲之上訴，甲不服上訴，經三審以上訴違背法律上之程序駁回確定）

（六）臺灣高等法院臺南分院90年度上易字第1787號判決

1. 案情摘要

甲原係財團法人某教會J醫院L分院醫師，為從事醫療業務之人。87年10月24日陳某因車禍致受有肋骨骨折併血胸等傷害，經送往該院由甲診治。甲本應注意陳某係頭部外傷之病患，有頸椎損傷之可能性，應先進行頸、脊椎之檢查，以排除頸脊椎、脊髓損傷之可能，並予適當之保護。在未確定前，若需搬動病人或翻身，均需保護頸椎。其於進行全身麻醉時，頸椎全無支撐，至為脆弱，而依當時情形，又無不能注意之情事，竟疏於注意，貿然於同年11月4日進行全身麻醉，施行右側胸腔內視鏡手術，於手術進行中改變陳某之姿勢為側躺時，因受二次傷害，致第四、五頸椎骨折脫位併完全性脊髓損傷休克。雖經極力急救，仍致陳某受有四肢癱瘓併呈植物人狀態之重傷害。

2. 判決理由摘要

經查：

（1）被害人陳某因頸椎第四、五頸椎骨折脫位併完全性脊髓損傷休克，受有四肢癱瘓併呈植物人狀態之重傷害。

（2）原審就此案件曾兩次送請行政院衛生福利部醫事審議委員會鑑定結果認為：A.有關病人陳某於11月4日接受右側胸腔內視鏡手術過程中，發生血壓下降、心跳變緩之原因乃陳某於發生車禍當時，可能已造成頸椎損傷，於接受胸腔手術中因變換身體姿勢，受二次傷害而造成頸脊髓完全性損傷產生脊髓休克所致；B.頭部外傷患者，必須進行頸、脊椎之檢查，以排除頸、脊椎脊髓損傷之可能，並予適當之保護；C.若病患無脊椎損傷之情形，作全身麻醉中使用肌肉鬆弛劑情況下，進行翻身仍需小心謹慎。但根據以往經驗，並無因此造成頸脊髓損傷，甚至完全性脊髓損傷之報告，更何況病人只是側身而已。根據以往經驗，即使在術前已知有脊椎不穩定之情況下，小心的翻身，頂多也僅是脊髓輕度暫時性，或是部分損傷而已，故也應可排除因麻醉關係，而造成第四、五頸椎脫位併完全性脊髓損傷之原因；D.病患陳某術前昏迷指數中，有關運動項目之分數曾經達到六分滿分，應可判斷當時之運動功能不錯。而整個療程完成後，確定診斷爲第四、五頸椎脫位併完全性脊髓損傷。在此情形下，對於手術當中發生之心跳緩慢、血壓下降之情形，應可確定爲脊髓完全性損傷引發脊髓休克及癱瘓所致，故可排除：a.迷走神經血管反射（迷走神經血管反射通常是造成大腦缺血性反應，並不會造成局部性的脊髓損傷）與改變姿勢；b.麻醉功能不佳引起血中二氧化碳濃度上升等兩種因素。而第三種可能原因心肌梗塞，則根據事後檢查予以排除。故病患術中所發生之血壓下降、心跳變緩是脊髓損傷所導致的結果。（E）病患應已先有第四、五頸椎受損，但並未傷及脊髓。胸腔手術時，病患於麻醉狀態之下變換身體姿勢，致二度傷害，造成頸脊髓完全性損傷產生脊髓休克、心搏變緩慢、血壓下降及腦部缺血性病變等情。此有行政院衛生福利部衛署醫字第88056027號書函、衛署醫字第0900047676號書函所附鑑定書各一份附於原審卷可稽。

（3）甲辯稱對被害人陳某有進行頸、脊椎之檢查，且於術前曾作過全身的檢查，惟查被害人入院後之護理記錄，並無任何頸部電腦斷層檢查、核磁共振檢查或會診神經外科等記錄，其所謂「有檢查」，僅爲表面之診斷而已，並非深入之檢查。而其辯稱病患於手術當日九時十五分實施麻醉起，即開始血壓下降，並非因翻身所造成，而係另有原因。惟被害人於術前肢體功能並無明顯障礙，術後卻呈四肢癱瘓併呈植物人之狀態，甲對病患陳某之治療過程，難謂無過失。甲明知病患爲頭部外傷之患者，應進行頸、脊椎之檢查，以排除頸、脊椎、脊髓損傷之可能，並予適當之保護，竟疏未注意，依當時之情形亦無不能注意之情事，進行麻醉、手術，於手術過程中改變病患姿勢，因被害人陳某頸椎二次傷害，受有第四、五頸椎骨折脫位併完全性脊髓損傷休克，致四肢癱瘓併呈植物人狀態之重傷害，甲對此結果應有醫療上之過失。行政院衛生福利部醫事審議委員會鑑定結果亦認：「術前未能偵測到可能已存在之頸椎損傷，或許係造成病人完全性脊神經之主因，故醫師甲於陳某之醫療，是有不週之處。」、「醫師甲於病患陳某之治療過程中，對於其有頭部外傷之病史未能注意其可能之頸椎損傷，未做再確認或採取適當之保護措施，故醫師甲於病患之治療過程有不周延之處」等語，此亦有上開鑑定書二份可稽。甲之醫療過失行爲，與被害人陳某重傷害之結果間，並具有相當因果關係。故其所爲辯解，顯爲卸責之詞，不足採信。本件事證明確，被告之犯行，應可認定。

（本件甲不服一審判決上訴，因適用法律問題二審撤銷改判確定）

（七）最高法院89年度臺上字第6854號判決

1. 案情摘要

丙係高雄市L婦產科醫院（簡稱L醫院）之護佐，以協助護理產婦爲業。於80年10月8日凌晨零時三十分許，自訴人乙前來醫院待產，同日二時許，乙陣痛難忍，丙始帶乙入產房觀察產道，並要乙用力催生，嗣雖胎兒（即包○○）頭部已現，仍未通知値班醫師丁到場護理，猶在產房內準備消毒生產用之醫療器具，至凌晨二時四十分許，胎兒出生後碰撞產臺，且有產前「胎便吸入症候群」之表徵，始通知醫師丁急救觀察，並於同日上午八時四十分許，轉送胎兒至高雄醫學院附設中和紀念醫院急診，惟已造成腦部病變（即腦軟化）之身體上重大難治之傷害，涉有刑法第284條第2項業務上過失致重傷之罪，案經包○○之法定代理人甲、乙提起自訴。自訴人甲、乙另自訴意旨略稱：被告丁係L醫院醫師，於乙至醫院待產，竟疏未在場注意妊娠生產情形，妥爲護理，任令護佐丙代爲接生之醫療行爲，致包○○出生時，碰撞產臺，又對胎兒之胎便吸入症候群延緩急救，導致後續化之腦軟化重大難治之傷害，涉有刑法第284條第2項業務上過失致重傷，並與丙共犯醫師法第28條第1項、第2項非醫師擅自執行醫療業務（密醫）之罪云云，經第二審審理結果，認此部分被告二人犯罪，尙屬不能證明，因而維持第一審關於A.諭知丁無罪；B.論處丙業務上過失致重傷害罪刑；C.丙密醫部分不另爲無罪之諭知等部分之判決，駁回該部分自訴人等在第二審之上訴，自訴人不服上訴。

2. 判決理由摘要

按凡以治療、矯正或預防人體疾病、傷害、殘缺爲目的，所爲的診察、診斷及治療，或基於診察、診斷結果，以治療爲目的，所爲的處方、用藥、施術或處置等行爲，總稱之爲醫療行爲。爲待產產婦指診產道，檢查子宮頸口開幾指之行爲，應屬醫療行爲。而「待產室、產房護士或未具護士資格人員執行前開行爲，若係依醫師指示或工作常規爲之，尚無違反醫師法第28條之規定，惟後者未具合法護士資格擅自執行護理人員業務，應認有違反護理人員法第37條之規定」、「產婦因待產急診入院，應由醫師親自診察，給予適當之處置。其後待產過程有關產程進展之觀察、胎兒狀況之監測、產前常規準備工作、給藥或其他處置等，得由護產人員依醫師指示爲之」（原審上更（一）卷衛生福利部覆函）。是以，未具合法護士資格之丙倘爲乙婦檢查產道、子宮頸口開幾指、或注射點滴、施打催生素，乃至爲胎兒斷臍，均應屬於醫療行爲，只能依醫師在場指示爲之，且因違反護理人員法第37條未具合法護士資格擅自執行護理人員業務之規定，不得視爲丙護佐之「工作常規」而擅自爲之至明。查醫師丁之診療紀錄曾記述：「2：30.A.M. 病人打電話（告知）陣痛……，丙帶入產房，準備生產器具，發現有生產現象，馬上打電話給○醫師，同時發現胎兒生下來，馬上跑去接，並斷臍，○醫師馬上下來，因胎兒有胎便，軟弱，無哭聲，故急救」，丁又自承：「約凌晨一點左右（指接到通知謂乙婦入院待產）」、「因黃女（指丙）通知我（說）才開三指……所以我未馬上趕到現場」、「我趕到時小孩已出生了」）等語；丙並供明：丁醫師確未在場指示或授意伊爲張婦檢查產道及注射點滴；另劉○○證述：乙生產時，伊不在場，因丙爲護佐，不能做護理紀錄，護理紀錄乃由伊依丙口述內容而製作等情，從而，乙及證人顧○○迭次一致指述：丁醫師未親自診察接生，而由丙爲乙檢查產道、注射點滴及接生，尚非無因。又胎兒之斷臍，是否亦由丙在場處理，亦非無疑。倘上開丙之所爲，既爲醫師丁所知悉，而竟聽任丙代爲，且又未到場爲之診察，進而爲醫療之指示，能否謂丙即不違反醫師法第28條第1項、第2項之規定，而丁又無與之互有共犯之犯意聯絡，尚非全無推求之餘地。次查，丁自行提出之臨床兒科學「胎糞吸入症候群」記載略以：處理（胎糞吸入症候群）最重要之原則，在預防胎糞吸入之發生，適當之產前監視，一旦發生胎兒窘迫，就應馬上將嬰兒生下來，如果胎便很濃，應該在胸部生下來前，將口鼻拭乾淨，同時生下來，馬上插氣管內管、胃管，如羊水有濃胎糞，也應作氣管清除工作等一切急救措施，並在出生後約前八個小時，每小時給予胸部震盪及姿勢引流，以加速胎便之排除。綜此，自訴人因而就胎兒包○○因胎便吸入症候群、導致腦病變（即顱縫早期癒合症，又稱腦軟化），指訴被告等在接生過程，存有下列各項過失：

（1）醫師未在場，作適當之產前監視，致無從預知胎便吸入症候群之發生。

（2）丙在產前施打催生劑，導致胎兒窘迫呼吸，發生排放胎糞。

（3）生產時，怠忽護理，致胎兒碰撞產臺，掉進穢物桶中吸入穢物。

（4）產後發現胎兒有「胎便吸入症候群」，又延緩作適切之急救措施（包括口鼻擦拭乾淨、插入氣管內管、胃管，氣管胎糞之清除，胸部震盪、姿勢引流）。

關於胎糞之吸入與腦軟化之關係，醫師鄭○○證稱：「包女腦軟化，是與胎便有關係」、「吸入羊水或穢物也有可能造成腦軟化」；關於胎糞之排出與催生劑之關係，行政院衛生福利部醫事審議委員會鑑定意見指出：「子宮因藥物作用而發生收縮過密現象，可能會造成胎兒窘迫而促成胎便解出」；關於L醫院對乙用藥情形，國立臺灣大學醫學院附屬醫院鑑復意見指出：「依L醫院醫師提出長期醫囑單及臨時醫囑單記載，其中長期醫囑單3抗生素、4促進子宮收縮藥品，應爲產前使用之藥物。至臨時醫囑單上1、2、3、4項，包括點滴、子宮收縮劑及抗生素等，可判斷有注射抗生素和促進子宮收縮之藥物等。總之，在產前由病歷上可判斷有注射抗生素和促進子宮收縮之藥物，其餘之點滴藥物則爲產後使用」、「在產後仍使用長期醫囑單之4項（Qxytocin）之方法，較爲少見」等情。原審未遑針對上開自訴人所指陳醫療疏失四項，一一詳查其虛實，並分別說明其與導致包○○腦軟化之因果關係，復就上開醫師鄭○○之證詞及行政院衛生福利部、國立臺灣大學醫學院附屬醫院之鑑定意見，未併加審究，敘明取捨之心證理由，遽就被告等牽連觸犯業務上過失致重傷害部分，逕爲如上開原判決之論定，併難謂無調查未詳及判決不備理由之疏誤，自不足以昭信服。應認原判決仍有撤銷發回更審之原因。

（八）臺灣高等法院臺南分院89年度上更（一）字第391號判決

1. 案情摘要

被告乙係雲林縣M外科診所之醫師，以從事醫療爲業務之人，於83年4月

3日上午十時許，在上開診所內，爲闌尾炎病患李婦進行闌尾切除手術，使用麻醉藥物Tetracaine實施硬膜外腔麻醉時，本應注意如針劑誤入硬膜外靜脈叢或蜘蛛網膜下腔內，人體全身血液內或腦脊髓液內之局部麻醉劑濃度瞬間上升致毒性反應，而衍生休克、意識喪失及抽搐現象等症狀，且應雇請其他具麻醉素養之專業醫護人員及對監視器顯示數據具有評估及判斷能力之人在旁協助監視儀器，及早發現警訊，而依當時之狀況並無不能注意之情事，竟疏未注意，以麻醉藥物5mg Tetracaine溶於20ml之水溶液，誤注入李婦硬膜外靜脈叢或蜘蛛網膜下腔內，又手術檯上僅有一位合格護士負責傳遞手術刀，由乙進行切除手術同時監視儀器，並無其他具麻醉素養之專業醫護人員及對監視器顯示數據具有評估及判斷能力之人在旁監視儀器，致李婦於麻醉後即表示有胸悶之現象，仍繼續爲其劃開皮膚及皮下組織，未及注意監視器顯示李婦不正常之生命現象，致李婦於麻醉後三分鐘即產生休克、意識昏迷及抽搐現象，雖經乙施行心肺甦醒術及藥物治療，李婦仍於該日十九時許不治死亡。

2. 判決理由摘要

本件經檢察官將被告於M外科爲被害人診療之病歷資料，送請行政院衛生福利部鑑定結果，認爲：「一、按以硬膜外腔麻醉進行闌尾切除手術，麻醉方法可接受；二、硬膜外腔麻醉，選擇藥物有Xylocaine1.5~2%，或Bupivacaine 0.25~0.5%，起始容量爲12~20ml，而被告使用Tetracaine，其毒性較強，不宜應用於硬膜外腔麻醉；三、若應用Tetracaine作硬膜外腔麻醉，濃度應爲0.25~0.5%，宜加上1：200,000之腎上腺素，以減少毒性（即減少瞬間吸收之量），起始容量亦爲12~20ml，假設其使用濃度0.25%，起始量爲15ml，則總劑量爲37.5mg，而病歷上記載Tetracaine僅用5mg（且容量不詳），縱使用作脊髓麻醉，劑量亦需10~15mg，故此紀錄極不合理；四、硬膜外腔麻醉後三分鐘即產生休克、意識喪失及抽搐現象，最可能之原因有二：A誤注射入硬膜外靜脈叢。B誤注射入蜘蛛網膜下腔內。此二種情況可令全身血液內或腦脊髓液內之局部麻醉劑濃度瞬間上升致毒性反應而衍生上述症狀；五、過敏性休克，雖不能完全排除，但通常有體表紅斑表徵、血壓下降、心律不整、支氣管痙攣、心臟停止，且不常有全身抽搐現象；六、本病例施行麻醉及手術其間，監視儀器不足，麻醉後何人從事監視行爲亦不詳，醫師本身一體二用，施行麻醉和手術，似無法提供正確和符合標準之醫療品質。」故行政院衛生福利部醫事審議委員會鑑定「本事故之肇因爲麻醉後之併發症，當事人（指被告）之麻醉知識和執行能力不足，應爲病患（指被害人）不治之主要因素」，有行政院衛生福利部衛署醫字第86001897號函附鑑定書可憑。被告爲外科醫師，據其供承有受過麻醉訓練，於爲被害人進行闌尾切除手術，使用麻醉藥物Tetracaine實施硬膜外腔麻醉時，本應注意如針劑誤入硬膜外靜脈叢或蜘蛛網膜下腔內，人體全身血液內或腦脊髓液內之局部麻醉劑濃度瞬間上升致毒性反應，而衍生休克、意識喪失及抽搐現象等症狀，且應雇請其他具麻醉素養之專業醫護人員及對監視器顯示數據具有評估及判斷能力之人在旁協助監視儀器，及早發現警訊，此爲麻醉過程應注意之事項，被告自應遵照，避免死亡結果之發生，而依當時之情狀並無不能注意之情事，竟疏未注意，使用麻醉藥物Tetracaine實施硬膜外腔麻醉時，將針劑誤入硬膜外靜脈叢或蜘蛛網膜下腔內，致被害人全身血液內或腦脊髓液內之局部麻醉劑濃度瞬間上升致毒性反應，而衍生休克、意識喪失及抽搐現象等症狀，且手術檯上僅有一位合格護士洪○○負責傳遞手術刀，其他在手術檯下之人員黃○○、蔡○○、王○○，不具護士資格，自不具協助監視儀器之能力，被告一面進行手術，一面監視儀器，並無其他具麻醉素養之專業醫護人員及對監視器顯示數據具有評估及判斷能力之人在旁協助監視儀器，難免失之週全，據證人洪○○證稱：麻醉後伊即離開整理器械，病患於麻醉後翻身時即表示有胸悶之現象等語，則自被害人表示有胸悶之現象，被告仍繼續爲病患劃開皮膚及皮下組織，未及注意監視器顯示病患不正常之生命現象，致被害人於麻醉後三分鐘即產生休克、意識昏迷及抽搐現象，雖經適當之急救措施，被害人仍不治死亡，顯見被告於爲被害人進行硬膜外腔麻醉過程，有過失責任。

（本件被告不服二審判決提起上訴，三審以上訴違背法律上之程序予以駁回）

（九）臺灣高等法院88年度上易字第4378號判決

1. 案情摘要

上訴人丙係臺北市N綜合醫院（下稱N醫院）婦產科專科醫師，爲從事業務之人。86年6月18日，乙因已屆三十五歲仍不孕，而前往N醫院向丙求診，丙建議以人工受孕之手術方式促使懷孕，經乙同意，於同年10月7日爲乙施行上開手術，未先行檢查乙之輸卵管是否暢通，亦未告知乙及其配偶該手術所具之危險性，且未取得乙及其配偶之手術書面同意書即逕行實施上開手術；乙手術後，於同年11月13日回診時，丙驗出乙已受孕，並已懷孕五週，乙告知腹部側邊有疼痛現象，丙疏未加以檢查即率予回答係懷孕正常現象，僅要求乙於同月27日回院複診，乙依約至院複診，當時懷胎已逾七週，惟超音波檢查卻顯示其子宮內無胎囊，丙本應注意其實施人工受孕前未檢查乙之輸卵管是否暢通，當時乙既已懷胎逾七週，超音波檢查子宮內無胎囊，是否爲子宮外孕，應進一步詳細檢查，且依當時情況，並無不能注意之情事，竟疏未注意立刻爲乙驗血或其他處置以確認原因，僅要求乙二日後再回院門診驗血檢查，又未提醒乙若身體有出血或腹痛現象應立即就醫，任令乙離去，乙返家後，當晚約十時許，腹部陣痛，乙誤爲懷孕正常現象，而忍耐至次日凌晨二時三十分許，於劇烈腹痛幾乎昏厥下，經家人以119報警送至國立臺灣大學醫學院附設醫院（下稱臺大醫院）急診，始知係子宮外孕，胎兒已逾七週致撐破左側輸卵管，導致腹內大量出血，爲免危及生命安全，臺大醫院不得已乃即刻爲乙緊急手術切除左側輸卵管，乙因而受有傷害。

2. 判決理由摘要

查：（1）不孕症婦女，輸卵管病變爲常見原因之一，因此，不孕症婦女接受人工生殖科技治療，其子宮外孕比例（3-5%）較正常懷孕導致子宮外孕比例（1%）之機率高，因此，懷孕五週之婦女若腹部側邊疼痛，應考慮是否子宮外孕，而陰道超音波、檢測血液中之β－HCG及作內診檢查均有助於鑑別腹痛原因，此有臺大醫院（87）校附醫秘字第28287號函暨所附意見表附卷可稽。（2）乙自第一次看診至作人工受孕共約四個月，其間被告曾爲乙作過內診，亦即乙並非從來未曾接受過內診，是被告以乙接受內診會緊張而未作內診，實屬無稽。況子宮外孕中，輸卵管外孕占將近98%，子宮頸外孕僅占1%，今欲發覺乙究竟係何種子宮外孕情形，被告竟以爲避免乙係機率甚小之子宮頸外孕，不爲乙作內診，置乙處於機率甚高之輸卵管外孕之危險中，實不符合比例原則，亦與常情有違。換言之，被告於面對乙此種屬於高危險群之患者時，實未盡其注意義務實施所有必要之醫療上處置行爲，其有疏失應無疑問。（3）依醫學文獻所示，懷孕婦女血液中之β－HCG經檢驗一次，若數値小於一定數値，且子宮內未照到胎兒，即可判斷係子宮外孕，而非必須作兩次方可判斷結果。又經本院向行政院國軍退除役官兵輔導委員會臺北榮民總醫院（下稱榮總）函詢：有關緊急爲婦女抽取血液β－HCG値檢查，最快須多少時間可檢查結果，經該院以（88）北總婦字第10764號回函表示：「本院血液β－HCG値檢查，週一至週五於上午十時前送檢體者，可於當天中午十二時即可發出報告，如於十時以後送檢體者需於隔日中午十二時發出報告；週六及週日之血液檢體於隔週一中午十二時發出報告」。是以乙就診之86年11月27日係週四，如被告於乙就診當日即施以該血液檢驗，即使如被告所辯其門診時間在下午，亦可於隔日即週五得知檢驗結果，而能即時爲進一步必要之處置。惟本案關鍵實係身爲醫師有無於病患求診當時即給予必要處置，且依上開榮總函覆意旨，血液β－HCG値檢查確係最快檢驗當天即可知悉結果，難謂被告已盡其診療義務，而無過失之可言。（4）再者婦女懷孕超過六週，利用一般超音波檢查，胚囊應可在子宮腔內發現，若超音波檢查結果子宮腔內並無胚囊，則該婦女若非流產，即屬已發生子宮外孕；茲乙既未流產，且已懷孕七週，既已發生上述子宮腔內無胚囊現象，即應立即施以其他檢查方法，惟被告卻僅令乙二日後再回院複診，實已構成延誤處置之事實。（5）11月27日乙返家後，因劇烈腹痛送至臺大醫院急診，始知係子宮外孕，胎兒已逾七週致撐破左側輸卵管，導致腹內大量出血，爲免危及乙生命安全，實施緊急手術切除左側輸卵管，因而受有傷害。（6）又經原審函請行政院衛生福利部醫事審議委員會鑑定認：「陰道超音波檢查不一定能確定是否子宮外孕，患者如無明顯症狀，以抽血驗β－HCG爲最佳，如醫師懷疑子宮外孕，當時如有症狀，應即刻抽血檢驗，如使用內診，若遇到子宮頸懷孕，可能造成母體大出血」。是乙有腹痛之症狀，而懷孕已逾七週超音波竟照不到子宮內之胎囊，顯可疑爲子宮外孕，依上開鑑定意見，被告應即刻爲乙抽血檢驗；又內診雖可能導致子宮頸懷孕之母體大出血，惟子宮頸懷孕之機率甚微，被告既未對乙作即刻抽血檢驗之處置，亦未對乙爲內診或其他檢驗，任令乙返家，終致因子宮外孕撐破左側輸卵管而受有左側輸卵管切除之傷害，顯見被告對醫療過程顯有嚴重之疏失，且其疏失導致乙嗣後左側輸卵管切除，與乙所受傷害間具有相當因果關係，應堪認定。

（本件一審判處被告罪刑，其不服上訴，因民事部分已和解，二審乃撤銷原判決改判較輕之刑確定）

（十）臺灣高等法院100年度醫上易字第1號判決

1. 案情摘要

甲係臺北市「C牙醫診所」之牙醫師，爲從事醫療業務之人。甲本應注意牙周病患者進行植牙將引發感染之可能性、觀察患者於植牙手術後是否發生感染症狀及如患者發生感染應施以適當之治療或轉診，依當時狀況均無不能注意之情形，竟疏未注意，於96年11月7日，明知乙患有牙周病，仍於前揭診所內，即貿然爲乙施行植牙手術，將植體植入乙右下臼齒牙床，嗣乙持續發燒、腫痛甚而於右下臼齒牙齦生成淋巴結，乃至前揭診所回診，甲於乙回診時，對該等不適狀況未予治療，亦未即時將乙轉介至醫學中心檢查，延至97年3月8日，乙因前揭感染持續高燒不退，至振興醫院急診住院，經該醫院診斷，係因植牙後細菌感染，導致右臉頰蜂窩性組織炎合併右頸局部淋巴結腫大及發燒，復於97年5月1日至臺北榮民總醫院就診，該院於97年5月9日爲乙移除植體，症狀始消，而有上述傷害。

2. 判決理由摘要

按刑法上所謂之過失，乃指應注意能注意而不注意，此項注意義務內容在醫學領域中，是指從醫學知識與醫學實踐之經驗累積而成的醫療準則，所謂醫療準則，簡言之，指醫學上一般承認或認可得以進行的醫療技術，這些醫療技術或方法或是根據基礎醫療理論發展出來，或是通過人體試驗之規定而允許，不一而足，但無論如何，醫療準則存在的目的，不僅是爲作爲醫師治療疾病與傷痛的醫術指導，更是爲保護病人避免受到不正確或不正當的醫療行爲之損害，因此，醫師違反醫療準則而進行醫療行爲，即意味著醫師超越了容許範圍之風險而進行醫療行爲，換言之，醫師在違背醫療準則時，應該對於非容許範圍之額外風險，具有預見可能性，此等對於額外風險的預見可能性，乃論證醫療過失成立之最重要關鍵，雖然醫療行爲本質上具有不確定性，以及會受到經驗條件的限制，以致於所謂的醫療準則，有時亦無法訂出一個絕對清楚明確的輪廓，但是不可否定的是，在醫學領域中，甚至各個專業醫療領域，確實存在著相對明確的醫療知識與技術規範，此也是醫師乃至於專科醫師在養成訓練與資格取得過程中，所必備的最基本要求。本件被告於爲告訴人進行植牙手術後，於告訴人因發炎回診時，未施予適當治療或將告訴人轉介至醫學中心診治，違背前揭醫療準則所揭示之注意義務，其有應注意、能注意而未注意之過失，洵屬明確。

甲係牙醫師，爲從事醫療業務之人。核其所爲，係犯刑法第284條第2項前段之業務過失傷害罪。

（本件一審判處甲罪刑，甲不服上訴，因一審適用法律違誤，由二審撤銷改判確定）

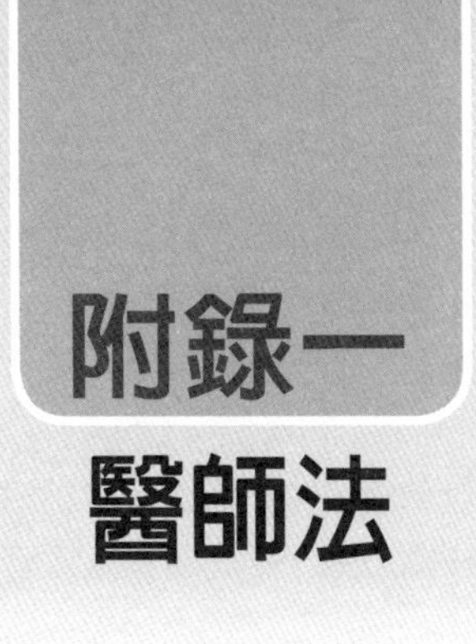

附錄一

醫師法

民國109年1月15日總統令修正公布

第一章　總則

第1條

中華民國人民經醫師考試及格並依本法領有醫師證書者，得充醫師。

第2條

具有下列資格之一者，得應醫師考試：

一、公立或立案之私立大學、獨立學院或符合教育部採認規定之國外大學、獨立學院醫學系、科畢業，並經實習期滿成績及格，領有畢業證書者。

二、八十四學年度以前入學之私立獨立學院七年制中醫學系畢業，經修習醫學必要課程及實習期滿成績及格，得有證明文件，且經中醫師考試及格，領有中醫師證書者。

三、中醫學系選醫學系雙主修畢業，並經實習期滿成績及格，領有畢業證書，且經中醫師考試及格，領有中醫師證書者。

前項第三款中醫學系選醫學系雙主修，除九十一學年度以前入學者外，其人數連同醫學系人數，不得超過教育部核定該校醫學生得招收人數。

第3條

具有下列資格之一者，得應中醫師考試：

一、公立或立案之私立大學、獨立學院或符合教育部採認規定之國外大學、獨立學院中醫學系畢業，並經實習期滿成績及格，領有畢業證書者。

二、本法修正施行前，經公立或立案之私立大學、獨立學院醫學系、科畢業，並修習中醫必要課程，得有證明文件，且經醫師考試及格，領有醫師證書者。

三、醫學系選中醫學系雙主修畢業，並經實習期滿成績及格，領有畢業證書，且經醫師考試及格，領有醫師證書者。

前項第三款醫學系選中醫學系雙主修，其人數連同中醫學系人數，不得超過教育部核定該校中醫學生得招收人數。

經中醫師檢定考試及格者，限於中華民國一百年以前，得應中醫師特種考試。

已領有僑中字中醫師證書者，應於中華民國九十四年十二月三十一日前經中醫師檢覈筆試及格，取得台中字中醫師證書，始得回國執業。

第4條

公立或立案之私立大學、獨立學院或符合教育部採認規定之國外大學、獨立學院牙醫學系、科畢業，並經實習期滿成績及格，領有畢業證書者，得應牙醫師考試。

第4-1條

依第二條至第四條規定，以外國學歷參加考試者，其為美國、日本、歐洲、加拿大、南非、澳洲、紐西蘭、新加坡及香港等地區或國家以外之外國學歷，應先經教育部學歷甄試通過，始得參加考試。

第4-2條

具有醫師、中醫師、牙醫師等多重醫事人員資格者，其執業辦法，由中央主管機關定之。

第5條

有下列各款情事之一者，不得充醫師；其已充醫師者，撤銷或廢止其醫師證書：

一、曾犯肅清煙毒條例或麻醉藥品管理條例之罪，經判刑確定。

二、曾犯毒品危害防制條例之罪，經判刑確定。

三、依法受廢止醫師證書處分。

第6條

經醫師考試及格者，得請領醫師證書。

第7條

請領醫師證書，應具申請書及資格證明文件，送請中央主管機關核發之。

第7-1條

醫師經完成專科醫師訓練，並經中央主管機關甄審合格者，得請領專科醫師證書。

前項專科醫師之甄審，中央主管機關得委託各相關專科醫學會辦理初審工作。領有醫師證書並完成相關專科醫師訓練者，均得參加各該專科醫師之甄審。

專科醫師之分科及甄審辦法，由中央主管機關定之。

第7-2條

非領有醫師證書者，不得使用醫師名稱。

非領有專科醫師證書者，不得使用專科醫師名稱。

第7-3條

本法所稱主管機關：在中央為衛生福利部；在直轄市為直轄市政府；在縣（市）為縣（市）政府。

第二章　執業

第8條

醫師應向執業所在地直轄市、縣（市）主管機關申請執業登記，領有執業執照，始得執業。

醫師執業，應接受繼續教育，並每六年提出完成繼續教育證明文件，辦理執業執照更新。但有特殊理由，未能於執業執照有效期限屆至前申請更新，經檢具書面理由及證明文件，向原發執業執照機關申請延期更新並經核准者，得於有效期限屆至之日起六個月內，補行申請。

第一項申請執業登記之資格、條件、應檢附文件、執業執照發給、換發、補發與前項執業執照更新及其他應遵行事項之辦法，由中央主管機關定之。

第二項醫師接受繼續教育之課程內容、積分、實施方式、完成繼續教育證明文件及其他應遵行事項之辦法，由中央主管機關會商相關醫療團體定之。

第8-1條

有下列情形之一者，不得發給執業執照；已領者，撤銷或廢止之：

一、經撤銷或廢止醫師證書。

二、經廢止醫師執業執照，未滿一年。

三、有客觀事實認不能執行業務，經直轄市、縣（市）主管機關邀請相關專科醫師及學者專家組成小組認定。

前項第三款原因消失後，仍得依本法規定申請執業執照。

第8-2條

醫師執業，應在所在地主管機關核准登記之醫療機構為之。但急救、醫療機構間之會診、支援、應邀出診或經事先報准者，不在此限。

第9條

醫師執業，應加入所在地醫師公會。

醫師公會不得拒絕具有會員資格者入會。

第10條

醫師歇業或停業時，應自事實發生之日起三十日內報請原發執業執照機關備查。

醫師變更執業處所或復業者，準用關於執業之規定。

醫師死亡者，由原發執業執照機關註銷其執業執照。

第三章　義務

第11條

醫師非親自診察，不得施行治療、開給方劑或交付診斷書。但於山地、離島、偏僻地區或有特殊、急迫情形，為應醫療需要，得由直轄市、縣（市）主管機關指定之醫師，以通訊方式詢問病情，為之診察，開給方劑，並囑由衛生醫療機構護理人員、助產人員執行治療。

前項但書所定之通訊診察、治療，其醫療項目、醫師之指定及通訊方式等，由中央主管機關定之。

第11-1條

醫師非親自檢驗屍體，不得交付死亡證明書或死產證明書。

第12條

醫師執行業務時，應製作病歷，並簽名或蓋章及加註執行年、月、日。

前項病歷，除應於首頁載明病人姓名、出生年、月、日、性別及住址等基本資料外，其內容至少應載明下列事項：

一、就診日期。

二、主訴。

三、檢查項目及結果。

四、診斷或病名。

五、治療、處置或用藥等情形。

六、其他應記載事項。

病歷由醫師執業之醫療機構依醫療法規定保存。

第12-1條

醫師診治病人時，應向病人或其家屬告知其病情、治療方針、處置、用藥、預後情形及可能之不良反應。

第13條

醫師處方時，應於處方箋載明下列事項，並簽名或蓋章：

一、醫師姓名。

二、病人姓名、年齡、藥名、劑量、數量、用法及處方年、月、日。

第14條

醫師對於診治之病人交付藥劑時，應於容器或包裝上載明病人姓名、性別、藥名、劑量、數量、用法、作用或適應症、警語或副作用、執業醫療機構名稱與地點、調劑者姓名及調劑年、月、日。

第15條

醫師診治病人或檢驗屍體，發現罹患傳染病或疑似罹患傳染病時，應依傳染病防治法規定辦理。

第16條

醫師檢驗屍體或死產兒，如為非病死或可疑為非病死者，應報請檢察機關依法相驗。

第17條

醫師如無法令規定之理由，不得拒絕診斷書、出生證明書、死亡證明書或死產證明書之交付。

第18條（刪除）

第19條

醫師除正當治療目的外，不得使用管制藥品及毒劇藥品。

第20條

醫師收取醫療費用，應由醫療機構依醫療法規規定收取。

第21條

醫師對於危急之病人，應即依其專業能力予以救治或採取必要措施，不得無故拖延。

第22條

醫師受有關機關詢問或委託鑑定時，不得為虛偽之陳述或報告。

第23條

醫師除依前條規定外，對於因業務知悉或持有他人病情或健康資訊，不得無故洩露。

第24條

醫師對於天災、事變及法定傳染病之預防事項，有遵從主管機關指揮之義務。

第四章　獎懲

第24-1條

醫師對醫學研究與醫療有重大貢獻者，主管機關應予獎勵，其獎勵辦法，由中央主管機關定之。

第25條

醫師有下列情事之一者，由醫師公會或主管機關移付懲戒：

一、業務上重大或重複發生過失行為。

二、利用業務機會之犯罪行為，經判刑確定。

三、非屬醫療必要之過度用藥或治療行為。

四、執行業務違背醫學倫理。

五、前四款及第二十八條之四各款以外之業務上不正當行為。

第25-1條

醫師懲戒之方式如下：

一、警告。

二、命接受額外之一定時數繼續教育或臨床進修。

三、限制執業範圍或停業一個月以上一年以下。

四、廢止執業執照。

五、廢止醫師證書。

前項各款懲戒方式，其性質不相牴觸者，得合併為一懲戒處分。

第25-2條

醫師移付懲戒事件，由醫師懲戒委員會處理之。

醫師懲戒委員會應將移付懲戒事件，通知被付懲戒之醫師，並限其於通知送達之翌日起二十日內提出答辯或於指定期日到會陳述；未依限提出答辯或到會陳述者，醫師懲戒委員會得逕行決議。

被懲戒人對於醫師懲戒委員會之決議有不服者，得於決議書送達之翌日起二十日內，向醫師懲戒覆審委員會請求覆審。

醫師懲戒委員會、醫師懲戒覆審委員會之懲戒決議，應送由該管主管機關執行之。

醫師懲戒委員會、醫師懲戒覆審委員會之委員，應就不具民意代表身分之醫學、法學專家學者及社會人士遴聘之，其中法學專家學者及社會人士之比例不得少於三分之一。

醫師懲戒委員會由中央或直轄市、縣（市）主管機關設置，醫師懲戒覆審委員會由中央主管機關設置；其設置、組織、會議、懲戒與覆審處理程序及其他應遵行事項之辦法，由中央主管機關定之。

第26條（刪除）

第27條

違反第八條第一項、第二項、第八條之二、第九條、第十條第一項或第二項規定者，處新臺幣二萬元以上十萬元以下罰鍰，並令限期改善；屆期未改善者，按次連續處罰。

第28條

未取得合法醫師資格，執行醫療業務者，處六個月以上五年以下有期徒刑，得併科新臺幣三十萬元以上一百五十萬元以下罰金。但合於下列情形之一者，不罰：

一、在中央主管機關認可之醫療機構，於醫師指導下實習之醫學院、校學生或畢業生。

二、在醫療機構於醫師指示下之護理人員、助產人員或其他醫事人員。

三、合於第十一條第一項但書規定。

四、臨時施行急救。

第28-1條（刪除）

第28-2條

違反第七條之二規定者，處新臺幣三萬元以上十五萬元以下罰鍰。

第28-3條（刪除）

第28-4條

醫師有下列情事之一者，處新臺幣十萬元以上五十萬元以下罰鍰，得併處限制執業範圍、停業處分一個月以上一年以下或廢止其執業執照；情節重大者，並得廢止其醫師證書：

一、執行中央主管機關規定不得執行之醫療行為。

二、使用中央主管機關規定禁止使用之藥物。

三、聘僱或容留違反第二十八條規定之人員執行醫療業務。

四、將醫師證書、專科醫師證書租借他人使用。

五、出具與事實不符之診斷書、出生證明書、死亡證明書或死產證明書。

第29條

違反第十一條至第十四條、第十六條、第十七條或第十九條至第二十四條規定者，處新臺幣二萬元以上十萬元以下罰鍰。但醫師違反第十九條規定使用管制藥品者，依管制藥品管理條例之規定處罰。

第29-1條

醫師受停業處分仍執行業務者，廢止其執業執照；受廢止執業執照處分仍執行業務者，得廢止其醫師證書。

第29-2條

本法所定之罰鍰、限制執業範圍、停業及廢止執業執照，由直轄市或縣（市）主管機關處罰之；廢止醫師證書，由中央主管機關處罰之。

第30條

依本法所處之罰鍰，經限期繳納，屆期未繳納者，依法移送強制執行。

第五章　公會

第31條

醫師公會分直轄市及縣（市）公會，並得設醫師公會全國聯合會於中央政府所在地。

第32條

醫師公會之區域，依現有之行政區域，在同一區域內同級之公會，以一個為限。但於行政區域調整變更前已成立者，不在此限。

醫師、中醫師及牙醫師應分別組織公會。

第33條

直轄市、縣（市）醫師公會，以在該管區域內執業醫師二十一人以上之發起組織之；其不滿二十一人者，得加入鄰近區域之公會或共同組織之。

第34條（刪除）

第35條

醫師公會全國聯合會應由三分之一以上之直轄市、縣（市）醫師公會完成組織後，始得發起組織。

第36條

各級醫師公會由人民團體主管機關主管。但其目的事業，應受主管機關之指導、監督。

第37條

各級醫師公會置理事、監事，均於召開會員（代表）大會時，由會員（代表）大會選舉之，並分別成立理事會、監事會，其名額如下：

一、縣（市）醫師公會之理事不得超過二十一人。
二、直轄市醫師公會之理事不得超過二十七人。
三、醫師公會全國聯合會之理事不得超過四十五人。各縣（市）、直轄市醫師公會至少一名理事。
四、各級醫師公會之理事名額不得超過全體會員（代表）人數二分之一。
五、各級醫師公會之監事名額不得超過各該公會理事名額三分之一。

各級醫師公會得置候補理事、候補監事，其名額不得超過各該公會理事、監事名額三分之一。

理事、監事名額在三人以上者，得分別互選常務理事、常務監事，其名額不得超過理事或監事總額三分之一，並應由理事就常務理事中選舉一人為理事長；其不置常務理事者，就理事中互選之。常務監事在三人以上者，應互選一人為監事會召集人。

理事、監事任期均為三年，其連選連任者，不得超過二分之一；理事長之連任，以一次為限。

第37-1條

醫師公會每年召開會員（代表）大會一次，必要時得召開臨時大會。

醫師公會會員人數超過三百人時，得依章程之規定就會員分布狀況劃定區域，按其會員人數比率選定代表，召開會員代表大會，行使會員大會之職權。

第38條

醫師公會應訂定章程，造具會員名冊及選任職員簡歷名冊，送請所在地人民團體主管機關立案，並分送中央及所在地主管機關備查。

第39條

各級醫師公會之章程，應載明下列事項：
一、名稱、區域及會所所在地。
二、宗旨、組織任務或事業。
三、會員之入會及出會。
四、會員應納之會費及繳納期限。
五、理事、監事名額、權限、任期及其選任、解任。
六、會員（代表）大會及理事會、監事會會議之規定。
七、會員應遵守之公約。
八、貧民醫藥扶助之實施規定。
九、經費及會計。
十、章程之修改。
十一、其他處理會務之必要事項。

第40條

直轄市、縣（市）醫師公會對上級醫師公會之章程及決議，有遵守義務。

各級醫師公會有違反法令、章程或上級醫師公會章程、決議者，人民團體主管機關得為下列之處分：

一、警告。

二、撤銷其決議。

三、撤免其理事、監事。

四、限期整理。

前項第一款、第二款處分，亦得由主管機關為之。

第41條

醫師公會之會員有違反法令或章程之行為者，公會得依章程、理事會、監事會或會員（代表）大會之決議處分。

第41-1條（刪除）

第41-2條

本法修正施行前已立案之醫師公會全國聯合會，應於本法修正施行之日起四年內，依本法規定完成改組；已立案之省醫師公會，應併辦理解散。

第六章　附則

第41-3條

外國人得依中華民國法律，應醫師考試。

前項考試及格，領有醫師證書之外國人，在中華民國執行醫療業務，應經中央主管機關許可，並應遵守中華民國關於醫療之相關法令、醫學倫理規範及醫師公會章程；其執業之許可及管理辦法，由中央主管機關定之。

違反前項規定者，除依法懲處外，中央主管機關並得廢止其許可。

第41-4條

中央或直轄市、縣（市）主管機關依本法核發證書或執照時，得收取證書費或執照費；其費額，由中央主管機關定之。

第41-5條

本法修正施行前依臺灣省乙種醫師執業辦法規定領有臺灣省乙種醫師證書者，得繼續執行醫療業務，不適用第二十八條之規定。

前項臺灣省乙種醫師執業之管理，依本法有關醫師執業之規定。

第42條

本法施行細則，由中央主管機關定之。

第43條

本法自公布日施行。

附錄二

醫師法施行細則

民國104年9月3日衛生福利部修正發布

第1條

本細則依醫師法（以下簡稱本法）第四十二條規定訂定之。

第1-1條

本法第二條至第四條所稱符合教育部採認規定之國外大學、獨立學院醫學系、科、中醫學系、牙醫學系、科（以下簡稱醫學系科），指依大學辦理國外學歷採認辦法第十二條參照同辦法第四條及第九條規定，經認定其醫學系科入學資格、畢業學校、修業期限、修習課程、經教育專業評鑑團體認可情形等，與國內同級同類學校規定相當者；所稱實習期滿成績及格，指在經教學醫院評鑑通過，得提供臨床實作訓練之醫療機構，於醫師指導下完成第一條之二至第一條之四所定之科別及週數或時數之臨床實作，各科別考評成績均及格，並持有醫療機構開立之證明。

前項國外大學、獨立學院醫學系科，與國內同級同類學校規定相當之採認原則、不予採認情形及認定方式，由中央主管機關會同考選部及教育部定之。

有下列情形之一者，第一項臨床實作訓練考評，應包括由中央主管機關認可教學醫院所辦理之臨床技能測驗：

一、在國內醫學系或中醫學系選醫學系雙主修，於中華民國一百零一年八月一日以後始能畢業。

二、持外國學歷畢業生經選配分發，於一百零二年一月一日以後始能完成臨床實作訓練。

中央主管機關得就第一項之實習，辦理臨床實作訓練申請人與醫療機構間之選配分發，並得就該業務委託民間專業機構或團體辦理。

第二項規定，適用於中華民國一百零六年一月一日以後在國外開始修習醫學系科之學生。

第1-2條

本法第二條所稱實習期滿，其臨床實作之科別及週數或時數如下：

一、內科十二週或四百八十小時以上。
二、外科十二週或四百八十小時以上。
三、婦產科四週或一百六十小時以上。
四、小兒科四週或一百六十小時以上。
五、其他選修科別至少三科，每科二週或八十小時以上。
前項週數或時數，合計應達四十八週或一千九百二十小時以上。

第1-3條

本法第三條所稱實習期滿，其臨床實作之科別及週數或時數如下：
一、中醫內科十八週或七百二十小時以上。
二、中醫傷科八週或三百二十小時以上。
三、針灸學科九週或三百六十小時以上。
四、中醫婦兒科九週或三百六十小時以上。
前項週數或時數，合計應達四十五週或一千八百小時以上。

第1-4條

本法第四條所稱實習期滿，其臨床實作之科別及週數或時數如下：
一、兒童牙科二週或八十小時以上。
二、口腔顎面外科八週或三百二十小時以上。
三、齒顎矯正科二週或八十小時以上。
四、贗復科八週或三百二十小時以上。
五、牙周病科四週或一百六十小時以上。
六、牙髓病科四週或一百六十小時以上。
七、牙體復形科二週或八十小時以上。
八、其他選修科別至少三科，合計至少十八週或七百二十小時以上。

第1-5條

前三條所定之臨床實作時數，不包括夜間與假日之值班。

第1-6條

於本法第二條至第四條所定國外大學、獨立學院相關學系畢業，領有國外專科醫師證書後，曾在國外醫學院擔任專任教職，或國外醫學院指定之醫院擔任專任主治醫師者，得向中央主管機關申請專案審查，就其領有之國外專科醫師證書科別，抵減第一條之二至第一條之四所定臨床實作訓練之科別及週數或時數。但得抵減之週數或時數，不得逾該科別三分之二。

前項審查應由中央主管機關邀集相關專科醫師、醫學專家、學者及相關部會代表為之，其中專科醫師及醫學專家、學者合計之比例，不得少於二分之一。

第2條

依本法第七條規定請領醫師證書、中醫師證書或牙醫師證書者，應填具申請書，檢附考試院頒發之醫師、中醫師或牙醫師考試及格證書，並繳納證書費，送請中央主管機關核發。

第3條

醫師、中醫師或牙醫師證書滅失或遺失者，應填具申請書，並繳納證書費，向中央主管機關申請補發。

醫師、中醫師或牙醫師證書損壞者，應填具申請書，並繳納證書費，連同原證書，向中央主管機關申請換發。

第4條

醫師執業，其登記執業之醫療機構以一處為限。

第5條

醫師歇業、停業，依本法第十條第一項規定報請備查時，應填具申請書，並檢具執業執照及有關文件，送由原發執業執照機關依下列規定辦理：

一、歇業：註銷其執業登記及執業執照。

二、停業：登記其停業日期及理由後，發還其執業執照。

第6條

本法第二十二條所稱有關機關，係指衛生、司法或司法警察機關。

第7條

醫師公會全國聯合會理事、監事之當選，不以直轄市、縣（市）醫師公會選派參加之會員代表為限。

第8條

直轄市、縣（市）醫師公會選派參加醫師公會全國聯合會之會員代表，不以其理事、監事為限。

第9條

直轄市、縣（市）醫師公會選派參加醫師公會全國聯合會之會員代表人數，由醫師公會全國聯合會按各直轄市、縣（市）醫師公會會員人數比率定之。但直轄市、縣（市）醫師公會選派參加醫師公會全國聯合會之會員代表按比率分配不足一人者，得選派一人參加。

前項會員代表人數，於醫師公會全國聯合會章程中定之。

第10條

本法及本細則所定證書、執業執照及申請書格式，由中央主管機關定之。

第11條

本法第三條第一項第二款規定，包括下列情形之一者：

一、本法中華民國九十一年一月十八日修正生效前，經醫師考試及格，領有醫師證書，並已修習中醫必要課程部分學分，且於本法修正生效後一年內完成全部學分，得有證明文件者。

二、本法中華民國九十一年一月十八日修正生效前，已修習中醫必要課程全部學分，得有證明文件，於本法修正生效後經醫師考試及格，領有醫師證書者。

三、本法中華民國九十一年一月十八日修正生效前，已入學之醫學系學生，經修習中醫必要課程部分學分，且於畢業時完成全部學分，得有證明文件，並經醫師考試及格，領有醫師證書者。

第12條

本法中華民國九十一年一月十八日修正生效前，已自本法第四條之一所定之地區或國家以外之外國醫學系、牙醫學系畢業或已入學學生於本法修正生效後畢業，並依本法修正生效前教育部所定「國外學歷查證認定作業要點」第十點規定，於本法修正生效前或後，通過美國醫學系畢業生教育委員會（Educational Commissionfor Foreign Medical Graduates）辦理之美國醫師執照考試（United States Medical Licensing Examination）（USMLE）及外國醫學系畢業生醫學科學考試（Foreign Medical Graduate Examination in the Medical Sciences）（FMGEMS）之第一階段基礎醫學及第二階段臨床醫學考試，或通過美國牙醫師學會（The American Dental Association）之國家牙醫師考試聯合委員會（Joint Commissionon National Dental Examination）辦理之第一階段及第二階段考試者，得免經本法第四條之一規定之教育部學歷甄試。

前項所稱外國醫學系、牙醫學系，以依本法第二條、第四條規定符合教育部採認規定者為限。

第13條

本法第四條之一所稱歐洲，指歐洲聯盟會員國。

持外國學歷參加考試者，其在本法第四條之一所定地區或國家之學歷，應以實際在該等地區或國家修畢全程學業始予認定。

第14條

本細則自發布日施行。

附錄三

醫療法

民國109年1月15日總統令修正公布

第一章　總則

第1條

為促進醫療事業之健全發展，合理分布醫療資源，提高醫療品質，保障病人權益，增進國民健康，特制定本法。本法未規定者，適用其他法律規定。

第2條

本法所稱醫療機構，係指供醫師執行醫療業務之機構。

第3條

本法所稱公立醫療機構，係指由政府機關、公營事業機構或公立學校所設立之醫療機構。

第4條

本法所稱私立醫療機構，係指由醫師設立之醫療機構。

第5條

本法所稱醫療法人，包括醫療財團法人及醫療社團法人。

本法所稱醫療財團法人，係指以從事醫療事業辦理醫療機構為目的，由捐助人捐助一定財產，經中央主管機關許可並向法院登記之財團法人。

本法所稱醫療社團法人，係指以從事醫療事業辦理醫療機構為目的，經中央主管機關許可登記之社團法人。

第6條

本法所稱法人附設醫療機構，係指下列醫療機構：

一、私立醫學院、校為學生臨床教學需要附設之醫院。

二、公益法人依有關法律規定辦理醫療業務所設之醫療機構。

三、其他依法律規定，應對其員工或成員提供醫療衛生服務或緊急醫療救護之事業單位、學校或機構所附設之醫務室。

第7條

本法所稱教學醫院，係指其教學、研究、訓練設施，經依本法評鑑可供醫師或其他醫事人員之訓練及醫學院、校學生臨床見習、實習之醫療機構。

第8條

本法所稱人體試驗，係指醫療機構依醫學理論於人體施行新醫療技術、新藥品、新醫療器材及學名藥生體可用率、生體相等性之試驗研究。

人體試驗之施行應尊重接受試驗者之自主意願，並保障其健康權益與隱私權。

第9條

本法所稱醫療廣告，係指利用傳播媒體或其他方法，宣傳醫療業務，以達招徠患者醫療為目的之行為。

第10條

本法所稱醫事人員，係指領有中央主管機關核發之醫師、藥師、護理師、物理治療師、職能治療師、醫事檢驗師、醫事放射師、營養師、助產師、臨床心理師、諮商心理師、呼吸治療師、語言治療師、聽力師、牙體技術師、驗光師、藥劑生、護士、助產士、物理治療生、職能治療生、醫事檢驗生、醫事放射士、牙體技術生、驗光生及其他醫事專門職業證書之人員。

本法所稱醫師，係指醫師法所稱之醫師、中醫師及牙醫師。

第11條

本法所稱主管機關：在中央為衛生福利部；在直轄市為直轄市政府；在縣（市）為縣（市）政府。

第二章　醫療機構

第12條

醫療機構設有病房收治病人者為醫院，僅應門診者為診所；非以直接診治病人為目的而辦理醫療業務之機構為其他醫療機構。

前項診所得設置九張以下之觀察病床；婦產科診所，得依醫療業務需要設置十張以下產科病床。

醫療機構之類別與各類醫療機構應設置之服務設施、人員及診療科別設置條件等之設置標準，由中央主管機關定之。

第13條

二家以上診所得於同一場所設置為聯合診所，使用共同設施，分別執行門診業務；其管理辦法，由中央衛生主管機關定之。

第14條

醫院之設立或擴充，應經主管機關許可後，始得依建築法有關規定申請建築執照；其設立分院者，亦同。

前項醫院設立或擴充之許可，其申請人之資格、審查程序及基準、限制條件、撤銷、廢止及其他應遵行事項之辦法，由中央主管機關定之。

第15條

醫療機構之開業，應向所在地直轄市、縣（市）主管機關申請核准登記，經發給開業執照，始得為之；其登記事項如有變更，應於事實發生之日起三十日內辦理變更登記。

前項開業申請，其申請人之資格、申請程序、應檢具文件及其他應遵行之事項，由中央主管機關定之。

第16條

私立醫療機構達中央主管機關公告一定規模以上者，應改以醫療法人型態設立。

第17條

醫療機構名稱之使用、變更，應以所在地直轄市、縣（市）主管機關核准者為限；其名稱使用、變更原則，由中央主管機關定之。

非醫療機構，不得使用醫療機構或類似醫療機構之名稱。

第18條

醫療機構應置負責醫師一人，對其機構醫療業務，負督導責任。私立醫療機構，並以其申請人為負責醫師。

前項負責醫師，以在中央主管機關指定之醫院、診所接受二年以上之醫師訓練並取得證明文件者為限。

第19條

負責醫師因故不能執行業務，應指定合於負責醫師資格之醫師代理。代理期間超過四十五日者，應由被代理醫師報請原發開業執照機關備查。

前項代理期間，不得逾一年。

第20條

醫療機構應將其開業執照、診療時間及其他有關診療事項揭示於明顯處所。

第21條

醫療機構收取醫療費用之標準，由直轄市、縣（市）主管機關核定之。

第22條

醫療機構收取醫療費用，應開給載明收費項目及金額之收據。

醫療機構不得違反收費標準，超額或擅立收費項目收費。

第23條

醫療機構歇業、停業時，應於事實發生後三十日內，報請原發開業執照機關備查。

前項停業之期間，以一年為限；逾一年者，應於屆至日起三十日內辦理歇業。

醫療機構未依前項規定辦理歇業時，主管機關得逕予歇業。

醫療機構遷移者，準用關於設立及開業之規定。

醫療機構復業時，準用關於開業之規定。

第24條

醫療機構應保持環境整潔、秩序安寧，不得妨礙公共衛生及安全。

為保障就醫安全，任何人不得以強暴、脅迫、恐嚇、公然侮辱或其他非法之方法，妨礙醫療業務之執行。

醫療機構應採必要措施，以確保醫事人員執行醫療業務時之安全。

違反第二項規定者，警察機關應排除或制止之；如涉及刑事責任者，應移送司法機關偵辦。

中央主管機關應建立通報機制，定期公告醫療機構受有第二項情事之內容及最終結果。

第25條

醫院除其建築構造、設備應具備防火、避難等必要之設施外，並應建立緊急災害應變措施。

前項緊急災害應變措施及檢查辦法，由中央主管機關定之。

第26條

醫療機構應依法令規定或依主管機關之通知，提出報告，並接受主管機關對其人員配置、設備、醫療收費、醫療作業、衛生安全、診療紀錄等之檢查及資料蒐集。

第27條

於重大災害發生時，醫療機構應遵從主管機關指揮、派遣，提供醫療服務及協助辦理公共衛生，不得規避、妨礙或拒絕。

醫療機構依前項規定提供服務或協助所生之費用或損失，主管機關應酌予補償。

第28條

中央主管機關應辦理醫院評鑑。直轄市、縣（市）主管機關對轄區內醫療機構業務，應定期實施督導考核。

第29條

公立醫院得邀請當地社會人士組成營運諮詢委員會，就加強地區醫療服務，提供意見。

公立醫院應提撥年度醫療收入扣除費用後餘額之百分之十以上，辦理有關研究發展、人才培訓、健康教育、醫療救濟、社區醫療服務及其他社會服務事項。

第三章　醫療法人

第一節　通則

第30條

醫療財團法人之設立、組織及管理，依本法之規定；本法未規定者，依民法之規定。

醫療社團法人，非依本法規定，不得設立；其組織、管理、與董事間之權利義務、破產、解散及清算，本法未規定者，準用民法之規定。

第31條

醫療法人得設立醫院、診所及其他醫療機構。其設立之家數及規模，得為必要之限制。

前項設立家數及規模之限制，由中央主管機關定之。

醫療法人經中央主管機關及目的事業主管機關之許可，得附設下列機構：

一、護理機構、精神復健機構。

二、關於醫學研究之機構。

三、老人福利法等社會福利法規規定之相關福利機構。

前項附設機構之設立條件、程序及其他相關事項，仍依各該相關法規之規定辦理。

第32條

醫療法人應有足以達成其設立目的所必要之財產。

前項所稱必要之財產，依其設立之規模與運用條件，由中央主管機關定之。

第33條

醫療法人，應設董事會，置董事長一人，並以董事長為法人之代表人。

醫療法人，對於董事會與監察人之組織與職權、董事、董事長與監察人之遴選資格、選聘與解聘程序、會議召開與決議程序及其他有關事項等，應訂立章則，報請中央主管機關核准。

第34條

醫療法人應建立會計制度，採曆年制及權責發生制，其財務收支具合法憑證，設置必要之會計紀錄，符合公認之會計處理準則，並應保存之。

醫療法人應於年度終了五個月內，向中央主管機關申報經董事會通過及監察人承認之年度財務報告。

前項財務報告編製準則，由中央主管機關定之。

醫療社團法人除適用前述規定外；其會計制度，並應依公司法相關規定辦理。

中央主管機關得隨時命令醫療法人提出財務、業務報告或檢查其財務、業務狀況。

醫療法人對於前項之命令或檢查，不得規避、妨礙或拒絕。

第35條

醫療法人不得為公司之無限責任股東或合夥事業之合夥人；如為公司之有限責任股東

時，其所有投資總額及對單一公司之投資額或其比例應不得超過一定之限制。

前項投資限制，由中央主管機關定之。

醫療法人因接受被投資公司以盈餘或公積增資配股所得之股份，不計入前項投資總額或投資額。

第36條

醫療法人財產之使用，應受中央主管機關之監督，並應以法人名義登記或儲存；非經中央主管機關核准，不得對其不動產為處分、出租、出借、設定負擔、變更用途或對其設備為設定負擔。

第37條

醫療法人不得為保證人。

醫療法人之資金，不得貸與董事、社員及其他個人或非金融機構；亦不得以其資產為董事、社員或任何他人提供擔保。

第38條

私人及團體對於醫療財團法人之捐贈，得依有關稅法之規定減免稅賦。

醫療財團法人所得稅、土地稅及房屋稅之減免，依有關稅法之規定辦理。

本法修正施行前已設立之私立醫療機構，於本法修正施行後三年內改設為醫療法人，將原供醫療使用之土地無償移轉該醫療法人續作原來之使用者，不課徵土地增值稅。但於再次移轉第三人時，以該土地無償移轉前之原規定地價或前次移轉現值為原地價，計算漲價總數額，課徵土地增值稅。

第39條

醫療法人經中央主管機關許可，得與其他同質性醫療法人合併之。

醫療法人經中央主管機關許可合併後，應於兩週內作成財產目錄及資產負債表，並通知債權人。公司法第七十三條第二項、第七十四條第一項之規定準用之。

因合併而消滅之醫療法人，其權利義務由合併後存續或另立之醫療法人概括承受。

第40條

非醫療法人，不得使用醫療法人或類似之名稱。

第41條

醫療法人辦理不善、違反法令或設立許可條件者，中央主管機關得視其情節予以糾正、限期整頓改善、停止其全部或一部之門診或住院業務、命其停業或廢止其許可。

醫療法人因其自有資產之減少或因其設立之機構歇業、變更或被廢止許可，致未符合中央主管機關依第三十二條第二項所為之規定，中央主管機關得限期令其改善；逾期未改善者，得廢止其許可。

醫療法人有下列情事之一者，中央主管機關得廢止其許可：

一、經核准停業，逾期限尚未辦理復業。

二、命停止全部或一部門診或住院業務，而未停止。

三、命停業而未停業或逾停業期限仍未整頓改善。
四、受廢止開業執照處分。

第二節　醫療財團法人

第42條

醫療財團法人之設立，應檢具捐助章程、設立計畫書及相關文件，申請中央主管機關許可。

前項醫療財團法人經許可後，捐助人或遺囑執行人應於三十日內依捐助章程遴聘董事，成立董事會，並將董事名冊於董事會成立之日起三十日內，報請中央主管機關核定，並於核定後三十日內向該管地方法院辦理法人登記。

捐助人或遺囑執行人，應於醫療財團法人完成法人登記之日起三個月內，將所捐助之全部財產移歸法人所有，並報請中央主管機關備查。

捐助人或遺囑執行人未於期限內將捐助財產移歸法人所有，經限期令其完成，逾期仍未完成者，中央主管機關得廢止其許可。

第43條

醫療財團法人之董事，以九人至十五人為限。

董事配置規定如下：

一、具醫事人員資格者，不得低於三分之一，並有醫師至少一人。
二、由外國人充任者，不得超過三分之一。
三、董事相互間，有配偶、三親等以內親屬關係者，不得超過三分之一。

董事之任期，每屆不得逾四年，連選得連任。但連選連任董事，每屆不得超過三分之二。

本法中華民國一百零二年十一月二十六日修正之條文施行前，醫療財團法人章程所定董事任期逾前項規定者，得續任至當屆任期屆滿日止；其屬出缺補任者，亦同。

董事會開會時，董事均應親自出席，不得委託他人代理。

第44條

醫療財團法人捐助章程之變更，應報經中央主管機關許可。

醫療財團法人董事長、董事、財產或其他登記事項如有變更，應依中央主管機關之規定報請許可。

前二項之變更，應於中央主管機關許可後三十日內，向該管法院辦理變更登記。

第45條

醫療財團法人之董事，任期屆滿未能改選或出缺未能補任，顯然妨礙董事會組織健全之虞者，中央主管機關得依其他董事、利害關係人之申請或依職權，選任董事充任之；其選任辦法，由中央主管機關定之。

醫療財團法人之董事違反法令或章程，有損害該法人或其設立機構之利益或致其不能正常營運之虞者，中央主管機關得依其他董事或利害關係人之聲請或依職權，命令該董事暫停行使職權或解任之。

前項董事之暫停行使職權，期間不得超過六個月。於暫停行使職權之期間內，因人數不足顯然妨礙董事會組織健全之虞者，中央主管機關應選任臨時董事暫代之。選任臨時董事毋需變更登記；其選任，準用第一項選任辦法之規定。

第45-1條

有下列各款情形之一者，不得充任董事或監察人：

一、曾犯刑法第一百二十一條至第一百二十三條、第一百三十一條或貪污治罪條例第四條至第六條之一或第十一條之罪，經有罪判決確定或通緝有案尚未結案。但受緩刑宣告或易科罰金執行完畢者，不在此限。

二、曾犯侵占罪、詐欺罪或背信罪，經有罪判決確定或通緝有案尚未結案。但受緩刑宣告或易科罰金執行完畢者，不在此限。

三、受監護宣告或輔助宣告，尚未撤銷。

四、經醫師鑑定罹患精神疾病或身心狀況違常，致不能執行業務。

五、曾任董事長、董事或監察人，經依前條第二項或第四十五條之二第一項第三款規定解任。

六、受破產宣告或經裁定開始清算程序尚未復權。

第45-2條

董事長、董事或監察人在任期中有下列情形之一者，當然解任：

一、具有書面辭職文件，經提董事會議報告，並列入會議紀錄。

二、具有前條所列情形之一。

三、利用職務或身分上之權力、機會或方法犯罪，經有罪判決確定。

四、董事長一年內無故不召集董事會議。

董事長、董事或監察人利用職務或身分上之權力、機會或方法犯罪，經檢察官提起公訴者，當然停止其職務。

董事長、董事或監察人為政府機關之代表、其他法人或團體推薦者，其本職異動時，應隨本職進退；推薦繼任人選，並應經董事會選聘，任期至原任期屆滿時為止。

第46條

醫療財團法人應提撥年度醫療收入結餘之百分之十以上，辦理有關研究發展、人才培訓、健康教育；百分之十以上辦理醫療救濟、社區醫療服務及其他社會服務事項；辦理績效卓著者，由中央主管機關獎勵之。

第三節　醫療社團法人

第47條

醫療社團法人之設立，應檢具組織章程、設立計畫書及相關文件，申請中央主管機關許可。

前項醫療社團法人經許可後，應於三十日內依其組織章程成立董事會，並於董事會成立之日起三十日內，報請中央主管機關登記，發給法人登記證書。

第48條

醫療社團法人設立時，應登記之事項如下：

一、法人設立目的及名稱。

二、主事務所及分事務所。

三、董事長、董事、監察人之姓名及住所。

四、財產種類及數額。

五、設立機構之所在地及類別與規模。

六、財產總額及各社員之出資額。

七、許可之年、月、日。

第49條

法人不得為醫療社團法人之社員。

醫療社團法人每一社員不問出資多寡，均有一表決權。但得以章程訂定，按出資多寡比例分配表決權。

醫療社團法人得於章程中明定，社員按其出資額，保有對法人之財產權利，並得將其持分全部或部分轉讓於第三人。

前項情形，擔任董事、監察人之社員將其持分轉讓於第三人時，應向中央主管機關報備。其轉讓全部持分者，自動解任。

第50條

醫療社團法人之董事，以三人至九人為限；其中三分之二以上應具醫師及其他醫事人員資格。

外國人充任董事，其人數不得超過總名額三分之一，並不得充任董事長。

醫療社團法人應設監察人，其名額以董事名額之三分之一為限。

監察人不得兼任董事或職員。

董事會開會時，董事應親自出席，不得委託他人代理。

第51條

醫療社團法人組織章程之變更，應報經中央主管機關許可。

醫療社團法人董事長、董事、財產或其他登記事項如有變更，應依中央主管機關之規定，辦理變更登記。

醫療社團法人解散時，應辦理解散登記。

第52條

醫療社團法人之董事，任期屆滿未能改選或出缺未能補任，顯然妨礙董事會組織健全之虞者，中央主管機關得依其他董事、利害關係人之申請或依職權，命令限期召開臨時總會補選之。總會逾期不能召開，中央主管機關得選任董事充任之；其選任辦法，由中央主管機關定之。

醫療社團法人之董事違反法令或章程，有損害該法人或其設立機構之利益或致其不能正常營運之虞者，中央主管機關得依其他董事或利害關係人之聲請或依職權，命令解任之。

醫療社團法人之董事會決議違反法令或章程，有損害該法人或其設立機構之利益或致其不能正常營運之虞者，中央主管機關得依職權，命令解散董事會，召開社員總會重新改選之。

第53條

醫療社團法人結餘之分配，應提撥百分之十以上，辦理研究發展、人才培訓、健康教育、醫療救濟、社區醫療服務及其他社會服務事項基金；並應提撥百分之二十以上作為營運基金。

第54條

醫療社團法人，有下列情形之一者，解散之：

一、發生章程所定之解散事由。

二、設立目的不能達到時。

三、與其他醫療法人之合併。

四、破產。

五、中央主管機關撤銷設立許可或命令解散。

六、總會之決議。

七、欠缺社員。

依前項第一款事由解散時，應報請中央主管機關備查；依前項第二款至第七款事由解散時，應經中央主管機關之許可。

第55條

醫療社團法人解散後，除合併或破產外，其賸餘財產之歸屬，依組織章程之規定。

第四章　醫療業務

第56條

醫療機構應依其提供服務之性質，具備適當之醫療場所及安全設施。

醫療機構對於所屬醫事人員執行直接接觸病人體液或血液之醫療處置時，應自中華民國一百零一年起，五年內按比例逐步完成全面提供安全針具。

第57條

醫療機構應督導所屬醫事人員，依各該醫事專門職業法規規定，執行業務。

醫療機構不得聘僱或容留未具醫事人員資格者，執行應由特定醫事人員執行之業務。

第58條

醫療機構不得置臨床助理執行醫療業務。

第59條

醫院於診療時間外，應依其規模及業務需要，指派適當人數之醫師值班，以照顧住院及急診病人。

第60條

醫院、診所遇有危急病人，應先予適當之急救，並即依其人員及設備能力予以救治或採取必要措施，不得無故拖延。

前項危急病人如係低收入、中低收入或路倒病人，其醫療費用非本人或其扶養義務人所能負擔者，應由直轄市、縣（市）政府社會行政主管機關依法補助之。

第61條

醫療機構，不得以中央主管機關公告禁止之不正當方法，招攬病人。

醫療機構及其人員，不得利用業務上機會獲取不正當利益。

第62條

醫院應建立醫療品質管理制度，並檢討評估。

為提升醫療服務品質，中央主管機關得訂定辦法，就特定醫療技術、檢查、檢驗或醫療儀器，規定其適應症、操作人員資格、條件及其他應遵行事項。

第63條

醫療機構實施手術，應向病人或其法定代理人、配偶、親屬或關係人說明手術原因、手術成功率或可能發生之併發症及危險，並經其同意，簽具手術同意書及麻醉同意書，始得為之。但情況緊急者，不在此限。

前項同意書之簽具，病人為未成年人或無法親自簽具者，得由其法定代理人、配偶、親屬或關係人簽具。

第一項手術同意書及麻醉同意書格式，由中央主管機關定之。

第64條

醫療機構實施中央主管機關規定之侵入性檢查或治療，應向病人或其法定代理人、配偶、親屬或關係人說明，並經其同意，簽具同意書後，始得為之。但情況緊急者，不在此限。

前項同意書之簽具，病人為未成年人或無法親自簽具者，得由其法定代理人、配偶、親屬或關係人簽具。

第65條

醫療機構對採取之組織檢體或手術切取之器官，應送請病理檢查，並將結果告知病人或其法定代理人、配偶、親屬或關係人。

醫療機構對於前項之組織檢體或手術切取之器官，應就臨床及病理診斷之結果，作成分析、檢討及評估。

第66條

醫院、診所對於診治之病人交付藥劑時，應於容器或包裝上載明病人姓名、性別、藥名、劑量、數量、用法、作用或適應症、警語或副作用、醫療機構名稱與地點、調劑者姓名及調劑年、月、日。

第67條

醫療機構應建立清晰、詳實、完整之病歷。

前項所稱病歷，應包括下列各款之資料：

一、醫師依醫師法執行業務所製作之病歷。

二、各項檢查、檢驗報告資料。

三、其他各類醫事人員執行業務所製作之紀錄。

醫院對於病歷，應製作各項索引及統計分析，以利研究及查考。

第68條

醫療機構應督導其所屬醫事人員於執行業務時，親自記載病歷或製作紀錄，並簽名或蓋章及加註執行年、月、日。

前項病歷或紀錄如有增刪，應於增刪處簽名或蓋章及註明年、月、日；刪改部分，應以畫線去除，不得塗燬。

醫囑應於病歷載明或以書面為之。但情況急迫時，得先以口頭方式為之，並於二十四小時內完成書面紀錄。

第69條

醫療機構以電子文件方式製作及貯存之病歷，得免另以書面方式製作；其資格條件與製作方式、內容及其他應遵行事項之辦法，由中央主管機關定之。

第70條

醫療機構之病歷，應指定適當場所及人員保管，並至少保存七年。但未成年者之病歷，至少應保存至其成年後七年；人體試驗之病歷，應永久保存。

醫療機構因故未能繼續開業，其病歷應交由承接者依規定保存；無承接者時，病人或其代理人得要求醫療機構交付病歷；其餘病歷應繼續保存六個月以上，始得銷燬。

醫療機構具有正當理由無法保存病歷時，由地方主管機關保存。

醫療機構對於逾保存期限得銷燬之病歷，其銷燬方式應確保病歷內容無洩漏之虞。

第71條

醫療機構應依其診治之病人要求，提供病歷複製本，必要時提供中文病歷摘要，不得無故拖延或拒絕；其所需費用，由病人負擔。

第72條

醫療機構及其人員因業務而知悉或持有病人病情或健康資訊，不得無故洩漏。

第73條

醫院、診所因限於人員、設備及專長能力，無法確定病人之病因或提供完整治療時，應建議病人轉診。但危急病人應依第六十條第一項規定，先予適當之急救，始可轉診。

前項轉診，應填具轉診病歷摘要交予病人，不得無故拖延或拒絕。

第74條

醫院、診所診治病人時，得依需要，並經病人或其法定代理人、配偶、親屬或關係人之同意，商洽病人原診治之醫院、診所，提供病歷複製本或病歷摘要及各種檢查報告資料。原診治之醫院、診所不得拒絕；其所需費用，由病人負擔。

第75條

醫院得應出院病人之要求，為其安排適當之醫療場所及人員，繼續追蹤照顧。

醫院對尚未治癒而要求出院之病人，得要求病人或其法定代理人、配偶、親屬或關係人，簽具自動出院書。

病人經診治並依醫囑通知可出院時，應即辦理出院或轉院。

第76條

醫院、診所如無法令規定之理由，對其診治之病人，不得拒絕開給出生證明書、診斷書、死亡證明書或死產證明書。開給各項診斷書時，應力求慎重，尤其是有關死亡之原因。

前項診斷書如係病人為申請保險理賠之用者，應以中文記載，所記病名如與保險契約病名不一致，另以加註方式為之。

醫院、診所對於非病死或可疑為非病死者，應報請檢察機關依法相驗。

第77條

醫療機構應接受政府委託，協助辦理公共衛生、繼續教育、在職訓練、災害救助、急難救助、社會福利及民防等有關醫療服務事宜。

第78條

為提高國內醫療技術水準或預防疾病上之需要，教學醫院經擬定計畫，報請中央主管機關核准，或經中央主管機關委託者，得施行人體試驗。但學名藥生體可用率、生體相等性之人體試驗研究得免經中央主管機關之核准。

非教學醫院不得施行人體試驗。但醫療機構有特殊專長，經中央主管機關同意者，得準用前項規定。

醫療機構施行人體試驗應先將人體試驗計畫，提經醫療科技人員、法律專家及社會公正人士或民間團體代表，且任一性別不得低於三分之一之人員會同審查通過。審查人員並應遵守利益迴避原則。

人體試驗計畫內容變更時，應依前三項規定經審查及核准或同意後，始得施行。

第79條

醫療機構施行人體試驗時，應善盡醫療上必要之注意，並應先取得接受試驗者之書面同意；接受試驗者以有意思能力之成年人為限。但顯有益於特定人口群或特殊疾病罹患者健康權益之試驗，不在此限。

前項但書之接受試驗者為限制行為能力人，應得其本人與法定代理人同意；接受試驗者為無行為能力人，應得其法定代理人同意。

第一項書面，醫療機構應至少載明下列事項，並於接受試驗者或法定代理人同意前，以其可理解方式先行告知：

一、試驗目的及方法。

二、可預期風險及副作用。

三、預期試驗效果。

四、其他可能之治療方式及說明。

五、接受試驗者得隨時撤回同意之權利。

六、試驗有關之損害補償或保險機制。

七、受試者個人資料之保密。

八、受試者生物檢體、個人資料或其衍生物之保存與再利用。

前項告知及書面同意，醫療機構應給予充分時間考慮，並不得以脅迫或其他不正當方式為之。

醫師依前四項規定施行人體試驗，因試驗本身不可預見之因素，致病人死亡或傷害者，不符刑法第十三條或第十四條之故意或過失規定。

第79-1條

除本法另有規定者外，前二條有關人體試驗之申請程序、審查作業基準及利益迴避原則、資訊揭露、監督管理、查核、其他告知內容等事項，由中央主管機關定之。

第79-2條

醫療機構對不同意參與人體試驗者或撤回同意之接受試驗者，應施行常規治療，不得減損其正當醫療權益。

第80條

醫療機構施行人體試驗期間，應依中央主管機關之通知提出試驗情形報告；中央主管機關認有安全之虞者，醫療機構應即停止試驗。

醫療機構於人體試驗施行完成時，應作成試驗報告，報請中央主管機關備查。

第81條

醫療機構診治病人時，應向病人或其法定代理人、配偶、親屬或關係人告知其病情、治療方針、處置、用藥、預後情形及可能之不良反應。

第82條

醫療業務之施行，應善盡醫療上必要之注意。

醫事人員因執行醫療業務致生損害於病人，以故意或違反醫療上必要之注意義務且逾越合理臨床專業裁量所致者為限，負損害賠償責任。

醫事人員執行醫療業務因過失致病人死傷，以違反醫療上必要之注意義務且逾越合理臨床專業裁量所致者為限，負刑事責任。

前二項注意義務之違反及臨床專業裁量之範圍，應以該醫療領域當時當地之醫療常規、醫療水準、醫療設施、工作條件及緊急迫切等客觀情況為斷。

醫療機構因執行醫療業務致生損害於病人，以故意或過失為限，負損害賠償責任。

第83條

司法院應指定法院設立醫事專業法庭，由具有醫事相關專業知識或審判經驗之法官，辦理醫事糾紛訴訟案件。

第五章　醫療廣告

第84條

非醫療機構，不得為醫療廣告。

第85條

醫療廣告，其內容以下列事項為限：

一、醫療機構之名稱、開業執照字號、地址、電話及交通路線。

二、醫師之姓名、性別、學歷、經歷及其醫師、專科醫師證書字號。

三、全民健康保險及其他非商業性保險之特約醫院、診所字樣。

四、診療科別及診療時間。

五、開業、歇業、停業、復業、遷移及其年、月、日。

六、其他經中央主管機關公告容許登載或播放事項。

利用廣播、電視之醫療廣告，在前項內容範圍內，得以口語化方式為之。但應先經所在地直轄市或縣（市）主管機關核准。

醫療機構以網際網路提供之資訊，除有第一百零三條第二項各款所定情形外，不受第一項所定內容範圍之限制，其管理辦法由中央主管機關定之。

第86條

醫療廣告不得以下列方式為之：

一、假借他人名義為宣傳。

二、利用出售或贈與醫療刊物為宣傳。

三、以公開祖傳秘方或公開答問為宣傳。

四、摘錄醫學刊物內容為宣傳。

五、藉採訪或報導為宣傳。

六、與違反前條規定內容之廣告聯合或並排為宣傳。

七、以其他不正當方式為宣傳。

第87條

廣告內容暗示或影射醫療業務者，視為醫療廣告。

醫學新知或研究報告之發表、病人衛生教育、學術性刊物，未涉及招徠醫療業務者，不視為醫療廣告。

第六章　醫事人力及設施分布

第88條

中央主管機關為促進醫療資源均衡發展，統籌規劃現有公私立醫療機構及人力合理分布，得劃分醫療區域，建立分級醫療制度，訂定醫療網計畫。

主管機關得依前項醫療網計畫，對醫療資源缺乏區域，獎勵民間設立醫療機構、護理之家機構；必要時，得由政府設立。

第89條

醫療區域之劃分，應考慮區域內醫療資源及人口分布，得超越行政區域之界限。

第90條

中央主管機關訂定醫療網計畫時，直轄市、縣（市）主管機關應依該計畫，就轄區內醫療機構之設立或擴充，予以審查。但一定規模以上大型醫院之設立或擴充，應報由中央主管機關核准。

對於醫療設施過賸區域，主管機關得限制醫療機構或護理機構之設立或擴充。

第91條

中央主管機關為促進醫療事業發展、提升醫療品質與效率及均衡醫療資源，應採取獎勵措施。

前項獎勵措施之項目、方式及其他配合措施之辦法，由中央主管機關定之。

第92條

中央主管機關得設置醫療發展基金，供前條所定獎勵之用；其基金之收支、保管及運用辦法，由行政院定之。

第93條

醫療機構購置及使用具有危險性醫療儀器，中央主管機關於必要時得予審查及評估。

以公益為目的之社團法人或財團法人，於章程所定目的範圍內，為推動醫療技術升級發展研究計畫，而其投資金額逾一定門檻者，得經中央主管機關許可，依第三十條及第三十一條之規定設立醫療法人醫療機構，購置及使用具有危險性醫療儀器。

第一項所稱之具有危險性醫療儀器之項目及其審查及評估辦法，由中央主管機關定之。

第七章　教學醫院

第94條

為提高醫療水準，醫院得申請評鑑為教學醫院。

第95條

教學醫院之評鑑，由中央主管機關會商中央教育主管機關定期辦理。

中央主管機關應將教學醫院評鑑結果，以書面通知申請評鑑醫院，並將評鑑合格之教學醫院名單及其資格有效期間等有關事項公告之。

第96條

教學醫院應擬具訓練計畫，辦理醫師及其他醫事人員訓練及繼續教育，並接受醫學院、校學生臨床見習、實習。

前項辦理醫師與其他醫事人員訓練及接受醫學院、校學生臨床見習、實習之人數，應依核定訓練容量為之。

第97條

教學醫院應按年編列研究發展及人才培訓經費，其所占之比率，不得少於年度醫療收入總額百分之三。

第八章　醫事審議委員會

第98條

中央主管機關應設置醫事審議委員會，依其任務分別設置各種小組，其任務如下：

一、醫療制度之改進。

二、醫療技術之審議。

三、人體試驗之審議。

四、司法或檢察機關之委託鑑定。

五、專科醫師制度之改進。

六、醫德之促進。

七、一定規模以上大型醫院設立或擴充之審議。

八、其他有關醫事之審議。

前項醫事審議委員會之組織、會議等相關規定，由中央主管機關定之。

第99條

直轄市、縣（市）主管機關應設置醫事審議委員會，任務如下：

一、醫療機構設立或擴充之審議。

二、醫療收費標準之審議。

三、醫療爭議之調處。

四、醫德之促進。

五、其他有關醫事之審議。

前項醫事審議委員會之組織、會議等相關規定，由直轄市、縣（市）主管機關定之。

第100條

前二條之醫事審議委員會委員，應就不具民意代表、醫療法人代表身分之醫事、法學專家、學者及社會人士遴聘之，其中法學專家及社會人士之比例，不得少於三分之一。

第九章　罰則

第101條

違反第十七條第一項、第十九條第一項、第二十條、第二十二條第一項、第二十三條第一項、第二十四條第一項、第五十六條第二項規定者，經予警告處分，並限期改善；屆期未改善者，處新臺幣一萬元以上五萬元以下罰鍰，按次連續處罰。

第102條

有下列情形之一者，處新臺幣一萬元以上五萬元以下罰鍰，並令限期改善；屆期未改善者，按次連續處罰：

一、違反第二十五條第一項、第二十六條、第二十七條第一項、第五十九條、第六十條第一項、第六十五條、第六十六條、第六十七條第一項、第三項、第六十八條、第七十條、第七十一條、第七十三條、第七十四條、第七十六條或第八十條第二項規定。

二、違反中央主管機關依第十二條第三項規定所定之設置標準。

三、違反中央主管機關依第十三條規定所定之管理辦法。

四、違反中央主管機關依第六十九條規定所定之辦法。

有下列情形之一，經依前項規定處罰並令限期改善；屆期未改善者，得處一個月以上一年以下停業處分：

一、違反第二十五條第一項或第六十六條規定者。

二、違反中央主管機關依第十二條第三項規定所定之設置標準者。

三、違反中央主管機關依第十三條規定所定之管理辦法者。

四、違反中央主管機關依第六十九條規定所定之辦法者。

第103條

有下列情形之一者，處新臺幣五萬元以上二十五萬元以下罰鍰：

一、違反第十五條第一項、第十七條第二項、第二十二條第二項、第二十三條第四項、第五項、第五十七條第一項、第六十一條、第六十三條第一項、第六十四條、第七十二條、第八十五條、第八十六條規定或擅自變更核准之廣告內容。

二、違反中央主管機關依第六十二條第二項、第九十三條第二項規定所定之辦法。

三、醫療機構聘僱或容留未具醫師以外之醫事人員資格者，執行應由特定醫事人員執行之業務。

醫療廣告違反第八十五條、第八十六條規定或擅自變更核准內容者，除依前項規定處罰外，其有下列情形之一者，得處一個月以上一年以下停業處分或廢止其開業執照，並由中央主管機關吊銷其負責醫師之醫師證書一年：

一、內容虛偽、誇張、歪曲事實或有傷風化。

二、以非法墮胎為宣傳。

三、一年內已受處罰三次。

第104條

違反第八十四條規定為醫療廣告者，處新臺幣五萬元以上二十五萬元以下罰鍰。

第105條

違反第七十八條第一項或第二項規定，未經中央主管機關核准、委託或同意，施行人體試驗者，由中央主管機關處新臺幣二十萬元以上一百萬元以下罰鍰，並令其中止或終止人體試驗；情節重大者，並得處一個月以上一年以下停業處分或廢止其開業執照。

違反第七十八條第三項或中央主管機關依第七十九條之一授權所定辦法有關審查作業基準者，由中央主管機關處新臺幣十萬元以上五十萬元以下罰鍰，並得令其中止該項人體試驗或第七十八條第三項所定之審查。

違反第七十九條、第七十九條之二、第八十條第一項或中央主管機關依第七十九條之一授權所定辦法有關監督管理或查核事項之規定者，由中央主管機關處新臺幣十萬元以上五十萬元以下罰鍰，有安全或損害受試者權益之虞時，另得令其終止人體試驗；情節重大者，並得就其全部或一部之相關業務或違反規定之科別、服務項目，處一個月以上一年以下停業處分。

違反第七十八條第四項規定者，由中央主管機關處新臺幣五萬元以上二十五萬元以下罰鍰，並令其中止該人體試驗；情節重大者，並得令其終止該人體試驗。

第106條

違反第二十四條第二項規定者，處新臺幣三萬元以上五萬元以下罰鍰。如觸犯刑事責任者，應移送司法機關辦理。

毀損醫療機構或其他相類場所內關於保護生命之設備，致生危險於他人之生命、身體或健康者，處三年以下有期徒刑、拘役或新臺幣三十萬元以下罰金。

對於醫事人員或緊急醫療救護人員以強暴、脅迫、恐嚇或其他非法之方法，妨害其執行醫療或救護業務者，處三年以下有期徒刑，得併科新臺幣三十萬元以下罰金。

犯前項之罪，因而致醫事人員或緊急醫療救護人員於死者，處無期徒刑或七年以上有期徒刑；致重傷者，處三年以上十年以下有期徒刑。

第107條

違反第六十一條第二項、第六十二條第二項、第六十三條第一項、第六十四條第一項、第六十八條、第七十二條、第七十八條、第七十九條或第九十三條第二項規定者，除依第一百零二條、第一百零三條或第一百零五條規定處罰外，對其行為人亦處以各該條之罰鍰；其觸犯刑事法律者，並移送司法機關辦理。

前項行為人如為醫事人員，並依各該醫事專門職業法規規定懲處之。

第108條

醫療機構有下列情事之一者，處新臺幣五萬元以上五十萬元以下罰鍰，並得按其情節就違反規定之診療科別、服務項目或其全部或一部之門診、住院業務，處一個月以上一年以下停業處分或廢止其開業執照：

一、屬醫療業務管理之明顯疏失，致造成病患傷亡者。

二、明知與事實不符而記載病歷或出具診斷書、出生證明書、死亡證明書或死產證明書。

三、執行中央主管機關規定不得執行之醫療行為。

四、使用中央主管機關規定禁止使用之藥物。

五、容留違反醫師法第二十八條規定之人員執行醫療業務。

六、從事有傷風化或危害人體健康等不正當業務。

七、超收醫療費用或擅立收費項目收費經查屬實，而未依限將超收部分退還病人。

第109條

醫療機構受停業處分而不停業者，廢止其開業執照。

第110條

醫療機構受廢止開業執照處分者，其負責醫師於一年內不得在原址或其他處所申請設立醫療機構。

第111條

醫療機構受廢止開業執照處分，仍繼續開業者，中央主管機關得吊銷其負責醫師之醫師證書二年。

第112條

醫療法人違反第三十四條第五項、第三十七條第一項規定為保證人者，中央主管機關得處新臺幣十萬元以上五十萬元以下罰鍰，並得限期命其改善；逾期未改善者，得連續處罰之。其所為之保證，並由行為人自負保證責任。

醫療法人違反第三十七條第二項規定，除由中央主管機關得處董事長新臺幣十萬元以上五十萬元以下罰鍰外，醫療法人如有因而受損害時，行為人並應負賠償責任。

第113條

醫療法人違反第三十四條第二項、第三十五條第一項或第四十條之規定者，中央主管機關得處新臺幣一萬元以上十萬元以下罰鍰，並限期命其補正。逾期未補正者，並得連續處罰之。

醫療法人有應登記之事項而未登記者，中央主管機關得對應申請登記之義務人處新臺幣一萬元以上十萬元以下罰鍰，並限期命其補正。逾期未補正者，並得連續處罰之。

前項情形，應申請登記之義務人為數人時，應全體負連帶責任。

第114條

董事、監察人違反第四十九條第四項規定未報備者，中央主管機關得處該董事或監察人新臺幣五萬元以上二十萬元以下罰鍰。

醫療法人經許可設立後，未依其設立計畫書設立醫療機構，中央主管機關得限期命其改善；逾期未改善者，得廢止其許可。其設立計畫變更者，亦同。

第115條

本法所定之罰鍰，於私立醫療機構，處罰其負責醫師。

本法所定之罰鍰，於醫療法人設立之醫療機構，處罰醫療法人。

第一項前段規定，於依第一百零七條規定處罰之行為人為負責醫師者，不另為處罰。

第116條

本法所定之罰鍰、停業及廢止開業執照，除本法另有規定外，由直轄市、縣（市）主管機關處罰之。

第117條

依本法所處之罰鍰，經限期繳納，屆期未繳納者，依法移送強制執行。

第十章　附則

第118條

軍事機關所屬醫療機構及其附設民眾診療機構之設置及管理，依本法之規定。但所屬醫療機構涉及國防安全事務考量之部分，其管理依國防部之規定。

第119條

本法修正施行前已設立之醫療機構與本法規定不符者，應於本法修正施行之日起一年內辦理補正；屆期不補正者，由原許可機關廢止其許可。但有特殊情況不能於一年內完成補正，經申請中央主管機關核准者，得展延之。

第120條

本法修正施行前領有中央主管機關核發之國術損傷接骨技術員登記證者繼續有效，其管理辦法由中央主管機關定之。

第121條

中央主管機關辦理醫院評鑑，得收取評鑑費；直轄市、縣（市）主管機關依本法核發執照時，得收取執照費。

前項評鑑費及執照費之費額，由中央主管機關定之。

第122條

本法施行細則，由中央主管機關定之。

第123條

本法自公布日施行。

附錄四
醫療法施行細則

民國106年12月12日衛生福利部令增訂發布

第1條

本細則依醫療法（以下簡稱本法）第一百二十二條規定訂定之。

第2條

本法第八條第一項所稱新醫療技術，指醫療處置之安全性或效能，尚未經醫學證實或經證實而該處置在國內之施行能力尚待證實之醫療技術；所稱新藥品，指藥事法第七條所定之藥品；所稱新醫療器材，指以新原理、新結構、新材料或新材料組合所製造，其醫療之安全性或效能尚未經醫學證實之醫療器材。

第3條

本法第十四條所稱醫院之擴充，指醫院總樓地板面積之擴增或病床之增設。

前項所定病床，指急性一般病床、慢性一般病床、精神急性一般病床、精神慢性一般病床及其他經中央主管機關公告之病床。

第4條

醫院依本法第十四條規定，申請設立或擴充許可，應檢附設立或擴充計畫書及計畫摘要表。

前項設立或擴充計畫書，應載明下列事項：

一、醫院基本資料。

二、醫院設立或擴充宗旨、規劃發展方向及目標。

三、當地醫療資源概況及病人來源分析。

四、設立或擴充規模。

五、設立或擴充後三年內之醫療業務概況預估。

六、設立或擴充之財務規劃書。

七、醫院設立或擴充之硬體工程，並附全院各建物之位置圖及建築物平面圖（含各病房、診間及其他設施之配置圖）。

八、預定開業日期、病床開放期程。

九、擴充者，並應載明醫院之現況。

醫院之設立或擴充經許可後，其設立或擴充地點、病床數或總樓地板面積有變更者，應重新申請許可。

第5條

醫院依本法第十四條規定，申請設立或擴充許可，依下列規定辦理：

一、公立醫療機構、私立醫療機構或法人附設醫療機構：

（一）設立或擴充後之規模在九十九病床以下者，由所在地直轄市或縣（市）主管機關許可。

（二）設立或擴充後之規模在一百病床以上者，由所在地直轄市或縣（市）主管機關核轉中央主管機關許可。

二、醫療法人申請醫院之設立或擴充，由中央主管機關許可。

前項所稱設立或擴充後之規模，設分院者，其本院及分院之床數分別計算。

主管機關對於醫院之設立或擴充經審核許可者，應將許可內容通知主管建築機關。

第6條

本法第十五條所定醫療機構之開業，其申請人如下：

一、私立醫療機構，為負責醫師。

二、公立醫療機構，為代表人。

三、醫療法人設立之醫療機構或法人附設醫療機構，為法人。

第7條

醫療機構依本法第十五條規定申請開業，應填具申請書，並檢附下列文件：

一、建築物使用執照。

二、負責醫師之證明文件。

三、符合登記診療科別之醫師證明文件。

四、醫療機構平面簡圖。

五、配置之醫事人員及相關人員名冊。

六、設施、設備之項目。

七、其他中央主管機關規定應檢附之文件。

前項醫療機構為醫院者，並應檢附主管機關許可設立文件；為醫療法人設立者，並應檢附其法人登記證書。

直轄市或縣（市）主管機關對於開業申請之審查，應派員履勘，經審查合格者，發給開業執照。

第8條

本法第十五條所定登記事項如下：

一、醫療機構之名稱、地址及連絡電話。

二、負責醫師之姓名、住址及連絡電話。

三、醫院設立或擴充許可之床數、日期及文號。

四、開放使用床數，包括各類病床數及各病房之病床數。

五、診療科別及該登記科別之醫師姓名。

六、醫療機構之總樓地板面積。

七、設施、設備之項目。

八、其他依中央主管機關規定應登記之事項。

第9條

本法第十七條所定醫療機構名稱之使用、變更，依下列規定辦理：

一、醫院、診所名稱，應標明醫院或診所。但鄉（鎮、市、區）衛生所，其名稱得使用衛生所。

二、中醫醫院、診所名稱，應標明中醫醫院或中醫診所。

三、牙醫醫院、診所名稱，應標明牙醫醫院或牙醫診所。

四、專科醫師所設之醫院、診所，得標明其專科名稱。

五、醫療法人設立之醫療機構，應冠以其醫療法人名稱。

六、依本法第六條第一款及第二款設立者，應冠以其法人名稱，並加註附設字樣。

七、依本法第六條第三款設立者，應標明為醫務室，並冠以該事業單位、學校或機構名稱。

八、其他經中央主管機關核准使用之名稱。

第10條

本法第十七條醫療機構名稱之使用、變更，不得有下列情形之一：

一、單獨使用外文名稱。

二、使用在同一直轄市或縣（市）區域內，他人已使用、被撤銷、廢止開業執照未滿一年或受停業處分醫療機構之名稱。

三、使用疾病名稱。

四、使用有妨害公共秩序、善良風俗之名稱。

五、私立醫療機構使用易使人誤認與政府機關或公益團體有關之名稱。

六、其他經中央主管機關規定不得使用之名稱。

第11條

本法第二十二條第一項所定醫療費用之收據，應載明全民健康保險醫療費用申報點數清單所列項目中，申報全民健康保險及自費項目之明細；非屬醫療費用之收費，並應一併載明之。

前項申報全民健康保險項目，應區分自行負擔數及全民健康保險申請數。

本法第二十二條第二項所稱擅立收費項目收費，指收取未經依本法第二十一條規定核定之費用。

第12條

醫療機構歇業、停業，依本法第二十三條第一項規定報請備查時，應以書面並檢附開業執照及有關文件，送由原發給開業執照機關依下列規定辦理：

一、歇業：註銷其開業登記及開業執照。

二、停業：於其開業執照註明停業日期及理由後發還。

醫療機構受停業處分者，準用前項第二款規定辦理。

第13條

醫療機構依本法第二十三條第一項規定歇業或受撤銷、廢止開業執照處分者，應將其招牌拆除。

第14條

主管機關依本法第二十六條規定執行檢查及資料蒐集時，其檢查及資料蒐集人員，應出示有關執行職務之證明文件或顯示足資辨別之標誌。

第15條

中央主管機關依本法第二十八條規定辦理醫院評鑑，應訂定醫院評鑑基準及作業程序，並得邀請有關學者、專家為之。

第16條

中央主管機關依本法第二十八條規定辦理醫院評鑑，應將評鑑結果，以書面通知申請評鑑醫院，並將評鑑合格之醫院名單與其合格有效期間及類別等有關事項，以公告方式公開之。

前項公告，應載明醫院在評鑑合格有效期間內，有違反法令或不符醫院評鑑基準情形，經主管機關令其限期改善屆期未改善或其違反情節重大者，中央主管機關得調降其評鑑合格類別或註銷其評鑑合格資格。

第17條

直轄市或縣（市）主管機關依本法第二十八條規定辦理醫院、診所業務督導考核，應訂定計畫實施，每年至少辦理一次。

第18條

公立醫院辦理本法第二十九條第二項規定事項，應按年訂定具體計畫實施。

第19條

私立醫療機構依本法第三十八條第三項規定不課徵土地增值稅者，應檢附
下列文件，送主管稽徵機關辦理：

一、原醫療機構開業執照影本。

二、中央主管機關許可改設醫療法人許可函影本。

三、醫療機構所在地主管機關出具原供醫療機構使用土地之證明文件。

四、移轉後續作醫療使用承諾書。

第20條

本法第三十九條第一項所稱醫療法人得與其他同質性醫療法人合併，指醫療財團法人間或醫療社團法人間之合併。

第21條

醫療財團法人之合併，依本法第三十九條第一項規定申請中央主管機關許可時，應檢附下列文件：

一、合併契約書。

二、合併計畫書。

三、合併前各醫療財團法人之捐助章程。

四、合併前各醫療財團法人之財產目錄及財務報表。

五、合併前各醫療財團法人董事會通過合併之會議紀錄。

六、合併後存續或另立醫療財團法人之捐助章程。

七、合併後存續或另立醫療財團法人之財務報表。

八、合併後存續或另立醫療財團法人二年內之業務計畫、預算書及所需營運資金。

前項第七款之財務報表，應經會計師查核簽證。

第22條

醫療財團法人經中央主管機關許可合併者，合併後之醫療財團法人向該管地方法院辦理法人登記前，應檢附下列文件，依本法第四十二條第二項或第四十四條第二項、第三項規定報請中央主管機關核定：

一、中央主管機關之許可函。

二、本法第三十三條第二項所定之章則。

三、董事會成立會議紀錄。

四、法人及董事印鑑。

五、董事名冊、願任董事同意書及其身分證明文件。

第23條

醫療社團法人之合併，依本法第三十九條第一項規定申請中央主管機關許可時，應檢附下列文件：

一、合併契約書。

二、合併計畫書。

三、合併前各醫療社團法人之組織章程。

四、合併前各醫療社團法人之財產目錄及財務報表。

五、合併前各醫療社團法人社員總會通過合併之會議紀錄。

六、合併後存續或另立醫療社團法人之組織章程。

七、合併後存續或另立醫療社團法人之財務報表、社員名冊與其出資額及持分比例。

八、合併後存續或另立醫療社團法人二年內之業務計畫、預算書及所需營運資金。

前項第七款之財務報表及社員出資額，應經會計師查核簽證。

第24條

醫療社團法人經中央主管機關許可合併者，合併後之醫療社團法人應檢附下列文件，依本法第四十七條第二項或第五十一條第一項、第二項規定報請中央主管機關登記，發給法人登記證書：

一、中央主管機關之許可函。

二、本法第三十三條第二項所定之章則。

三、董事會成立會議紀錄。

四、法人及董事印鑑。

五、董事名冊、願任董事同意書及其身分證明文件。

第25條

醫療財團法人之設立，依本法第四十二條第一項規定申請中央主管機關許可時，應檢附下列文件：

一、捐助章程。

二、設立計畫書。

三、捐助人名冊與其所捐財產，及法人獲准登記成立時，即將所捐財產移轉為法人所有之承諾書或其他文件。

四、財產清冊及其證明文件，包括金融機構之存款憑證或其他足資證明之文件，土地、房屋或其他不動產之所有權證明文件。

五、達本法第三十二條所定必要財產條件之文件。

六、設立後二年內之業務計畫預算書及所需營運資金。

第26條

本法第四十二條第一項所定捐助章程，應載明下列事項：

一、設立目的。

二、醫療財團法人之名稱及地址。

三、依本法第三十一條規定設立之醫療機構或附設其他機構之名稱及地址。

四、捐助財產。

五、關於董事之名額、任期等事項。

六、設有監察人者，關於監察人之名額、任期等事項。

七、關於管理方法事項。

八、章程訂立日期。

第27條

醫療財團法人依本法第四十二條第二項規定報請中央主管機關核定時，應檢附下列文件一式三份：

一、中央主管機關之許可函。

二、本法第三十三條第二項所定之章則。

三、董事會成立會議紀錄。

四、法人及董事印鑑。

五、董事名冊、願任董事同意書及其身分證明文件。

第28條

醫療財團法人捐助章程之變更，應檢附下列文件一式三份，依本法第四十四條第一項規定報請中央主管機關許可：

一、章程變更對照表。

二、董事會會議決議通過之會議紀錄。

第29條

醫療財團法人改選或補選董事長或董事者，應自改選或補選之日起三十日內，檢附下列文件一式三份，依本法第四十四條第二項規定報請中央主管機關許可：

一、董事會決議通過改選或補選之會議紀錄。但董事長或董事之改選係由中央主管機關依本法第四十五條第一項規定選任者，得免檢附。

二、法人及董事印鑑。

三、董事名冊、願任董事同意書及其身分證明文件。

第30條

本法第四十四條第二項所稱財產，指設立基金及固定資產。

醫療財團法人之財產或其他應登記事項如有變更，應於發生之日起三十日內，檢附有關文件，報請中央主管機關許可。

第30-1條

本法第四十六條及第五十三條所定醫療救濟、社區醫療服務及其他社會服務事項之範圍如下：

一、貧困家庭、弱勢家庭、無依或路倒病人所需醫療費用，及其因病情所需之交通、輔具、照護、康復、喪葬或其他特殊需要之相關費用。

二、輔導病人或家屬團體之相關費用。

三、辦理社區醫療保健、健康促進及社區回饋等醫療服務之相關費用。

四、便民社會服務之相關費用。

五、配合政府政策辦理國際醫療援助之相關費用。

醫療法人應於所設立醫療機構之適當處所及相關資訊通路公開前項費用之支用範圍及申請補助作業規定等事項。

第一項各款費用之合計數，不得超過當年度提撥數之百分之四十。

第31條

醫療社團法人之設立，依本法第四十七條第一項規定申請中央主管機關許可時，應檢附下列文件：

一、組織章程。
二、設立計畫書。
三、發起人會議紀錄。
四、社員名冊與其出資額及持分比例。
五、達本法第三十二條所定必要財產條件之文件。
六、設立後二年內之業務計畫預算書及所需營運資金。
私立醫療機構改設醫療社團法人，依本法第四十七條第一項規定申請中央主管機關許可時，應檢附下列文件：
一、前項第一款、第三款及第四款所定文件。
二、現況說明書，包括設立宗旨、設置地點、設置科別、各類病床之許可床數與已開放使用床數、基地面積、各樓層配置與樓地板面積、總樓地板面積、醫療機構組織架構、人員配置現況及前三年之醫療業務概況等事項。
三、原使用財產移轉為法人財產之報表。
第32條
本法第四十七條第一項所定組織章程，應載明下列事項：
一、設立宗旨或目的。
二、醫療社團法人之名稱及地址。
三、依本法第三十一條規定設立之醫療機構或附設其他機構之名稱及地址。
四、資本額。
五、訂有社員持分權益者，其持分、表決權及轉讓之處理事項。
六、盈餘及虧損分派社員之比例或標準。
七、關於社員總會召集之條件、程序與決議證明方法及社員資格之取得、喪失。
八、關於董事、監察人之名額、任期等事項；董事、監察人有報酬者，其報酬。
九、定有解散事由者，其事由。
十、訂立章程日期。
第33條
醫療社團法人依本法第四十七條第二項規定報請中央主管機關登記，發給法人登記證書時，應檢附下列文件：
一、本法第三十三條第二項所定之章則。
二、社員總會成立會議紀錄。
三、董事會成立會議紀錄。
四、法人印鑑。
五、董事、監察人名冊、願任董事同意書、監察人同意書及其身分證明文件。
第34條
醫療社團法人申請設立或變更登記之資本額，應經會計師查核簽證。

第35條

本法第四十八條第四款所稱財產種類，指固定資產；第六款所稱財產總額，指資本額。

第36條

醫療社團法人應在法人處所備置社員名冊，記載下列事項：

一、社員出資額、持分比例及其持分單號數。

二、社員姓名及其住所或居所。

三、繳納出資額之年、月、日。

第37條

醫療社團法人設立登記後，應發給持分單，編號並記載下列事項：

一、法人名稱。

二、設立登記之年、月、日。

三、社員姓名與其出資額及持分比例。

四、發給持分單之年、月、日。

前項持分單，應由全體董事及監察人簽名或蓋章。

第38條

醫療社團法人組織章程之變更，應檢附下列文件，依本法第五十一條第一項規定報請中央主管機關許可：

一、章程變更對照表。

二、社員總會會議決議通過之會議紀錄。

第39條

本法第五十一條第二項所稱財產，指固定資產。

醫療社團法人之資本額、社員及其出資額如有變更，應於發生之日起三十日內，檢附有關文件，報請中央主管機關辦理變更登記。

第40條

醫療社團法人解散，應檢附下列文件，依本法第五十四條第二項規定報請中央主管機關備查或許可：

一、解散之事由及其相關文件。

二、社員總會通過解散之會議紀錄。

三、財產清冊及資產負債表

四、剩餘財產之處理。

第41條

醫院依本法第五十九條規定，於診療時間外照顧住院及急診病人，應指派醫師於病房及急診部門值班；設有加護病房、透析治療床或手術恢復室者，於有收治病人時，應另指派醫師值班。

第42條

醫院依本法第六十二條第一項所定醫療品質管理制度，至少應包括下列事項：

一、醫療品質管理計畫之規劃、執行及評估。

二、醫療品質教育訓練。

三、院內感染管制制度。

四、設有醫事檢驗及血庫作業部門者，其作業品質管制制度。

五、病人安全制度。

六、人員設施依醫療機構設置標準規定，實施自主查核制度。

第43條

醫院建立前條第三款所定院內感染管制制度，應依下列規定辦理：

一、按月製作調查報表。

二、指派醫師負責院內感染管制制度之實施。

三、指派曾受感染管制訓練之護理人員，負責執行感染管制例行工作；其人員配置依醫療機構設置標準規定辦理。

第44條

醫院建立第四十二條第四款所定醫事檢驗及血庫作業品質管制制度，應訂定計畫，實施作業品質管制措施，定期檢討評估，並應製作紀錄，妥善保存。

第45條

醫院建立第四十二條第五款所定病人安全制度，應依下列規定辦理：

一、推動實施病人安全作業指引及標準作業基準。

二、推行病人安全教育訓練。

三、建立院內病人安全通報及學習制度。

四、建立醫院危機管理機制。

第46條

醫院依第四十二條第六款規定實施自主查核，其查核事項應包括第八條所定事項，並應按季辦理，作成查核紀錄，以備所在地直轄市或縣（市）主管機關查核。

第47條

醫療機構之醫事人員執業時，應配戴身分識別證明。

第48條

本法第六十五條所稱組織檢體，指作成細胞抹片或切片之檢體。

醫療機構依本法第六十五條規定將手術切取之器官及前項切片檢體送請病理檢查，應由解剖病理專科醫師作成報告。

醫療機構於採取組織檢體或手術切取器官前，得請病人或其法定代理人、配偶、親屬或關係人填具聯絡方式，以利告知其檢查結果。

第49條

醫院、診所對於疾病之診斷，應依國際疾病傷害及死因分類之規定。

醫院之病歷，應依前項分類規定，製作各項索引及統計分析。

第49-1條

本法第七十一條所稱必要時提供中文病歷摘要，指病人要求提供病歷摘要時，除另有表示者外，應提供中文病歷摘要。

第50條

醫院、診所依本法第七十三條第一項規定辦理轉診業務，應置適當人員，並對轉診病人作必要之處置。

醫院、診所辦理前項轉診業務，應每月統計，並作成紀錄，以備主管機關之查核；醫院、診所接受病人轉診者，亦同。

第51條

醫院、診所於接受轉診病人後，應於三日內將處理情形及建議事項，通知原診治之醫院、診所。

前項轉診病人接受住院診治者，醫院應於其出院後二星期內，將病歷摘要，送原診治之醫院、診所。

第52條

本法第七十三條第二項及第七十四條所定轉診病歷摘要、病歷摘要，應載明下列事項：

一、病人之個人基本資料。

二、主訴。

三、病史。

四、理學檢查、實驗室檢查、放射線檢查或超音波檢查之主要發現。

五、診斷。

六、治療經過，包括最近用藥或服用中之藥物與過去手術名稱及日期等。

七、注意事項、出院後醫囑或建議事項。

八、轉診病歷摘要並應載明轉診目的及建議轉診院所科別。

醫院、診所開具前項轉診病歷摘要及病歷摘要時，應作成複製本併同病歷保存；收受轉診病歷摘要及病歷摘要時，應將其併同病歷保存。

第53條

醫院、診所對其診治之病人死亡者，應掣給死亡證明書。

醫院、診所對於就診或轉診途中死亡者，應參考原診治醫院、診所之病歷記載內容，於檢驗屍體後，掣給死亡證明書。

病人非前二項之情形死亡，無法取得死亡證明書者，由所在地衛生所或所在地直轄市或縣（市）主管機關指定之醫療機構檢驗屍體，掣給死亡證明書。

衛生所或所在地直轄市或縣（市）主管機關指定之醫療機構依前項規定檢驗屍體，得商洽原診治之醫院、診所，提供病歷摘要或診斷書參考，原診治之醫院、診所不得拒絕。

第54條（刪除）

第55條（刪除）

第55-1條

中央主管機關依本法第七十八條規定，就新藥品人體試驗計畫之核准，必要時，得委任所屬機關或委託其他機構、法人辦理。

第56條（刪除）

第57條（刪除）

第58條

本法第八十五條第一項第二款所定學歷，指在公立或立案之私立大學、獨立學院或符合教育部採認規定之國外大學、獨立學院醫學、中醫學、牙醫學或其他醫事相關系、科、所畢業，領有畢業證書之學歷；所定經歷，指在醫事機構或醫事校院、團體服務、進修，持有證明文件之經歷。

第59條

本法第八十五條第一項第四款所定醫療廣告之診療科別，以經主管機關核准登記服務醫師之專科別為限。

第60條

醫療機構依本法第八十五條第二項規定利用廣播、電視所為之醫療廣告，應填具申請書，檢同有關文件，向直轄市或縣（市）主管機關申請，經審查核准後，始得依廣播電視法及有關規定辦理。

第60-1條

本法第九十三條第二項所稱投資金額逾一定門檻，指醫療法人設立醫療機構投入之資金，除維持營運所必要之財產外，應足以購置危險性醫療儀器。

第61條

中央主管機關會商中央教育主管機關依本法第九十五條第一項規定辦理教學醫院評鑑，應訂定教學醫院評鑑基準及作業程序，並得邀請有關學者、專家為之。

第62條

中央主管機關依本法第九十五條第二項規定辦理教學醫院評鑑，應將評鑑合格教學醫院名單與其合格有效期間及類別等有關事項，以公告方式公開之。

前項公告，應載明教學醫院在其評鑑合格有效期間內，有違反法令或不符教學醫院評鑑基準情形，經主管機關令其限期改善屆期未改善或其違反情節重大者，中央主管機關得調降其教學醫院評鑑合格類別或註銷其教學醫院資格。

第63條

教學醫院辦理本法第九十六條規定事項，應將訓練計畫及受訓、見習、實習人員之名冊，分別報請中央主管機關及中央教育主管機關備查。

第64條

教學醫院依本法第九十七條規定，辦理研究發展及人才培訓，應訂定具體計畫實施。

第65條

私立醫療機構負責醫師經依醫師法規定受廢止或撤銷執業執照處分時，主管機關應同時廢止或撤銷其開業執照。

第66條

本細則自發布日施行。

附錄五

護理人員法

民國109年1月15日總統令修正公布

第一章　總則

第1條

中華民國人民經護理人員考試及格，並依本法領有護理人員證書者，得充護理人員。

前項考試得以檢覈行之；其檢覈辦法，由考試院會同行政院定之。

第2條

本法所稱護理人員，指護理師及護士。

第3條

經護理人員考試及格者，得請領護理人員證書。

第4條

請領護理人員證書，應具申請書及資格證明文件，送請中央主管機關審核後發給之。

第5條

本法所稱主管機關：在中央為衛生福利部；在直轄市為直轄市政府；在縣（市）為縣（市）政府。

第6條

有下列情形之一者，不得充護理人員；其已充護理人員者，撤銷或廢止其護理人員證書：

一、曾犯肅清煙毒條例或麻醉藥品管理條例之罪，經判刑確定。

二、曾犯毒品危害防制條例之罪，經判刑確定。

三、依本法受廢止護理人員證書處分。

第7條

非領有護理師或護士證書者，不得使用護理師或護士名稱。

非領有專科護理師證書者，不得使用專科護理師名稱。

第7-1條

護理師經完成專科護理師訓練，並經中央主管機關甄審合格者，得請領專科護理師證書。

前項專科護理師之甄審，中央主管機關得委託各相關專科護理學會辦理初審工作。領有護理師證書並完成相關專科護理師訓練者，均得參加各該專科護理師之甄審。

專科護理師之分科及甄審辦法，由中央主管機關定之。

第二章　執業

第8條

護理人員應向執業所在地直轄市、縣（市）主管機關申請執業登記，領有執業執照，始得執業。

護理人員執業，應每六年接受一定時數繼續教育，始得辦理執業執照更新。但有特殊理由，未能於執業執照有效期限屆至前申請更新，經檢具書面理由及證明文件，向原發執業執照機關申請延期更新並經核准者，得於有效期限屆至之日起六個月內，補行申請。

第一項申請執業登記之資格、條件、應檢附文件、執業執照發給、換發、補發、更新與前項繼續教育之課程內容、積分、實施方式、完成繼續教育之認定及其他應遵行事項之辦法，由中央主管機關定之。

第9條

有下列情形之一者，不得發給執業執照；已領者，撤銷或廢止之：

一、經撤銷或廢止護理人員證書。

二、經廢止護理人員執業執照未滿一年。

三、有客觀事實認不能執行業務，經直轄市、縣（市）主管機關邀請相關專科醫師、護理人員及學者專家組成小組認定。

前項第三款原因消失後，仍得依本法規定申請執業執照。

第10條

護理人員非加入所在地護理人員公會，不得執業。

護理人員公會不得拒絕具有會員資格者入會。

第11條

護理人員停業或歇業時，應自事實發生之日起三十日內，報請原發執業執照機關備查。

前項停業之期間，以一年為限；逾一年者，應辦理歇業。

護理人員變更執業處所或復業者，準用關於執業之規定。

護理人員死亡者，由原發執業執照機關註銷其執業執照。

第12條

護理人員執業，應在所在地主管機關核准登記之醫療機構、護理機構或其他經中央主管機關認可之機構為之。但急救、執業機構間之支援或經事先報准者，不在此限。

第13條

護理人員執業，其登記執業之處所，以一處為限。

第三章　護理機構之設置及管理

第14條

為減少醫療資源浪費，因應連續性醫療照護之需求，並發揮護理人員之執業功能，得設置護理機構。

第15條（刪除）

第16條

護理機構之設置或擴充，應先經主管機關許可；其申請人之資格、審查程序與基準、撤銷、廢止及其他應遵行事項之辦法，由中央主管機關定之。

護理機構之分類及設置標準，由中央主管機關定之。

第17條

護理機構之開業，應依左列規定，向所在地直轄市或縣（市）主管機關申請核准登記，發給開業執照：

一、公立護理機構：由其代表人為申請人。

二、財團法人護理機構：由該法人為申請人。

三、私立護理機構：由個人設置者，以資深護理人員為申請人；由其他法人依有關法律規定附設者，以該法人為申請人。

第18條

護理機構名稱之使用或變更，應以主管機關核准者為限。

非護理機構不得使用護理機構或類似護理機構之名稱。

第18-1條

護理機構廣告，其內容以左列事項為限：

一、護理機構之名稱、開業執照字號、地址、電話及交通路線。

二、負責護理人員之姓名、性別、學歷、經歷、護理人員證書及執業執照字號。

三、業務項目及執業時間。

四、開業、歇業、停業、復業、遷移及其年、月、日。

五、其他經中央主管機關公告容許事項。

非護理機構，不得為護理業務之廣告。

第18-2條

護理機構不得使用下列名稱：

一、在同一直轄市或縣（市）區域內，他人已登記使用之護理機構名稱。

二、在同一直轄市或縣（市）區域內，與被廢止開業執照未滿一年或受停業處分之護理機構相同或類似之名稱。

三、易使人誤認其與政府機關、公益團體有關或有妨害公共秩序或善良風俗之名稱。

第19條

護理機構應置負責資深護理人員一人，對其機構護理業務，負督導責任，其資格條件由中央主管機關定之。

私立護理機構由前項資深護理人員設置者，以其申請人為負責人。

第19-1條

護理機構負責護理人員因故不能執行業務，應指定合於負責人資格者代理之。代理期間超過一個月者，應報請原發開業執照機關備查。

前項代理期間，最長不得逾一年。

第20條

護理機構應與鄰近醫院訂定轉介關係之契約。

前項醫院以經主管機關依法評鑑合格者為限。

第一項契約終止、解除或內容有變更時，應另訂新約，並於契約終止、解除或內容變更之日起十五日內，檢具新約，向原發開業執照機關報備。

第21條

護理機構之收費標準，由直轄市、縣（市）主管機關核定之。但公立護理機構之收費標準，由該管主管機關分別核定。

護理機構不得違反收費標準，超額收費。

第22條

護理機構停業、歇業或其登記事項變更時，應於事實發生之日起三十日內，報請原發開業執照機關備查。

護理機構遷移或復業者，準用關於設立之規定。

第23條

護理機構應依法令規定或依主管機關之通知，提出報告，並接受主管機關對其人員配置、設備、收費、作業、衛生、安全、紀錄等之檢查及資料蒐集。

第23-1條

中央主管機關應辦理護理機構評鑑。直轄市、縣（市）主管機關對轄區內護理機構業務，應定期實施督導考核。

護理機構對前項評鑑及督導考核，不得規避、妨礙或拒絕。

第一項之評鑑、督導考核，必要時，得委託相關機構或團體辦理。

第23-2條

中央主管機關辦理護理機構評鑑，應將各機構評鑑之結果、有效期間及類別等事項公告之。

護理機構於評鑑合格有效期間內，違反本法或依本法所發布之命令，經主管機關令其限期改善，屆期未改善或其違反情節重大者，中央主管機關得調降其評鑑合格類別或廢止其評鑑合格資格。

護理機構評鑑之標準，包括對象、項目、評等、方式等，與評鑑結果之撤銷、廢止及其他應遵行事項之辦法，由中央主管機關定之。

第四章　業務與責任

第24條

護理人員之業務如下：

一、健康問題之護理評估。

二、預防保健之護理措施。

三、護理指導及諮詢。

四、醫療輔助行為。

前項第四款醫療輔助行為應在醫師之指示下行之。

專科護理師及依第七條之一接受專科護理師訓練期間之護理師，除得執行第一項業務外，並得於醫師監督下執行醫療業務。

前項所定於醫師監督下得執行醫療業務之辦法，由中央主管機關定之。

第25條

護理人員執行業務時，應製作紀錄。

前項紀錄應由該護理人員執業之機構依醫療法第七十條辦理。

第26條

護理人員執行業務時，遇有病人危急，應立即聯絡醫師。但必要時，得先行給予緊急救護處理。

第27條

護理人員受有關機關詢問時，不得為虛偽之陳述或報告。

第28條

除依前條規定外，護理人員或護理機構及其人員對於因業務而知悉或持有他人秘密，非依法、或經當事人或其法定代理人之書面同意者，不得洩漏。

第五章 懲處

第29條

護理機構有下列情形之一者，處新臺幣二萬元以上十萬元以下罰鍰；其情節重大者，並得廢止其開業執照：

一、容留未具護理人員資格者擅自執行護理業務。

二、從事有傷風化或危害人體健康等不正當業務。

三、超收費用經查屬實，而未依限將超收部分退還。

四、受停業處分而不停業。

第30條

護理人員受停業處分仍執行業務者，廢止其執業執照；受廢止執業執照處分仍執行業務者，廢止其護理人員證書。

第30-1條

護理人員將證照租借予不具護理人員資格者使用，廢止其護理人員證書；租借予前述以外之人使用者，處新臺幣二萬元以上十萬元以下罰鍰，得併處一個月以上一年以下之停業處分或廢止其執業執照。

前項情形涉及刑事責任者，並應移送該管檢察機關依法辦理。

第31條

護理機構受廢止開業執照處分，仍繼續開業者，得由中央主管機關吊扣其負責護理人員證書二年。

第31-1條

違反依第十六條第二項所定設置標準者，應令其限期改善；屆期未改善者，處新臺幣六萬元以上三十萬元以下罰鍰，並再令其限期改善；屆期仍未改善者，得處一個月以上一年以下停業處分；停業期滿仍未改善者，得廢止其設置許可。

第31-2條

護理機構依第二十三條之一第一項規定接受評鑑，經評鑑不合格者，除違反依第十六條第二項所定設置標準，依前條規定處罰外，應令其限期改善；屆期未改善者，其屬收住式護理機構，處新臺幣六萬元以上三十萬元以下罰鍰，其他護理機構，處新臺幣六千元以上三萬元以下罰鍰，並得按次處罰；情節重大者，得處一個月以上一年以下停業處分，停業期滿仍未改善者，得廢止其設置許可。

第32條

違反第十六條第一項、第十七條、第十八條第一項、第十八條之一第一項、第二十條第三項、第二十二條或第二十三條規定者，處新臺幣一萬五千元以上十五萬元以下罰鍰，並得限期令其改善；屆期未改善或情節重大者，處一個月以上一年以下之停業處分或廢止其開業執照。

第33條

違反第八條第一項、第二項、第十條第一項、第十二條、第十九條之一第一項、第二十三條之一第二項或第二十五條至第二十八條規定者，處新臺幣六千元以上三萬元以下罰鍰，並令其限期改善；屆期未改善者，處一個月以上一年以下之停業處分。

護理人員公會違反第十條第二項規定者，由人民團體主管機關處新臺幣一萬元以上五萬元以下罰鍰。

第34條

護理機構受廢止開業執照處分者，其負責護理人員於一年內不得申請設置護理機構。

第35條

護理人員於業務上有違法或不正當行為者，處一個月以上一年以下之停業處分；其情節重大者，得廢止其執業執照；其涉及刑事責任者，並應移送該管檢察機關依法辦理。

第36條

違反第十八條第二項或第二十一條第二項規定者，處新臺幣一萬五千元以上十五萬元以下罰鍰。

違反第二十一條第二項規定者，並應限期退還超額收費。

第37條

未取得護理人員資格，執行護理人員業務者，本人及其雇主各處新臺幣一萬五千元以上十五萬元以下罰鍰。但在護理人員指導下實習之高級護理職業以上學校之學生或畢業生，不在此限。

第38條

違反第七條或第十八條之一第二項規定者，處新臺幣一萬元以上六萬元以下罰鍰，並令限期改善；屆期未改善者，按次連續處罰。

第39條

違反第十一條第一項規定者，處新臺幣三千元以上三萬元以下罰鍰。

第40條

護理人員受廢止執業執照之處分時，應自事實發生之日起三日內將執照繳銷；其受停業之處分者，應將執照送由主管機關將停業理由及期限記載於該執照背面，仍交由本人收執，期滿後方准復業。

第41條

本法所定之罰鍰、停業、撤銷或廢止執業執照、開業執照，除本法另有規定外，由直轄市、縣（市）主管機關處罰之；撤銷、廢止或吊扣護理人員證書，由中央主管機關處罰之。

第42條（刪除）

第六章　公會

第43條

護理人員公會分直轄市及縣（市）公會，並得設護理人員公會全國聯合會。

第44條

護理人員公會之區域，依現有之行政區域，在同一區域內，同級之公會以一個為限。但於行政區域調整變更前已成立者，不在此限。

第45條

直轄市及縣（市）護理人員公會，由該轄區域內護理人員九人以上發起組織之；未滿九人者，得加入鄰近區域之公會或共同組織之。

第46條（刪除）

第47條

護理人員公會全國聯合會應由三分之一以上之直轄市、縣（市）護理人員公會完成組織後，始得發起組織。

前項護理人員公會聯合會成立後，本法第四十五條之直轄市及縣（市）護理人員公會應加入之。

第48條

各級護理人員公會，由人民團體主管機關主管。但其目的事業，應受主管機關之指導、監督。

第49條

各級護理人員公會置理事、監事，均於召開會員（會員代表）大會時，由會員（會員代表）選舉之，並分別成立理事會、監事會，其名額如下：

一、直轄市、縣（市）護理人員公會之理事，不得超過二十七人。

二、護理人員公會全國聯合會之理事，不得超過三十五人。

三、各級護理人員公會之理事名額，不得超過全體會員（會員代表）人數二分之一。

四、各級護理人員公會之監事名額，不得超過各該公會理事名額三分之一。

各級護理人員公會得置候補理事、候補監事；其名額不得超過各該公會理事、監事名額三分之一。

理事、監事名額在三人以上者，得分別互選常務理事、常務監事，其名額不得超過理事或監事總額三分之一，並應由理事就常務理事中選舉一人為理事長；其不置常務理事者，就理事中互選之。常務監事在三人以上者，應互選一人為監事會召集人。

第50條

理、監事任期均為三年，連選連任者不得超過二分之一；理事長之連任，以一次為限。

第50-1條

上級護理人員公會理事、監事之當選，不限於下級護理人員公會選派參加之會員代表。

下級護理人員公會選派參加上級護理人員公會之會員代表，不限於該下級護理人員公會之理事、監事。

第51條

護理人員公會每年召開會員（會員代表）大會一次，必要時得召開臨時大會。護理人員公會會員人數超過三百人時，得依章程之規定，就會員分布狀況劃定區域，按其會員人數比率選定代表，召開會員代表大會，行使會員大會之職權。

第52條

護理人員公會應訂立章程，造具會員名冊及選任職員簡歷名冊，送請所在地人民團體主管機關立案，並分送中央及所在地主管機關備查。

第53條

各級護理人員公會之章程，應載明下列事項：

一、名稱、區域及會所所在地。

二、宗旨、組織、任務或事業。

三、會員之入會及出會。

四、會員應納之會費及繳納期限。

五、會員代表之產生及其任期。

六、理事、監事名額、權限、任期及其選任、解任。

七、會員（會員代表）大會及理事會、監事會會議之規定。

八、會員應遵守之公約。

九、經費及會計。

十、章程之修改。

十一、其他依法令規定應載明或處理會務之必要事項。

第54條

護理人員公會違反法令或章程者，人民團體主管機關得為下列之處分：

一、警告。

二、撤銷其決議。

三、撤免其理事、監事。

四、限期整理。

前項第一款、第二款處分，亦得由主管機關為之。

第54-1條

直轄市、縣（市）護理人員公會對護理人員公會全國聯合會之章程及決議，有遵守義務。

第55條

護理人員公會之會員有違反法令或章程之行為者，公會得依章程、理事會、監事會或會員（會員代表）大會之決議處分。

第55-1條

中央或直轄市、縣（市）主管機關依本法核發證書或執照時，得收取證書費或執照費；其費額，由中央主管機關定之。

第55-2條

本法中華民國九十六年一月九日修正之條文施行前已立案之護理人員公會全國聯合會，應自本法修正施行之日起四年內，依本法規定完成改組；已立案之省護理人員公會，應併辦理解散。

第55-3條

外國人得依中華民國法律，應護理人員考試。

前項考試及格，領有護理人員證書之外國人，在中華民國執行護理業務，應經中央主管機關許可，並應遵守中華民國關於護理與醫療之相關法令及護理人員公會章程；其執業之許可及管理辦法，由中央主管機關定之。

違反前項規定者，除依法處罰外，中央主管機關並得廢止其許可。

第七章　附則

第56條

本法施行細則，由中央主管機關定之。

第57條

本法自公布日施行。

附錄六
護理人員法施行細則

民國105年11月3日衛生福利部令修正發布

第1條

本細則依護理人員法（以下簡稱本法）第五十六條規定訂定之。

第2條

依本法第四條規定請領護理人員證書者，應填具申請書，檢附考試院頒發之護理人員考試及格證書，並繳納證書費，送請中央主管機關核發。

第3條

護理人員證書滅失或遺失者，應填具申請書，並繳納證書費，向中央主管機關申請補發。

護理人員證書損壞者，應填具申請書，並繳納證書費，連同原證書，向中央主管機關申請換發。

第4條

護理人員停業、歇業，依本法第十一條第一項規定報請備查時，應填具申請書，並檢附執業執照及有關文件，送由原發給執業執照機關依下列規定辦理：

一、停業：登記其停業日期及理由後，發還其執業執照。

二、歇業：註銷其執業登記及執業執照。

第5條

依本法第十六條第一項規定，申請許可設置或擴充護理機構，應檢具下列文件：

一、設置或擴充計畫書，包括申請人、護理機構名稱、建築地址、設置類別、設立床數、基地面積、建築面積、人員配置、設立進度、經費概算、擬定開業日期及其他依護理機構分類及設置標準規定應記載事項。

二、位置圖。

三、護理機構配置簡圖。

四、由其他法人依有關法律規定附設者，應檢附各該法人主管機關同意函件。

護理機構之設置或擴充經許可後，其申請人、設置或擴充地點、床數有變更者，應重新申請許可。

第6條

依本法第十六條第一項規定申請許可設置或擴充護理機構，依下列規定辦理：

一、公立護理機構或私立護理機構：

（一）設置或擴充後之規模在九十九床以下者，由所在地直轄市或縣（市）主管機關許可。

（二）設置或擴充後之規模在一百床以上，或由醫療法人依醫療法規定附設者，由所在地直轄市或縣（市）主管機關核轉中央主管機關許可。

二、財團法人護理機構：由所在地直轄市或縣（市）主管機關核轉中央主管機關許可。

第7條

護理機構依本法第十七條規定申請開業，應填具申請書，檢附下列書件，並繳納開業執照費，向所在地直轄市或縣（市）主管機關申請：

一、護理機構平面簡圖，並以平方公尺註明樓層、各隔間面積、用途說明及總面積。

二、主管機關許可設置或擴充文件。

三、建築物合法使用證明文件。

四、負責護理人員之證明文件。

五、配置之醫事人員及相關人員名冊。

六、設施、設備之項目。

七、依本法第二十條規定與醫院所訂定之契約。

八、其他依規定應檢具之文件。

直轄市或縣（市）主管機關對於前項之申請，經派員履勘後，核與規定相符者，發給開業執照。

申請於原住民族地區設立居家護理機構，經直轄市、縣（市）主管機關認定確無危險之虞者，於取得第一項第三款所定文件前，得以經開業之建築師、執業之土木工程科技師或結構工程科技師出具之結構安全鑑定證明文件，及經直轄市、縣（市）消防主管機關查驗合格之簡易消防安全設備配置平面圖替代之；並應每年報直轄市、縣（市）主管機關備查，直轄市、縣（市）主管機關於許可後應持續輔導及管理。

前項原住民族地區之適用範圍，由中央原住民族主管機關公告之。

第8條

本法第十七條所定護理機構核准登記事項如下：

一、名稱、地址及開業執照字號。

二、申請人之姓名、國民身分證統一編號、出生年月日、住址；申請人為法人者，其名稱、事務所所在地及其代表人姓名。

三、負責護理人員之姓名、國民身分證統一編號、出生年月日、證書字號及住址。

四、依本法第十六條規定申請審核許可之床數、日期及字號。

五、依本法第二十條規定訂定契約醫院之名稱、地址及開業執照字號。

六、業務項目。

七、其他依規定應行登記事項。

第9條

本法第十八條所定護理機構名稱之使用或變更，依下列規定辦理：

一、護理機構，應依護理機構之分類標明其名稱。

二、醫療機構附設之護理機構，應冠以醫療機構名稱，並加註附設字樣。

三、財團法人護理機構，應冠以財團法人字樣。

四、依本法第十七條第三款由其他法人依有關法律規定附設者，應冠以其法人名稱，並加註附設字樣。

五、其他經中央主管機關核准使用之名稱。

第10條

護理機構開業執照滅失或遺失者，應填具申請書，並繳納開業執照費，向原發給開業執照機關申請補發。

開業執照損壞者，應填具申請書，並繳納開業執照費，連同原開業執照，向原發給開業執照機關申請換發。

第11條

本法第十九條第一項所定護理機構負責資深護理人員之資格條件，應具備從事臨床護理工作年資七年以上，或以護理師資格登記執業從事臨床護理工作年資四年以上。

第12條

本法第二十條第一項所稱之契約，其內容應包括急救、急診、轉診及定期出診等事項。

第13條

護理機構停業、歇業或其登記事項變更，依本法第二十二條第一項規定報請備查時，應填具申請書，並檢附開業執照及有關文件，送由原發給開業執照機關依下列規定辦理：

一、停業：於其開業執照註明停業日期及理由後發還。

二、歇業：註銷其開業登記及開業執照。

三、登記事項辦更：辦理變更登記。

前項第三款登記事項變更，如需換發開業執照，申請人應依規定繳納開業執照費。

第14條

護理機構停業、歇業或受停業、撤銷、廢止開業執照處分者，其所屬護理人員，應依本法第十一條第一項、第三項規定辦理停業、歇業或變更執業處所。

第15條

護理機構歇業或受撤銷、廢止開業執照處分者，應將其招牌拆除。

第16條

主管機關依本法第二十三條規定執行檢查及資料蒐集時，其檢查及資料蒐集人員應出示有關執行職務之證明文件或顯示足資辨別之標誌。

第17條

直轄市或縣（市）主管機關依本法第二十三條之一規定辦理護理機構業務督導考核，應訂定計畫實施，每年至少辦理一次。

第18條

本細則自發布日施行。

國家圖書館出版品預行編目資料

實用醫事法律／周國隆、楊哲銘著.
－－三版.－－臺北市：五南，2020.09
面；　公分
ISBN 978-986-522-159-1（平裝）
1.醫事法規

412.21　　109010796

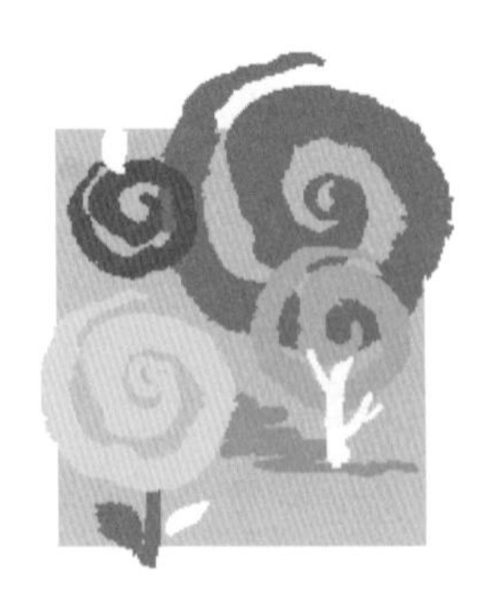

1UA0

實用醫事法律

作　　者— 周國隆（114.5）、楊哲銘（314.3）
發 行 人— 楊榮川
總 經 理— 楊士清
總 編 輯— 楊秀麗
副總編輯— 劉靜芬
責任編輯— 黃郁婷、李孝怡
封面設計— 王麗娟
出 版 者— 五南圖書出版股份有限公司
地　　址：106台北市大安區和平東路二段339號4樓
電　　話：(02)2705-5066　　傳　　真：(02)2706-6100
網　　址：http://www.wunan.com.tw
電子郵件：wunan@wunan.com.tw
劃撥帳號：01068953
戶　　名：五南圖書出版股份有限公司
法律顧問　林勝安律師事務所　林勝安律師
出版日期　2010年8月初版一刷
　　　　　2016年2月二版一刷
　　　　　2020年9月三版一刷
定　　價　新臺幣400元